Guia do ACSM para Exercício e Sobrevivência ao Câncer

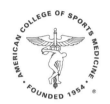

Instituto Phorte Educação
Phorte Editora

Diretor-Presidente
Fabio Mazzonetto

Diretora Financeira
Vânia M. V. Mazzonetto

Editor-Executivo
Fabio Mazzonetto

Diretora Administrativa
Elizabeth Toscanelli

Conselho Editorial

Educação Física
Francisco Navarro
José Irineu Gorla
Paulo Roberto de Oliveira
Reury Frank Bacurau
Roberto Simão
Sandra Matsudo

Educação
Marcos Neira
Neli Garcia

Fisioterapia
Paulo Valle

Nutrição
Vanessa Coutinho

Guia do ACSM para Exercício e Sobrevivência ao Câncer

Melinda L. Irwin (Org.)
Yale School of Medicine

American College of Sports Medicine

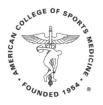

Tradução: Carolina Loyelo
Revisão científica: Reury Frank Bacurau e
Aline Villa Nova Bacurau

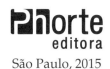

São Paulo, 2015

Título do original em inglês:
ACSM's Guide to Exercise and Cancer Survivorship
Copyright © 2012 by American College of Sports Medicine
Guia do ACSM para Exercício e Sobrevivência ao Câncer
Copyright © 2015 by Phorte Editora

Rua Rui Barbosa, 408
Bela Vista – São Paulo – SP
CEP: 01326-010
Tel/fax: (11) 3141-1033
Site: www.phorte.com.br
E-mail: phorte@phorte.com.br

Nenhuma parte deste livro pode ser reproduzida ou transmitida de qualquer forma ou por quaisquer meios eletrônico, mecânico, fotocopiado, gravado ou outro, sem autorização prévia por escrito da Phorte Editora Ltda.

CIP-BRASIL. CATALOGAÇÃO NA PUBLICAÇÃO
SINDICATO NACIONAL DOS EDITORES DE LIVROS, RJ

G971

Guia do ACSM para exercício e sobrevivência ao câncer / organização Melinda L. Irwin ; tradução Carolina Loyelo. - 1. ed. - São Paulo : Phorte, 2015.
   264 p. : il. ; 28 cm.

Tradução de: ACSM's guide to exercise and cancer survivorship
Inclui bibliografia e índice
ISBN 978-85-7655-562-9

1. Oncologia - Terapia. 2. Exercícios - Terapia. I. Irwin, Melinda L. II. American College of Sports Medicine.

15-20316	CDD: 616.99
	CDU: 616-006

ph2195.1

Este livro foi avaliado e aprovado pelo Conselho Editorial da Phorte Editora.

Impresso no Brasil
Printed in Brazil

COLABORADORES

Karen Basen-Engquist, PhD, MPH[1]
Professora Titular
Departamento de Ciências Comportamentais, Prevenção contra o Câncer e Ciências Populacionais
The University of Texas MD Anderson Cancer Center

Claudio Battaglini, PhD
Professor Adjunto
Departamento de Exercício e Ciências do Esporte
University of North Carolina at Chapel Hill

Kristin L. Campbell, BSc PT[2]**, PhD**
Professora Adjunta
Departamento de Fisioterapia
Faculdade de Medicina
University of British Columbia

Wendy Demark-Wahnefried, PhD, RD[3]
Professora Titular e Catedrática *Webb Endowed* de Ciências da Nutrição
Diretora Adjunta
Centro Inclusivo de Câncer, University of Alabama at Birmingham

Christine M. Friedenreich, PhD
Cientista Pesquisadora Sênior/Epidemiologista
Pesquisadora Sênior em Saúde da Fundação Histórica de Alberta para a Pesquisa Médica (AHFMR)
Serviços de Saúde de Alberta – Tratamento de Câncer

Daniel C. Hughes, PhD
Instituto de Pesquisas para a Promoção da Saúde
University of Texas Health Science Center, San Antonio

Lee W. Jones, PhD
Professor Associado
Diretor de Pesquisas, Duke Center for Cancer Survivorship
Departamento de Oncologia Radiológica
Duke University Medical Center

Larissa A. Korde, MD[4]**, MPH**
Fred Hutchinson Cancer Research Center
Seattle, Washington

Stephanie Martch, MS[5]**, RD, LD**[6]
Diretora de Projetos
The University of Texas MD Anderson Cancer Center

Heather K. Neilson, MSc[7]
Pesquisadora Associada em Epidemiologia
Serviços de Saúde de Alberta – Tratamento de Câncer

Heidi Perkins, PhD
Professora Assistente
Departamento de Cinesiologia
Rice University

Tara Sanft, MD
Professora Adjunta
Escola de Medicina de Yale
Diretora da Clínica de Sobrevivência de Adultos
Yale Cancer Center

Kathryn Schmitz, PhD, MPH
Professora Associada
Departamento de Bioestatística e Epidemiologia
Univesity of Pennsylvania School of Medicine

Carole M. Schneider, PhD
Diretora do Rocky Mountain Cancer
    Rehabilitation Institute
Professora Titular, Escola de Esporte e Ciências
    do Exercício
University of Northern Colorado

Anna L. Schwartz, PhD, FNP[8], FAAN[9]
Professora Afiliada
Escola de Enfermagem
University of Washington

---

[1]MPH - Master of Public Health; [2]BSc PT - Bachelor of Science in Physical Therapy; [3]RD - Registered Dietitian; [4]MD - Doctor of Medicine; [5]MS - Master of Science; [6]LD - Licensed Dietitian; [7]MSc – Master of Science; [8]FNP - Family Nurse Practitioner; [9]FAAN - Fellow of the American Academy of Nursing

REVISORES DO ACSM

James R. Churilla, PhD, MPH, MS, RCEP[1]
Diretor Certificado de Programa do ACSM
Professor Adjunto
Ciências Clínicas e Aplicadas do Movimento
Brooks College of Health
University of North Florida

Ildiko Nyikos, MA[2], ACSM RCEP
Pesquisador Especialista
Lakeshore Foundation

William F. Simpson, PhD, CES[3], FACSM[4]
Professor Associado
University of Wisconsin – Superior
Departamento de Desempenho Humano
    e Saúde
Professor Associado
Diretor do Laboratório de Fisiologia do Exercício

Mark A. Patterson, MEd[5], RCEP
Fisiologista do Exercício Clínico Registrado
Departamento de Serviços Cardiovasculares e
    Departamento de Terapia Vascular
Kaiser Permanente, Região do Colorado

Madeline Paternostro Bayles, PhD, FACSM
Professora Titular
Saúde e Educação Física
Indiana University of Pennsylvania

S. A. E. Headley, PhD, FACSM, RCEP, CSCS[6]
Professor Titular
Ciências do Exercício e Estudos do Esporte
Springfield College

Sherry Barkley, PhD, CES, RCEP
Professora Adjunta e Catedrática
Departamento de Saúde, Educação Física e
    Recreação
Augustana College

Nikki Carosone, MS, CPT[7]
University Long Island
Escola de Ciências da Saúde
Professora Adjunta de Fisiologia do Exercício
Gerente Geral
Gerenciamento de Saúde Plus One

Paul Sorace, MS, RCEP
Fisiologista do Exercício Clínico
Hackensack University Medical Center

Peter Ronai, MS, FACSM, RCEP, CES, CSCS-D[8]
Professor Adjunto Clínico
Ciência do Exercício
Sacred Heart University

---

[1]RCEP - Registered Clinical Exercise Physiologist; [2]MA - Master of Arts; [3]CES - Clinical Exercise Especialist; [4]FACSM - Fellow of the American College of Sports Medicine; [5]MEd - Master of Education; [6]Certified Strength and Conditioning Specialist; [7]CPT - Certified Personal Trainer; [8]CSCS-D - Certified Strength and Conditioning Specialist, with distinction

PREFÁCIO

Nas últimas décadas, progredimos consideravelmente no diagnóstico precoce e no tratamento mais eficaz de alguns tipos de câncer. Nesse período, a atividade física se destacou como um importante fator modificador das condições de saúde, com papel-chave na prevenção e no tratamento dessa doença. Embora saibamos, desde a década de 1980, que ser fisicamente ativo está associado a reduções no risco de diagnóstico dessa enfermidade,[1] apenas em 2005 foi publicado o primeiro artigo discutindo a importância, para a sobrevivência, da atividade física *após* o diagnóstico de câncer.[2] A partir daí, foram publicados muitos outros estudos que mostram de maneira consistente o benefício da prática de exercícios na redução do risco de desenvolver recidiva, de morrer de câncer ou de causas relacionadas.[3-6]

Uma pergunta frequente que se faz após o diagnóstico de câncer é: "O que eu posso fazer para aumentar a chance de sobrevivência?". Por ter sido demonstrado que a atividade física traz múltiplos benefícios – como menos efeitos colaterais do que a quimioterapia e a radioterapia, melhor qualidade de vida e maior taxa de sobrevivência – e por sua implementação ser segura e fácil,[7,8] mais do que nunca clínicos e oncologistas recomendam que seus pacientes se exercitem. Por sua vez, os pacientes perguntam como praticar exercícios com segurança, considerando os efeitos colaterais de suas cirurgias e tratamentos ou seu estilo de vida antes do diagnóstico.

Nesse contexto, como consequência, a American Cancer Society (ACS) e o American College of Sports Medicine (ACSM) decidiram divulgar diretrizes sobre atividade física para os sobreviventes ao câncer.[7,8] A ACS publicou pela primeira vez suas diretrizes sobre atividade física para sobreviventes ao câncer em 2006,[7] e o ACSM divulgou suas próprias diretrizes em 2010. Ambas as diretrizes foram produzidas ao longo de muitos dias de discussões em mesas-redondas – em reuniões e conversas por telefone e *e-mail* – entre cientistas reconhecidos internacionalmente que estudam o tema.

As diretrizes sobre atividade física da ACS e do ACSM são muito importantes para estimular mais clínicos a recomendar exercícios e encaminhar seus pacientes a profissionais do esporte, o que, por sua vez, pode estimular companhias de seguro-saúde a cobrir programas de reabilitação cardíaca para sobreviventes ao câncer. Contudo, é igualmente importante garantir que os profissionais do esporte sejam instruídos sobre como trabalhar com sobreviventes ao câncer. Eles devem compreender o que o diagnóstico de câncer acarreta, os tipos de cirurgia e de tratamento normalmente prescritos, como esses tratamentos afetam o corpo, como o exercício pode proporcionar mais rapidez na recuperação de cirurgia e tratamento e, em última instância, melhorar os índices de sobrevivência.

Para suprir essa demanda por treinamento de profissionais do esporte, no final de 2006, sob a direção de Colleen Doyle, Diretora da Divisão de Nutrição e Atividade Física, a ACS entrou em contato com o ACSM para discutir a criação de um exame de certificação. O objetivo desse exame seria testar os conhecimentos dos profissionais em questão sobre os benefícios do exercício para sobreviventes ao câncer e sua capacidade de adaptar programas de exercícios para esse público.

Embora houvesse cursos sobre como desenvolver programas de exercícios para sobreviventes ao câncer por todo o país, nenhum deles era baseado em evidências médicas ou desenvolvido com as considerações de cientistas e oncologistas. Nesse contexto, a ACS e o ACSM convidaram dez cientistas e oncologistas para criar uma certificação de especialização destinada a profissionais do esporte que trabalham com sobreviventes ao câncer. Eles se encontraram pela primeira vez no início de 2007 para discutir os requisitos necessários para os profissionais do condicionamento físico obterem certificação e o escopo da prática desses profissionais com essa certificação. O primeiro esboço foi submetido a exames beta ainda em 2007 e entrou em operação em dezembro de 2008. O exame foi denominado ACSM/ACS Certified Cancer Exercise Trainer (CET), ou Treinador de Exercícios para Pacientes com Câncer Certificado pelo ACSM/ACS.

Agora, profissionais do condicionamento físico podem realizar esse teste por computador em diversos locais dos Estados Unidos (visite www.acsm.org para mais informações). Embora muitas organizações ofereçam cursos, livros e informações sobre como modificar programas de exercícios para sobreviventes ao câncer, o CET permanece como o único exame de certificação baseado em evidências, cujo rigoroso processo de criação envolveu especialistas da área – tanto pesquisadores como clínicos – que tratam pacientes com câncer.

No início de 2009, com seu parceiro educacional *Fitness Resource Associates*, o ACSM desenvolveu uma série de seminários *online* para aqueles que quisessem fazer o exame CET, aprender sobre exercícios e pacientes com câncer ou simplesmente se aperfeiçoar. A Dra. Kathryn Schmitz, professora associada da Universidade da Pensilvânia e líder mundial na área de pesquisas sobre exercício e sobrevivência ao câncer, criou e apresenta o currículo dos seminários *online*.

Embora os seminários *online* tenham sido extremamente úteis para aumentar o conhecimento quanto à modificação dos programas, o ACSM considerou importante oferecer um manual escrito para a preparação para o exame e consulta posterior durante o trabalho com os sobreviventes. O *Guia do ACSM para Exercício e Sobrevivência ao Câncer* inclui dez capítulos abrangentes, mas concisos, que apresentam a ciência por trás dos benefícios do exercício para a sobrevivência ao câncer, bem como a aplicação dessa ciência à criação e adaptação de programas de exercício para pessoas diagnosticadas com a doença. O propósito de cada capítulo é treinar o profissional que queira realizar esse trabalho. Embora este livro tenha sido escrito principalmente para o profissional de educação física, é bastante relevante para qualquer profissional que lide com sobreviventes ao câncer – fisioterapeutas, terapeutas ocupacionais, enfermeiros, oncologistas, clínicos gerais e nutricionistas –, e também para pessoas que tenham sido diagnosticadas com câncer ou que tratem de sobreviventes da doença.

Os capítulos focam todos os conhecimentos e habilidades (listados em suas aberturas) que são o ponto de partida para o conteúdo do exame CET, além de fornecerem exemplos de adaptações de exercícios para sobreviventes ao câncer. Os tópicos incluem incidência e prevalência dos cânceres mais comuns, tratamentos comuns de câncer e efeitos colaterais, benefícios do exercício após o diagnóstico de câncer, testes, prescrição e programação de exercícios, nutrição e controle de peso, aconselhamento de alteração de comportamento de saúde, prevenção de lesões e administração do programa. Cada capítulo foi escrito por um especialista e também conta com uma grande quantidade de mensagens, que fornecem aplicações práticas dos tópicos discutidos. Elas destacam questões como segurança e maneira de lidar com certas situações. Cada capítulo também inclui formulários e questionários, como exemplos de cartas para o cliente, formulários de histórico médico e de tratamento de câncer e questionários de exercícios para ajudar os profissionais a iniciar um programa de exercícios com um novo cliente. Por isso, este livro é uma importante fonte de recursos para estudar para o exame CET do ACSM/ACS, além de fornecer informações abrangentes sobre a criação e adaptação de programas de exercício para sobreviventes ao câncer.

Atualmente, com este manual, em conjunto com os seminários *online* do ACSM, as diretrizes de atividade física da ACS e do ACSM e a certificação como Treinador de Exercícios para Pacientes com Câncer Certificado pelo ACSM/ACS (CET), há mais recursos do que nunca para colaborar com a especialização e excelência na criação de programas de exercícios seguros e eficazes para sobreviventes ao câncer. Pesquisas mostram que o exercício após o diagnóstico de câncer diminui o risco de recidiva, melhora os índices de sobrevivência e atenua os efeitos colaterais do tratamento.[2-8]

Aqueles que eram fisicamente ativos antes do diagnóstico de câncer frequentemente se perguntam se o exercício os protegeu. Pesquisas mostram que o exercício retarda o crescimento de tumores, de modo que uma pessoa pode ser diagnosticada mais tarde (por exemplo, aos 70 anos em vez de aos 50) ou em um estágio anterior da doença (por exemplo, no estágio I em vez de no estágio III). Pesquisas também mostram que o exercício beneficia aqueles que não eram fisicamente ativos antes do diagnóstico. Desse modo, nunca é tarde para iniciar um programa de exercícios. Tornar-se fisicamente ativo pode ter efeitos clinicamente relevantes, como melhor recuperação de cirurgias, menos efeitos colaterais negativos do tratamento e maiores índices de sobrevivência.

Esperamos que este manual aumente o conhecimento dos profissionais sobre a importância do exercício após o diagnóstico de câncer, bem como suas habilidades de criar e adaptar programas de exercício. Quanto mais profissionais certificados, mais oportunidades de exercício existirão em nossas comunidades para pessoas diagnosticadas com câncer. Nossa esperança é que ele não seja apenas uma ferramenta de instrução de profissionais, mas também um meio de aumentar o nível de atividade física – aumentando, assim, a qualidade e a quantidade de anos – de pessoas diagnosticadas com câncer.

Referências

1. Thune I, Ferberg A. Physical activity and cancer risk: Dose-response and cancer, all sites and site specific. *Med Sci Sports Exerc*. 2001; 33(6): S530-S550.
2. Holmes MD, Chen WY, Feskanich D, et al. Physical activity and survival after breast cancer diagnosis. *JAMA*. 2005; 293(20): 2479-2486.
3. Irwin ML, Smith A, McTiernan A, et al. Association between pre- and post-diagnosis physical activity on mortality in breast cancer survivors: The Health, Eating, Activity, and Lifestyle (HEAL) Study. *J Clin Oncol*. 2008; 26(24): 3958-3964.
4. Holick CN, Newcomb PA, Trentham-Dietz A, et al. Physical activity and survival after diagnosis of invasive breast cancer. *Cancer Epidemiol Biomarkers Prev*. 2008; 17(2): 379-386.
5. Pierce JP, Stefanick ML, Flatt SW, et al. Greater survival after breast cancer in physically active women with high vegetable--fruit intake regardless of obesity. *J Clin Oncol*. 2007; 25: 2345-2351.
6. Sternfeld B, Weltzien E, Quesenberry CP Jr., et al. Physical activity and risk of recurrence and mortality in breast cancer survivors: Findings from the LACE study. *Cancer Epidemiol Biomarkers Prev*. 2009 Jan; 18(1): 87-95.

7. Doyle C, Kushi LH, Byers T, Courneya KS, Demark-Wahnefried W, Grant B, McTiernan A, Rock CL, Thompson C, Gansler T, Andrews KS. Nutrition, Physical Activity and Cancer Survivorship Advisory Committee; American Cancer Society. Nutrition and physical activity during and after cancer treatment: An American Cancer Society guide for informed choices. *CA Cancer J Clin*. 2006; 56(6): 323-353.

8. Schmitz KH, Courneya KS, Matthews C, Demark-Wahnefried W, Galvão DA, Pinto BM, Irwin ML, Wolin KY, Segal RJ, Lucia A, Schneider CM, Von Gruenigen VE, Schwartz AL, American College of Sports Medicine. American College of Sports Medicine roundtable on exercise guidelines for câncer survivors. *Med Sci Sports Exerc*. 2010; 42(7): 1409-1426.

AGRADECIMENTOS

Este manual, embora tenha como foco principal a criação e a adaptação de programas de exercício para sobreviventes ao câncer, também aborda muitos assuntos correlatos, como prevenção contra o câncer, diagnóstico, opções e efeitos colaterais de tratamento e cirurgia, nutrição, prevenção de lesões, criação de programas e diversos outros tópicos relacionados à sobrevivência ao câncer. Sou profundamente grata a todos os cientistas e clínicos que colaboraram com sua competência e seu conhecimento para este livro, pois doaram seu tempo para que esta obra estivesse disponível, sobretudo para o profissional da atividade física, mas também para o sobrevivente ao câncer que deseje um estilo de vida mais saudável.

Embora haja um número crescente de programas de exercício para sobreviventes ao câncer nos Estados Unidos e no mundo – e isso é, de fato, positivo –, muitos desses programas não são baseados em evidências ou promovidos por profissionais da atividade física. Felizmente, a American Cancer Society (ACS) e o American College of Sports Medicine (ACSM) tiveram a precaução de reunir clínicos e cientistas que conduzem e lideram estudos sobre exercício e sobrevivência ao câncer de maneira a desenvolver um exame de certificação baseado em evidências para profissionais da atividade física. Assim, eu gostaria de agradecer à ACS, especificamente a Colleen Doyle, e ao ACSM, inclusive a Mike Niederpruem, Hope Wood, Kerry O'Rourke, Kela Thomas e Richard Cotton, por fazerem essa área avançar e serem as únicas organizações a oferecer tal exame de certificação. Nunca tive tanto orgulho de ser membro e associada do ACSM como agora.

Também gostaria de agradecer aos editores e à equipe da Human Kinetics por publicarem este manual. Desde minhas primeiras conversas por telefone e *e-mail* com Myles Schrag, editor de aquisição, às últimas etapas de edição com Amanda Ewing, tudo se passou tranquilamente. Embora eu teria adorado que este livro tivesse sido publicado um, dois ou mesmo cinco anos atrás por causa do crescente número de sobreviventes ao câncer e ao desejo urgente de muitos profissionais de instruí-los e aconselhá-los sobre os benefícios do exercício, as pesquisas nessa área ainda estavam engatinhando. Graças às pesquisas de ponta realizadas nos últimos cinco anos, não há melhor momento do que este para publicar tal obra.

A propósito, sou extremamente grata ao U.S. National Cancer Institute, à ACS, à organização Susan G. Komen for the Cure, à Lance Armstrong Foundation e a outras instituições que patrocinam e financiam pesquisas voltadas para o exercício e a sobrevivência ao câncer. Além disso, o ACSM e a ACS patrocinaram o desenvolvimento de consensos e recomendações no que diz respeito à atividade física de sobreviventes ao câncer. Este livro é constituído a partir dessas recomendações baseadas em evidências.

Gostaria, também, de agradecer os diversos profissionais da atividade física ansiosos para treinar de forma segura os sobreviventes ao câncer. Esses profissionais buscam oportunidades, como o exame de Treinador de Exercícios para Pacientes com Câncer Certificado pelo ACSM/ACS e este manual, para aumentar seu conhecimento sobre criação e adaptação adequadas de programas de exercício.

Por fim – e mais importante –, dedico este livro aos muitos sobreviventes ao câncer que conheci ao longo dos anos em encontros e conferências e em meu papel de pesquisadora. Obrigada por fazerem essa área avançar, por participarem de pesquisas e por garantirem que existam oportunidades que vão além de cirurgia e tratamento e que sejam voltadas para a pessoa como um todo.

SUMÁRIO

Capítulo 1 – Diagnóstico e Tratamento de Câncer   17
Incidência de Câncer e Sobrevivência 18
Biologia do Câncer 18
Estadiamento do Câncer 20
Triagem e Diagnóstico de Câncer 22
Sinais de Alerta de Recidiva de Câncer 31
Resumo 31
Referências 32

Capítulo 2 – Efeitos Colaterais e Efeitos Persistentes da Cirurgia e Tratamento de Câncer   35
Efeitos Colaterais de Cirurgia e Tratamento de Câncer 36
Cânceres Recorrentes, Primários Novos e Secundários 47
Resumo 47
Referências 48

Capítulo 3 – Fatores de Estilo de Vida Associados à Incidência, Recidiva e Sobrevivência ao Câncer   51
Efeito do Peso Corporal 52
Efeitos do Exercício 56
Efeitos da Alimentação 61
Resumo 66
Referências 66

Capítulo 4 – Benefícios da Atividade Física Após um Diagnóstico de Câncer   77
Efeitos Fisiológicos da Prática de Exercícios 79
Benefícios Psicológicos da Prática de Exercícios 92
Questões sobre Exercícios Específicos em casos de Câncer para o Sistema Corporal 94
Efeitos de Medicamentos ou Tratamentos contra o Câncer sobre a Criação
de um Programa de Exercícios 98
Resumo 100
Referências 101

Capítulo 5 – Teste de Condicionamento Cardiorrespiratório em Clientes Diagnosticados com Câncer   107
Aplicação de Testes de Condicionamento Cardiorrespiratório 108
Segurança dos Testes de Exercício 118
Resumo 121
Referências 121

Capítulo 6 – Prescrição de Exercícios e Adaptação de Programas   123
Promoção da Saúde e Redução do Risco de Doenças 125
Alterações na Prescrição de Exercícios para Lidar com Necessidades Individuais 127
Riscos e Benefícios do Exercício e da Prática de Exercícios 134
Personalização da Prescrição de Exercícios 135
Efeitos Adversos Agudos e Crônicos do Tratamento 144
Estabelecendo Objetivos 147
Exemplos de Prescrições de Exercícios 150

    Resumo.. 154
    Referências... 154

Capítulo 7 – Nutrição e Controle de Peso   157

    Alimentação na Prevenção e Controle do Câncer e Saúde Geral............. 158
    Peso e Composição Corporal... 160
    Avaliação de Peso e Altura.. 168
    Consumo de Energia e Câncer.. 172
    Composição Alimentar e Estado Nutricional.............................. 174
    Medicina Complementar e Alternativa e Alimentos Funcionais............. 181
    Suplementos Alimentares.. 183
    Álcool... 183
    Resumo... 185
    Referências... 185

Capítulo 8 – Aconselhamento de Alteração de Comportamento de Saúde   195

    Efeito do Câncer sobre a Prontidão para o Exercício.................... 196
    Enfoques Teóricos e Exercício.. 199
    Da Teoria à Prática.. 203
    Resumo... 206
    Referências... 206

Capítulo 9 – Segurança, Prevenção de Lesões e Procedimentos de Emergência   211

    Considerações de Segurança Específicas ao Câncer....................... 212
    Procedimentos de Emergência.. 217
    Documentação... 217
    Resumo... 218
    Referências... 220

Capítulo 10 – Administração do Programa   221

    Criação de Programas de Reabilitação de Câncer......................... 223
    Programas e Ambientes de Reabilitação de Câncer........................ 226
    Descrição e Operações de Programa...................................... 227
    Políticas e Procedimentos.. 232
    Questões Legais e Documentação... 232
    Questões de Reembolso.. 237
    Apoio Comunitário.. 238
    Resumo... 238
    Referências... 240

Apêndice   241

Índice   247

Sobre a Organizadora   259

Sobre o ACSM   261

CAPÍTULO 1

Diagnóstico e Tratamento de Câncer

Larissa A. Korde, MD, MPH

O conteúdo deste capítulo que consta nos tópicos do exame CET inclui:

- Conhecimentos gerais da epidemiologia descritiva do câncer, inclusive as estatísticas de prevalência, incidência e sobrevivência dos principais tipos de câncer.
- Conhecimentos gerais de biologia do câncer (por exemplo, iniciação, promoção/progressão e metástases), em particular dos quatro tipos mais comuns de câncer: pulmão, mama, cólon e próstata.
- Conhecimento das atuais práticas de triagem para monitoramento de recidiva dos cânceres comuns (por exemplo, mamografia, colonoscopia, antígeno prostático específico, papanicolau).
- Conhecimento dos testes patológicos usados para diagnosticar cânceres comuns (por exemplo, biópsia, tecnologias de imagem e exames de sangue para marcadores tumorais).
- Conhecimentos gerais das atuais estratégias de tratamento de câncer, incluindo cirurgia, terapias sistêmicas (por exemplo, quimioterapia) e terapias dirigidas (por exemplo, inibitores antiangiogênicos).
- Compreensão da duração típica da terapia dos principais cânceres (melanoma, mama, próstata, ovário, pulmão, cólon) e de que essas terapias estão em constante evolução/mudança.
- Conhecimento dos sinais mais comuns de recidiva dos principais cânceres e de quando recomendar que os clientes busquem avaliações médicas adicionais.

O câncer é uma importante causa de morbidade e mortalidade nos Estados Unidos. Estima-se que mais de 12 milhões de norte-americanos tenham um diagnóstico de câncer atual ou passado. O conhecimento da incidência, dos fatores de risco, do tratamento e dos efeitos colaterais do tratamento é importante para profissionais da saúde e da atividade física que trabalham com sobreviventes ao câncer. Este capítulo apresenta uma visão geral de biologia básica do câncer e trata de incidência, triagem e fatores de risco de malignidades comuns. Além disso, analisa brevemente tratamentos de câncer e efeitos colaterais.

Incidência de Câncer e Sobrevivência

Atualmente nos Estados Unidos, o câncer é a principal causa de morte entre mulheres de 40 a 79 anos e homens de 60 a 79 anos, e a segunda causa de mortalidade – atrás de doenças cardíacas – de adultos de todas as idades. Destaca-se que a morte por doenças cardíacas decresceu de forma constante nas últimas três décadas, enquanto a mortalidade por câncer diminuiu apenas levemente entre indivíduos com menos de 85 anos na última década. Entre os indivíduos com 85 anos ou mais, a mortalidade por câncer se manteve estável de 1975 a 2005. Entre os homens, o câncer de pulmão é a causa mais comum de morte – 29%; ao passo que o câncer de próstata e o câncer colorretal são responsáveis por 11% e 9%, respectivamente. O câncer de pulmão é o que mais causa morte entre as mulheres – 26%; ao passo que o câncer de mama é responsável por quase 15% das mortes e o câncer colorretal, por aproximadamente 9%.[1]

Apesar de o câncer de pulmão ser o mais letal entre homens e mulheres, não é o tipo mais diagnosticado em nenhum dos sexos. O câncer de próstata é a malignidade mais preponderante entre os homens. Estima-se que ele seja responsável por 28% de todos os diagnósticos de câncer entre os homens, enquanto o câncer de pulmão por cerca de 15%, apenas. Entre as mulheres, o câncer de mama é a forma mais predominante – aproximadamente 28% dos disgnósticos –, com o câncer de pulmão constituindo cerca de 14% dos casos malignos. Tanto entre os homens como entre as mulheres, estima-se que o câncer colorretal foi responsável por 10% dos diagnósticos de câncer em 2011.[1] A figura 1.1 mostra estimativas dos números de novos casos de câncer e de mortes em 2010.

> **Mensagem a Lembrar**
> O câncer é um dos principais problemas de saúde nos Estados Unidos e uma causa importante de morbidade e mortalidade entre os adultos norte-americanos. Conforme melhoram a triagem e o tratamento de câncer, aumenta o número de sobreviventes ao câncer. Um conhecimento prático de fatores de risco, incidência, tratamento e sequelas do câncer a longo prazo é importante para profissionais que trabalham com sobreviventes ao câncer.

Biologia do Câncer

O câncer ocorre quando células do corpo escapam aos mecanismos normais de controle, acarretando divisão e proliferação celulares anormais. As células cancerígenas também podem invadir os tecidos circundantes (metástase) e, com o tempo, espalhar-se por lugares distantes através dos sistemas sanguíneo e linfático. O câncer pode surgir em praticamente qualquer parte do corpo, e seus tipos são agrupados em categorias amplas. O *carcinoma* é o câncer originado na epiderme ou nos tecidos que revestem ou envolvem órgãos internos. O *sarcoma* refere-se ao câncer originado no tecido conjuntivo, bem como músculos, ossos, gordura e vasos sanguíneos.

A *leucemia* se origina em tecidos hematopoiéticos e resulta em células sanguíneas anormais que circulam por todo o corpo através do sangue. *Linfoma* e *mieloma* são cânceres originados em células do sistema imunológico.

O câncer se desenvolve e progride pela acumulação de anomalias genéticas – ou mutações – dentro das células. Essas mutações podem ocorrer em genes que induzem aumento de atividade (oncogenes) ou podem provocar inativação de genes que geralmente controlam a atividade celular (genes supressores de tumor). Pelo acúmulo de mutações, as células cancerígenas se tornam resistentes aos processos normais de sinalização celular, levando ao crescimento descontrolado e à resistência à apoptose (morte celular). Os tumores desenvolvem a capacidade de formar novos vasos sanguíneos (angiogênese), o que possibilita a eles serem autossuficientes e se espalhar. Os cânceres se espalham por meio de dois mecanismos básicos: *invasão local* (penetração direta nos tecidos circundantes) e *metástase* (penetração nos vasos sanguíneos e linfáticos, espalhando-se por locais distantes).

A maioria das mutações genéticas que resultam em câncer é somática, o que significa que elas ocorrem dentro de células únicas. Contudo, um pequeno número de cânceres está associado a síndromes hereditárias, em que mutações genéticas específicas causadoras de predisposição ao câncer são passadas de pai para filho. Famílias com muitos casos de câncer ou com casos de câncer em idade menor do que a comum (por exemplo, menos de 50 anos para câncer de mama) devem procurar o parecer de um profissional de genética.

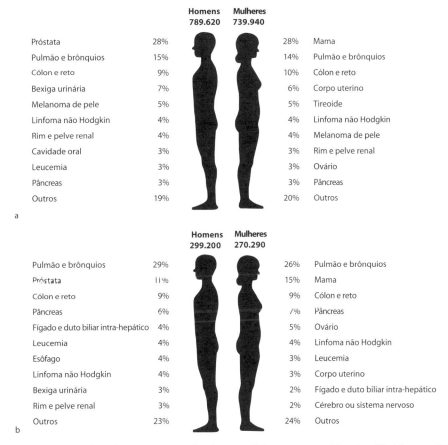

Figura 1.1 Números estimados de *(a)* novos casos de câncer e *(b)* mortes nos Estados Unidos em 2010. Esses dados excluem cânceres de pele de células basais e escamosas, bem como carcinomas *in situ*, exceto de bexiga urinária.

Adaptado, com permissão, de J. Ahmedin et al., 2010, "Cancer statistics, 2010", *CA Cancer Journal for Clinicians*.

Estadiamento do Câncer

O sistema de estadiamento é uma forma padronizada de descrever o quanto um câncer se espalhou. É decorrente da observação de índices de sobrevivência geralmente maiores para cânceres localizados, quando comparados aos que haviam se espalhado além do órgão ou local de origem. O estadiamento pode ser baseado em informações clínicas (por exemplo, o tamanho do tumor em um exame físico ou de imagem) ou patológicas (medidas feitas por um patologista após a retirada cirúrgica de um tumor).

Para tumores sólidos, o American Joint Committee on Cancer (AJCC) normalmente emprega um sistema classificatório que considera o tamanho de um tumor (T), o nível do envolvimento de linfonodos (N) e a presença ou ausência de metástases distantes (M). Dependendo da classificação TNM, determina-se um estágio para o tumor, de 0 a IV. O estágio 0 corresponde ao câncer *in situ* – ou não invasivo –, por vezes também chamado neoplasia intraepitelial. Os estágios I e II em geral representam a doença restrita ao local de origem e à área locorregional. Já os estágios III e IV se referem à doença que se espalhou por locais distantes (doença metastática).[2] De modo geral, tumores sólidos diagnosticados nos estágios iniciais (I e II) têm menos chance de resultar em morte do que em estágios avançados (III e IV).

O programa norte-americano Surveillance, Epidemiology and End Results (SEER) monitora a incidência e a mortalidade nos Estados Unidos e apresenta cinco anos de dados relativos à sobrevivência para diversos tipos de câncer. O índice de sobrevivência referente aos cinco anos compara a sobrevivência observada entre os indivíduos com câncer de determinado estágio à sobrevivência esperada para indivíduos saudáveis. Atualmente, esse banco de dados não opera com o sistema classificatório do AJCC (estadiamento), mas agrupa os cânceres nos estágios local, regional e distante. Os índices de sobrevivência para os tumores sólidos mais comuns em homens e mulheres estão apresentados na figura 1.2.[3]

As neoplasias linfoides se originam em células do sistema imunológico, como linfócitos B, linfócitos T, plasmócitos e NK (*natural killers*). Diversos sistemas são utilizados para classificar as neoplasias linfoides. Tradicionalmente, os sistemas classificatórios distinguiram *linfomas*, que em geral apresentam tumor evidente nos linfonodos ou em local extranodal, de *leucemias*, que normalmente envolvem a medula óssea e o sangue periférico. No entanto, em alguns casos podem estar presentes ambas as manifestações de malignidades linfoides.

Os tumores originados em plasmócitos, que são diferenciações da linhagem dos linfócitos B, incluem o mieloma múltiplo e o plasmacitoma e são considerados parte do espectro de neoplasias linfoides. O atual padrão usado em estudos clínicos é a Classificação Euro-Americana Revisada de Linfomas (REAL) e a classificação da Organização Mundial da Saúde (OMS), que usa aspectos clínicos, morfológicos, imunofenotípicos e genéticos em 25 categorias de neoplasias linfoides.[2] O sistema classificatório REAL/OMS abrange todas as neoplasias linfoides: linfoma de Hodgkin, linfoma não Hodgkin, leucemias linfoides e neoplasias de plasmócitos. O sistema de estadiamento empregado para definir a gravidade em linfomas de Hodgkin e não Hodgkin se baseia na classificação Ann Arbor e está resumido na tabela 1.1.

Mensagem a Lembrar

O estadiamento do câncer se baseia no tamanho do tumor primário, na presença ou ausência de envolvimento de linfonodos e na presença ou ausência de metástases distantes. O estágio em que é feito o diagnóstico está diretamente relacionado com o prognóstico e direciona a escolha do tratamento.

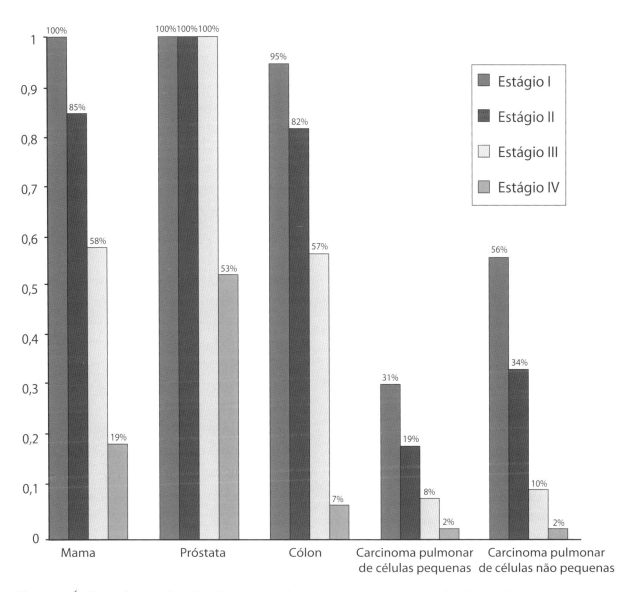

Figura 1.2 Índices relativos de sobrevivência por cinco anos para tipos comuns de câncer pelo estágio no momento do diagnóstico.

Dados de Gloeckler Ries et al., 2003.[3]

Tabela 1.1 Resumo da Classificação Ann Arbor de estadiamento de linfoma

Estágio	Grau de comprometimento da doença
I	Comprometimento de uma única região linfonoidal
IE	Comprometimento de um único local ou órgão extralinfático
II	Comprometimento de duas regiões linfonoidais do mesmo lado do diafragma (II) ou comprometimento de órgão ou tecido extralinfático contíguo (IIE)
III	Comprometimento de regiões linfonoidais de ambos os lados do diafragma (III) e/ou local ou órgão extralinfático contíguo limitado (IIIE)
IIIS	Como III com comprometimento do baço ou do baço + local ou órgão extranoidal (IIIES)
IV	Comprometimento difuso ou disseminado de um ou mais órgãos extralinfáticos, com ou sem comprometimento nodal associado, inclusive doença na medula óssea ou no fígado ou comprometimento nodular do pulmão; OU comprometimento isolado de órgão extralinfático na ausência de comprometimento de linfonodo adjacente regional, mas em conjunção com a doença em locais distantes

Todos os estágios são subdivididos de acordo com a ausência (A) ou presença (B) de sintomas sistêmicos, inclusive febre, suor noturno e/ou perda de peso inexplicável de mais de 10% do peso corpóreo normal.

Adaptado de Greene et al., 2002.[2]

Triagem e Diagnóstico de Câncer

O objetivo da triagem do câncer é fazer um diagnóstico em estágio assintomático. O estágio da doença é, em geral, associado ao prognóstico, por isso, a triagem do câncer em estágio inicial pode provocar redução da mortalidade.[4,5] Pode também reduzir a morbidade, pois o tratamento de cânceres em estágio inicial ou de doenças pré-malignas é, com frequência, menos agressivo do que em doenças mais avançadas.[5] Para que a triagem de uma doença específica seja efetiva, dois critérios gerais devem ser atendidos:

1. Há um teste ou procedimento que pode detectar a doença mais cedo do que se fosse detectada por sintomas.
2. Deve haver evidência de que tratar a doença mais cedo resulta em melhora na sobrevivência.

Além dos benefícios potenciais de sobrevivência de testes de triagem, diversos danos potenciais devem ser considerados. Embora a maioria dos exames de triagem sejam pouco invasivos ou não invasivos, o teste em si pode ter risco de complicações (por exemplo, perfuração durante uma colonoscopia). Além disso, os testes de triagem podem ter resultado falso positivo, provocando a necessidade de testes adicionais para avaliar uma anomalia que não é de fato uma doença, ou resultado falso negativo, que resultará em desconfiança em uma pessoa doente. Um teste de triagem ideal tem baixas taxas tanto de falso negativo como de falso positivo, normalmente chamadas especificidade e sensibilidade, respectivamente.

As diretrizes atuais de triagem da ACS podem ser observadas na tabela 1.2. Note que, embora o câncer de pulmão seja a segunda malignidade mais frequente em adultos, como já citados, os testes de triagem rotineiros não são recomendados porque, até hoje, nenhum exame de triagem se mostrou eficaz no seu diagnóstico precoce ou na melhora de seus índices de sobrevivência. Da mesma forma, apesar de a triagem de câncer de ovário ter sido amplamente estudada, os dados atuais não mostram benefícios em triagem rotineira.

É importante observar que um resultado anormal de triagem, como antígeno prostático específico (PSA) elevado, presença de citologia anormal em um papanicolau ou algo anormal em uma mamografia pode não resultar necessariamente em diagnóstico de câncer. Em vez disso, uma anormalidade em exames de triagem leva a testes adicionais, visando diagnosticar ou descartar uma malignidade. Isso pode envolver testes adicionais de imagem (estudos específicos que auxiliam o diagnóstico, os quais serão discutidos posteriormente), mas o diagnóstico definitivo de câncer normalmente é feito por análise direta de tecido, em geral por meio de biópsia excisional ou punção por agulha. Os testes e o tratamento para os tipos mais comuns de câncer são descritos a seguir em suas respectivas seções (isto é, câncer de mama, câncer de próstata e assim por diante).

Tabela 1.2 Recomendações da American Cancer Society para exames de triagem em pessoas assintomáticas de risco médio

Câncer	População	Exame de Triagem	Frequência
Mama	Mulheres com 20 anos ou mais	Autoexame da mama (AEM)	Médicos devem falar sobre o AEM com mulheres a partir dos 20 anos, enfatizando a importância de reportar quaisquer alterações ou sintomas. Mulheres que decidem fazer o AEM devem ser instruídas sobre a técnica adequada
		Exame clínico da mama (ECM)	Para mulheres na casa dos 20 a 30 anos, o ECM é recomendado como parte de exames físicos de rotina a cada três anos. Mulheres assintomáticas com 40 anos ou mais devem realizar o ECM anualmente
	Mulheres com 40 anos ou mais	Mamografia	Mulheres devem começar a realizar mamografia anualmente aos 40 anos*
Colorretal	Homens e mulheres com 50 anos ou mais	Teste de sangue oculto nas fezes (TSOF) ou teste imunoquímico fecal (TIF) OU	Anualmente
		Teste de DNA fecal OU	Intervalo indefinido
		Sigmoidoscopia flexível OU	A cada cinco anos
		TSOF ou TIF e sigmoidoscopia flexível OU	TSOF ou TIF anuais e sigmoidoscopia flexível a cada cinco anos
		Enema baritado com duplo contraste OU	A cada cinco anos
		Colonoscopia OU	A cada dez anos
		Colonografia por tomografia computadorizada	A cada cinco anos

continua

continuação

Câncer	População	Exame de Triagem	Frequência
Próstata	Homens com 50 anos ou mais	Exame de toque retal (ETR) e antígeno prostático específico (PSA)	Homens com expectativa de vida de pelo menos 10 anos devem ter a oportunidade de tomar uma decisão com um médico sobre fazer os exames de triagem de câncer de próstata, ciente dos benefícios, riscos e incertezas associados aos procedimentos
Colo de útero	Mulheres com 18 anos ou mais	Papanicolau	Os exames de triagem de câncer de colo de útero devem começar aproximadamente três anos após a mulher iniciar sua atividade sexual, mas não depois dos 21 anos. A triagem deve ser realizada inicialmente com um papanicolau convencional (anualmente) ou papanicolau em meio líquido (a cada dois anos). Aos 30 anos ou depois, mulheres que realizaram três exames papanicolau normais consecutivos podem fazer a triagem a cada dois ou três anos com um papanicolau, +/- um teste de DNA para HPV (papilomavírus humano). Mulheres com 70 anos ou mais que realizaram três exames papanicolau normais consecutivos e não tiveram resultados anormais nos últimos 10 anos, e as que realizaram histerectomia, podem optar por não fazer mais exames de detecção de câncer de colo de útero
Endométrio	Mulheres na menopausa	Mulheres devem ser informadas sobre os riscos e sintomas do câncer de endométrio e estimuladas a reportar a seu médico quaisquer sangramentos ou manchas inesperadas	
Check-up para câncer	Homens e mulheres com 20 anos ou mais	Exames de saúde periódicos devem incluir exames para câncer de tireoide, testículos, ovários, linfonodos, cavidade oral e pele. Todos os pacientes devem ser aconselhados sobre práticas saudáveis relativas à exposição ao sol, tabaco, dieta, nutrição, fatores de risco, práticas sexuais e exposições ambientais e ocupacionais	

* A Força-Tarefa de Serviços Preventivos dos Estados Unidos recomenda exames bienais de triagem mamográfica para mulheres com idade entre 50 e 74 anos.[6]

Adaptado, com permissão, de R.A. Smith et al., 2010, "Cancer screening in the United States, 2010: A review of current American Cancer Society guidelines and issues in cancer screening", *CA Cancer Journal for Clinicians* 60(2): 99-119.

Mensagem a Lembrar

Para ser eficaz, um exame de triagem de câncer deve resultar em diagnóstico em estágio inicial, permitindo a diminuição das chances de morte pela doença. Atualmente, a triagem é recomendada para câncer de mama e câncer de colo de útero em mulheres, câncer de próstata em homens e câncer colorretal em ambos.

Câncer de Mama

A maioria dos cânceres de mama é diagnosticada por mamografia de triagem anormal ou por caroço apalpado pela paciente ou seu médico. Uma pequena porcentagem das pacientes apresenta sintomas locais como dor ou aumento do seio, retração do mamilo ou secreção mamilar.[7] As anomalias detectadas em mamografias incluem calcificações, distorções arquiteturais e massas. As regiões com anomalias podem ser analisadas mais a fundo com ultrassonografia, que ajuda a determinar se há massa e se a lesão é sólida ou cística. Caso haja suspeita de malignidade em um exame físico ou de imagem, uma biópsia deve ser realizada; isso pode ser feito com orientação radiológica ou por excisão cirúrgica. A ressonância magnética da mama também é útil em casos específicos, seja para triagem em mulheres com risco muito alto de câncer de mama – como as que têm predisposição genética –, seja para informações adicionais quanto ao grau da doença no seio.

As terapias locais para o câncer de mama incluem remoção cirúrgica do tumor, avaliação dos linfonodos axilares e, caso haja indicação, radioterapia. Quando há tumor primário, as opções cirúrgicas são a mastectomia (remoção de todo o tecido mamário) e a cirurgia conservadora da mama com tumorectomia (remoção do tumor com ampla margem de tecido saudável seguida de radioterapia). Para as mulheres com tumores grandes ou doenças multifocais, a tumorectomia pode nao ser uma opção. Diversos estudos mostraram que, para as candidatas adequadas, quando seguida de radioterapia, a tumorectomia apresenta em geral os mesmos índices de sobrevivência da mastectomia, apesar de a terapia conservadora da mama estar associada a um risco ligeiramente maior de recidiva local.[8,9]

O tratamento cirúrgico de câncer de mama invasivo deve envolver avaliação dos linfonodos axilares. Isso pode ser feito por dissecção de linfonodos axilares ou biópsia de linfonodo sentinela, em que são identificados e removidos o(s) linfonodo(s) que drenam diretamente a região do tumor. Caso esses nódulos iniciais contenham células cancerosas, o tratamento padrão é realizar uma dissecção axilar. No entanto, se o nódulo sentinela não contiver a doença, o paciente não precisa realizar uma dissecção axilar completa.[10] Isso é especialmente importante porque as dissecções axilares completas estão associadas a maior risco de linfedema do que procedimentos limitados ao nódulo sentinela.[11] Pesquisas sugerem que entre 3 e 5% das pacientes submetidas a biópsia do linfonodo sentinela desenvolvem linfedema, contra 16 a 19% das que são submetidas a dissecção do linfonodo axilar.[12,13] Para as pacientes com envolvimento de linfonodos confirmado por biópsia ou testes clínicos, a dissecção axilar é o procedimento padrão.

Para as mulheres que optam por conservar a mama, e para algumas pacientes submetidas à mastectomia (por exemplo, com margem cirúrgica comprometida ou comprometimento de múltiplos linfonodos), normalmente se recomenda radioterapia. Para as mulheres com câncer de mama em estágio 0 (carcinoma ductal *in situ*; CDIS) submetidas à tumorectomia, também é normal que se recomende radioterapia. A radioterapia padrão em toda a mama normalmente é realizada cinco dias por semana, durante cinco a seis semanas.

O termo *tratamento adjuvante* se refere ao tratamento realizado após a remoção de um câncer e se destina a prevenir a recidiva da doença. Tratamentos adjuvantes podem incluir radioterapia, como descrito anteriormente, ou tratamentos sistêmicos como terapia hormonal, quimioterapia e terapia biológica dirigida. As necessidades e as opções do tratamento sistêmico se baseiam em um conjunto de características do tumor, inclusive tamanho, gradação histológica, presença ou ausência de envolvimento de linfonodos e expressão de certos receptores que podem orientar o uso de terapias específicas.

As mulheres com CDIS (câncer de mama em estágio 0) com expressão de receptores podem ter benefícios com o tratamento adjuvante. Há expressão de receptores de estrógeno em 50 a 60% dos casos de CDIS.[14] Em mulheres tratadas com tumorectomia e radioterapia, o tratamento adicional com tamoxifeno durante cinco anos reduz o risco de recidiva local e o câncer de mama contralateral.[15,16]

Em pacientes com câncer de mama invasivo cujos tumores expressam receptores de estrógeno ou progesterona, ou ambos (cerca de 70 a 75% dos cânceres de mama), pesquisas mostraram que o tratamento com medicamentos dirigidos a hormônios, como o tamoxifeno ou os inibidores de aromatase (anastrozol [nome comercial: Arimidex], letrozol [Femara], exemestano [Aromasin]) pode reduzir o risco de recidiva em 40% ou mais e afetar a sobrevivência de modo geral.[17] Esses medicamentos são comprimidos administrados uma vez ao dia, normalmente por pelo menos cinco anos.

Cerca de 20 a 30% de tumores mamários expressam HER2/neu, uma proteína associada a um subtipo mais agressivo de câncer de mama.[18] Trastuzumab (Herceptin), um anticorpo monoclonal para HER2/neu, é frequentemente combinado à quimioterapia para o tratamento de câncer de mama metastático positivo para HER2.[19] Recentemente, também foi mostrado que trastuzumab reduz o risco de recidiva e melhora a sobrevida em pacientes com câncer de mama.[20,21] Nesse contexto, o trastuzumab normalmente é administrado em um momento inicial concomitante à quimioterapia e, em seguida, mantido por um ano, por via intravenosa, a cada semana ou a cada três semanas. O principal efeito colateral do trastuzumab é o aumento do risco de cardiotoxicidade e, portanto, a função cardíaca deve ser monitorada periodicamente por ecocardiograma ou tomografia nuclear.

A necessidade de quimioterapia em câncer de mama em estágio inicial também depende das características do tumor. A National Comprehensive Cancer Network (NCCN) recomenda quimioterapia para mulheres com tumores positivos para nódulos e para aquelas com tumores negativos com alguns aspectos desfavoráveis (tumor grande, alta gradação histológica ou outros aspectos histológicos de alto risco, negatividade de receptor hormonal). Há também diversos regimes de quimioterapia aceitos para câncer de mama; a maioria inclui duas ou três drogas administradas em concomitância ou em sequência.

Drogas quimioterápicas em geral usadas no tratamento de câncer de mama em estágio inicial incluem adriamicina, ciclofosfamida, paclitaxel, docetaxel, metotrexato e 5-fluorouracil. A quimioterapia para o câncer de mama é em geral administrada em ciclos de duas a quatro semanas durante quatro a seis semanas, totalizando 12 a 24 semanas de tratamento. Para muitos regimes padrão de câncer de mama, o tratamento é administrado por via intravenosa no primeiro dia de cada ciclo; em outros tratamentos, drogas diferentes podem ser administradas em diferentes dias do ciclo (por exemplo, a cada semana ou a cada duas semanas). Após o final do tratamento, as pacientes devem inicialmente consultar o médico com exame clínico da mama a cada três a seis meses e devem realizar mamografias anuais. Atualmente, as avaliações adicionais por imagem para recidivas ou doenças distantes não são recomendadas sem que haja sintomas específicos.

Nos pacientes com tumor em estágio IV ou metastático, é improvável que a doença seja completamente erradicada e, portanto, o tratamento é dirigido ao alívio dos sintomas e à diminuição da carga tumoral. Nesse contexto, podem ser consideradas muitas modalidades de terapia, dentre elas a radioterapia, terapia hormonal (para doenças positivas para receptores de estrógeno ou progesterona), quimioterapia e terapia dirigida, além de tratamento auxiliar, como o uso dos medicamentos para a dor e agentes dirigidos ao osso, como ácido zoledrônico (Zometa). Os planos de tratamento devem ser individualizados com base na localização da doença, na carga e agressividade tumorais e nos sintomas.

Câncer de Próstata

O câncer de próstata afeta, sobretudo, homens idosos, sendo 68 anos a idade média de diagnóstico.[22] Muitos homens com esse problema, especialmente aqueles com a doença localizada, morrem por outras causas antes que seu câncer de próstata provoque deficiência significativa. Consequentemente, a escolha do tratamento é guiada pela idade em que é feito o diagnóstico, pela presença de enfermidade intercorrente e também pelos possíveis efeitos da terapia.

A importância de exames de triagem e o tratamento ideal para cada estágio da doença são controversos.[23] Para um homem com resultado de teste de triagem anormal, os testes adicionais em geral envolvem uma biópsia transretal da glândula prostática, que é normalmente realizada com anestesia local e orientação por ultrassonografia. As informações adicionais que podem colaborar na determinação do prognóstico do tumor e nas decisões terapêuticas envolvem o nível de elevação de PSA, a classificação de Gleason (uma escala de graduação histológica que varia de 2 a 10, sendo os tumores com prognósticos piores indicados pelas graduações mais altas), a idade do paciente e suas condições comórbidas, além do estado clínico.[24]

O câncer de próstata localizado pode ser tratado com prostatectomia ou radioterapia. Em determinados casos com prognósticos favoráveis, é uma opção monitorá-lo, tratando apenas quando houver evidência de progressão do tumor.[25]

O tratamento cirúrgico é, em geral, reservado para pacientes em bom estado de saúde e tumores confinados à glândula prostática (estágios I e II).[26] O estadiamento cirúrgico completo em pacientes submetidos a prostatectomias radicais envolve a avaliação do grau da doença (se o tumor está confinado à cápsula da glândula prostática) e suas margens de ressecção e a avaliação dos linfonodos pélvicos em pacientes com maior risco.[27] Caso a avaliação intraoperatória revele metástases pélvicas nodais, normalmente não se realiza prostatectomia radical, por causa do risco de recidiva ser muito maior com doença extraprostática.

Os pacientes com a doença confinada à próstata e ao tecido circundante (estágios I a III) são candidatos à radioterapia definitiva por feixe externo. Os resultados a longo prazo da radioterapia dependem do estado inicial da doença; mais de 75% dos pacientes com a doença em T1 (descoberta acidentalmente ou por triagem) continuam vivos após 10 anos sem recidiva de câncer de próstata, enquanto aqueles com a doença em T4 (invadindo os órgãos adjacentes ou a parede pélvica) têm menos de 25% de chance de não terem recidivas nos 10 anos seguintes.[28] A braquiterapia intersticial (implantes permanentes de iodo radioativo na glândula prostática) é usada em alguns centros para pacientes com tumor com características favoráveis, como baixos valores na classificação de Gleason ou tumores de nível T1 e T2, e pode estar associada a menor risco de impotência ou outros efeitos colaterais relacionados à radiação.[30] Para tumores mais avançados, podem ser usadas tanto a braquiterapia como a radioterapia por feixe externo. Após prostatectomia ou radioterapia, os pacientes devem ser acompanhados com teste de PSA e exame de toque retal (ETR) a cada três a seis meses; resultados anormais devem induzir testes de imagem adicionais.

O crescimento de cânceres de próstata pode ser motivado por andrógenos, principalmente a testosterona. Os tratamentos que reduzem os níveis de andrógenos no corpo, chamados terapia de privação androgênica, são frequentemente usados para tratar câncer de próstata localmente avançado ou metastático, embora a escolha do momento de iniciar a terapia tenha sido ponto de debates.[30] Esses tratamentos incluem orquiectomia (remoção cirúrgica dos testículos), agonistas do LHRH (medicamentos como leuprolida [Lupron] ou goserelina [Zoladex] em geral administrados via injeção subcutânea, mensalmente ou a cada três meses) e antiandrógenos (flutamida [Eulexin], bicalutamida [Casodex] e nilutamida [Nilandron], administrados diariamente por via oral). Os tratamentos baixam os níveis de testosterona – tendo o efeito desejado sobre a recidiva e a progressão do tumor, mas têm efeitos colaterais que incluem perda de libido e impotência.[31] Por esse motivo, as escolhas de tratamento devem ser individualizadas. O câncer de próstata metastático é normalmente tratado com privação androgênica, mas com o tempo se torna resistente a artifícios endócrinos, momento em que se deve iniciar a quimioterapia.

Câncer de Pulmão

O câncer de pulmão é a principal causa de mortalidade por câncer nos Estados Unidos entre homens e mulheres.[1] Aproximadamente 90% das ocorrências desse tipo de câncer estão relacionadas ao cigarro, com intensa relação dose-resposta. O risco diminui quando se para de fumar, mas antigos fumantes ainda têm mais risco de desenvolver câncer de pulmão do que pessoas que nunca fumaram.[32] Os fumantes passivos também têm risco aumentado de desenvolver câncer de pulmão quando comparados a não fumantes que não são expostos à fumaça do cigarro.[33] Até hoje, a triagem em indivíduos assintomáticos com elevado risco da doença por causa do cigarro não é recomendada, pois essa estratégia não se provou significativa na diminuição de mortalidade.[34]

Os sintomas de câncer de pulmão estão relacionados à localização e ao grau do tumor. Aqueles relacionados à obstrução localizada das principais vias respiratórias e à infiltração de tecido pulmonar ou de vasos sanguíneos circundantes incluem tosse, falta de ar e hemoptise (expectoração de sangue). Os tumores que invadem localmente estruturas adjacentes podem causar dores no peito, derrame pleural (acúmulo de fluido na cavidade em torno dos pulmões) ou dores nos ombros e braços, no caso de tumores nos ápices pulmonares. As doenças metastáticas podem apresentar sintomas em órgãos distantes, como dor nos ossos, sintomas neurológicos ou alterações mentais.[35]

Em pacientes com sintomas novos ou progressivos, são recomendados testes de imagem – começando por radiografia torácica ou tomografia computadorizada (TC) do tórax. O próximo passo é obter um diagnóstico tecidual. Frequentemente, isso pode ser feito via broncoscopia (uma técnica minimamente invasiva para visualização interna das vias respiratórias) para lesões centrais, mas uma biópsia por agulha orientada por TC ou cirurgia pode ser necessária em pacientes com lesões periféricas ou doenças pleurais. Testes de imagem adicionais como tomografia computadorizada, tomografia de emissão de pósitrons (PET, na sigla em inglês) ou ressonância magnética do encéfalo podem ser necessários para exame de doenças distantes. Além disso, em pacientes que se afiguram como candidatos à ressecção cirúrgica, deve-se realizar uma avaliação da função pulmonar para determinar se há risco de comprometimento pulmonar ou de complicações pós-operatórias.[36]

Para tratamento e prognóstico, o câncer de pulmão é separado em duas categorias histológicas: carcinoma de pulmão de células pequenas (CPCP) e carcinoma de pulmão de células não pequenas (CPCNP). A maioria dos pacientes com

CPCP apresentam a doença em estado avançado, e, portanto, recomenda-se estadiamento meticuloso por imagem, avaliação do mediastino e biópsia da medula óssea. Para pacientes com doença limitada ao tórax, a lobectomia (remoção de um lóbulo do pulmão) ou pneumonectomia (remoção do pulmão inteiro) seguida de quimioterapia adjuvante e irradiação torácica é o tratamento comum. Além disso, pacientes com CPCP têm alto risco de desenvolver metástases no cérebro e, portanto, a irradiação craniana profilática deve ser considerada. No caso dos pacientes cuja doença é metastática de início, foi mostrado que a quimioterapia combinada melhora suas chances de sobrevivência.[35] O regime de quimioterapia mais comum usado no tratamento de CPCP envolve a cisplatina e o etoposido. Quando não há radioterapia concomitante, essas drogas são em geral administradas diariamente por via intravenosa nos primeiros três dias de um ciclo de 21 a 28 dias de quatro a seis ciclos.

O carcinoma de pulmão de células não pequenas representa cerca de 80% de todos os cânceres de pulmão e inclui carcinoma de células escamosas, carcinoma de células grandes e adenocarcinoma. Para pacientes com CPCNP operável (lesões menores com envolvimento limitado ou inexistente de nódulos), o tratamento é a lobectomia, embora em alguns casos seja necessária uma bilobectomia ou uma pneumonectomia. Em pacientes com aspectos histológicos de alto risco, margens cirúrgicas positivas ou maior grau de doença percebido durante a cirurgia, com frequência se recomenda a quimioterapia ou a quimioradioterapia pós-operatórias. Por causa do alto risco de recidiva, recomenda-se o monitoramento com TC torácica a cada quatro a seis meses após o término da terapia.

Para pacientes com doença local de alto grau no momento do diagnóstico e aqueles com tumores em certos locais de difícil acesso para operar, as opções de tratamento são a cirurgia, a quimioterapia, a radioterapia ou uma combinação de modalidades. As decisões sobre a operabilidade devem ser tomadas por uma equipe multidisciplinar de especialistas em tórax. Em alguns casos, a quimioterapia pré-operatória – com ou sem radioterapia concomitante – pode tornar os tumores operáveis, mesmo que fossem inicialmente inoperáveis.

De modo geral, as doenças metastáticas não são consideradas operáveis. As opções de tratamento local para esses pacientes incluem a radioterapia para diminuir a carga tumoral e, em alguns casos, a ressecção cirúrgica de metástases solitárias. A quimioterapia sistêmica com agente único ou dois agentes deve ser considerada para pacientes com bom desempenho. Agentes quimioterápicos normalmente usados no tratamento de CPCNP incluem cisplatina, carboplatina, paclitaxel, docetaxel, gemcitabina e etoposido. Provou-se que a adição de terapias dirigidas, como bevacizumabe (um anticorpo monoclonal que bloqueia o fator de crescimento endotelial vascular) ou erlotinibe (um pequeno inibidor molecular da enzima tirosina quinase, que está envolvida em diversas rotas celulares de ciclo e sobrevivência), melhora os índices de sobrevivência, e ela deve ser considerada para pacientes sem contraindicação para esses agentes.[37,38] Os efeitos colaterais dessas terapias dirigidas incluem aumento do risco de sangramento, hipertensão e toxicidade renal.

Com o advento das terapias dirigidas, o tratamento de muitos cânceres, inclusive o CPCNP, tem evoluído rapidamente. Conforme aumentam os conhecimentos sobre biologia tumoral e resposta ao tratamento, cada vez mais temos condições de reconhecer quais tumores têm mais probabilidade de responder à determinada terapia, possibilitando tratamento mais individualizado de pacientes com câncer. Por exemplo, recentemente várias pesquisas mostraram que pacientes cujos tumores não contêm mutação do gene K-RAS – envolvido no desenvolvimento e na progressão do câncer – têm maior probabilidade de responder ao tratamento com drogas de terapia dirigida, tais como erlotinibe e cetuximabe.[39] À medida que mais informações desse tipo ficarem disponíveis, poderemos cada vez mais fornecer certos tratamentos a pacientes que têm mais chances de resposta e poupar aqueles que têm pouca probabilidade de se beneficiar dessas terapias por causa de suas toxicidades.

> **Mensagem a Lembrar**
> O tipo mais comum de câncer entre homens nos Estados Unidos é o câncer de próstata, responsável por mais de 25% dos casos. Entre as mulheres, o câncer de mama é a principal malignidade, representando cerca de 28% dos diagnósticos de câncer. No entanto, o câncer responsável pelo maior número de mortes de homens e mulheres nos Estados Unidos é o câncer de pulmão.

Câncer Colorretal

O câncer colorretal é altamente tratável e frequentemente curável quando confinado ao intestino. Por isso, é recomendado que indivíduos com mais de 50 anos realizem testes rotineiros de triagem da doença. O câncer de cólon pode ser assintomático ou acompanhar vagas queixas sobre o abdômen, como dor ou inchaço. Também é possível que se percebam pequenas alterações nos hábitos intestinais ou sangue nas fezes; em lesões do lado direito, a perda sanguínea crônica pode resultar em anemia sintomática. Já as lesões do lado esquerdo podem causar sintomas obstrutivos, como náusea ou vômito. Lesões muito distais ou retais podem provocar sensação de enchimento e urgência retais.[40]

Uma bateria inicial de exames para câncer colorretal deve incluir exame de toque retal (ETR) e colonoscopia com biópsia de quaisquer lesões suspeitas. Como acontece com outros tipos de câncer, um exame tecidual é necessário para confirmar o diagnóstico de malignidade. O estadiamento depende do grau de invasão na parede intestinal, de o tumor estar presente nos linfonodos regionais e de evidência de espalhamento distante da doença. Uma TC pode ajudar a determinar o grau da enfermidade. O antígeno carcinoembriogênico (CEA) é um marcador sanguíneo que pode estar elevado em pacientes com câncer colorretal. O CEA deve estar dentro dos valores de referência; caso esteja elevado, pode ser monitorado no pós-operatório como evidência de recidiva da doença.[40]

O tratamento primário de câncer colorretal envolve excisão cirúrgica do tumor e avaliação dos linfonodos drenantes adjacentes e do tecido conjuntivo circundante. O procedimento cirúrgico utilizado normalmente é a hemicolectomia; em alguns casos, esse procedimento pode ser realizado por laparoscopia.[41] A ressecção de tumores retais em geral requer uma margem cirúrgica livre do tumor. Em alguns casos, pode ser possível poupar o esfíncter.

No caso dos pacientes com envolvimento nodal ou tumores invadindo o músculo, pode-se considerar quimioterapia pós-operatória. Até a última década, o esteio da quimioterapia para câncer colorretal era o 5-fluorouracil (5-FU). Regimes mais novos combinam 5-FU intravenoso ou capecitabina – uma forma oral do 5-FU – com agentes quimioterápicos mais recentes, como oxaliplatina ou irinotecano, ou terapia dirigida, como cetuximabe ou bevacizumabe. Como em cânceres de pulmão, dados recentes sugerem que cetuximabe é especialmente eficaz para pacientes em que os tumores não têm mutações do gene K-RAS.[42]

A radioterapia pós-operatória deve ser considerada no caso de pacientes cujos tumores invadiram o músculo da parede intestinal ou a perfuraram e também para aqueles com margens de ressecção cirúrgica positivas. Em pacientes com câncer retal, quimioterapia e radioterapia são em geral administradas concomitantemente e podem ser prescritas antes ou depois da ressecção cirúrgica.[42]

As recidivas locais do câncer de cólon normalmente ocorrem no local da cirurgia ou nos linfonodos adjacentes. Os locais mais comuns de espalhamento distante são pulmão e fígado. No caso de pacientes com uma ou poucas lesões metastáticas, a ressecção dessas lesões pode resultar em cura. A quimioterapia para doenças em estágio avançado é um campo em desenvolvimento, mas geralmente envolve uso sequencial ou concomitante dos agentes descritos anteriormente para o tratamento em contexto adjuvante.

Os pacientes diagnosticados com câncer de cólon que completaram a terapia devem ser cuidadosamente monitorados com consultas médicas e exame CEA (caso indicado) inicialmente a cada três meses e, posteriormente, a cada seis meses. Uma colonoscopia de acompanhamento deve ser realizada um ano após o diagnóstico e, depois, a cada um a cinco anos, dependendo de haver lesões adicionais pré-malignas. Em pacientes com alto risco de recidiva, o monitoramento pode envolver uma tomografia computadorizada do abdômen.[43]

> **Mensagem a Lembrar**
> O tratamento de câncer pode envolver terapia local (em geral, cirurgia, radiação ou ambos) ou terapia sistêmica (quimioterapia, tratamento hormonal ou terapia dirigida). As terapias dirigidas mais recentes exploram certas anomalias conhecidas em tumores para proporcionar tratamentos mais eficazes e com menos efeitos colaterais.

Sinais de Alerta de Recidiva de Câncer

Os sinais de recidiva de câncer em geral estão relacionados ao local e ao grau da doença. Por exemplo, as doenças metastáticas no pulmão podem ser acompanhadas de sintomas de obstrução, similares aos de câncer de pulmão primário; metástases ósseas em geral causam dor no local da lesão. Assim, qualquer sintoma novo ou progressivo em sobreviventes ao câncer, especialmente naqueles em que a ocorrência inicial da doença estava associada a alto risco de recidiva, deve ser analisado por um médico e pelos exames adequados de sangue e imagem. É importante destacar também que, embora o risco de recidiva para a maioria dos cânceres seja mais alto nos primeiros anos após o diagnóstico e o tratamento, no caso de cânceres mais indolentes, como câncer de próstata e câncer de mama positivo para receptor hormonal, pode haver recidiva muitos anos ou mesmo décadas após o diagnóstico inicial. Além disso, sobreviventes à maioria dos tipos de câncer correm o risco de desenvolver um segundo tumor primário do mesmo tipo ou certos cânceres que podem ocorrer como complicação da quimioterapia ou radioterapia.

Resumo

Estima-se que existem mais de 12 milhões de sobreviventes ao câncer nos Estados Unidos, cerca de 4% da população norte-americana.[44] Como já mencionado, o câncer de mama é o mais comum entre as mulheres e o de próstata o mais comum entre os homens; contudo, o câncer de pulmão é a principal causa de mortalidade por câncer entre homens e mulheres. O risco de recidiva do câncer e, em última instância, a chance de sobrevivência estão relacionados ao grau da doença no momento do diagnóstico e à efetividade do tratamento. Os exames de triagem são recomendados para cânceres em que o diagnóstico precoce pode resultar em redução da morbidade e da mortalidade. Ao todo, cerca de 67% das pessoas diagnosticadas com câncer sobrevivem à doença, e uma parte significativa delas, por muito tempo. Os tratamentos contra o câncer incluem cirurgia, radioterapia e tratamentos sistêmicos, tais como quimioterapia, terapia hormonal e terapia dirigida, sendo que todos podem apresentar efeitos colaterais de curto e longo prazo. Assim, a compreensão detalhada da progressão da doença, das modalidades de tratamento e do acompanhamento posterior é importante para profissionais envolvidos no tratamento de pacientes e sobreviventes ao câncer.

Referências

1. Jemal A, Siegel R, Ward E, Hao Y, Xu J, Thun MJ. Cancer statistics, 2009. *CA Cancer J Clin.* 2009 Jul-Aug; 59(4): 225-249.
2. Greene FL, Fleming ID, Fritz AG, Balch CM, Haller DG, Morrow M, eds. *AJCC Cancer Staging Manual.* 6th ed. Chicago: American Joint Committee on Cancer; 2002.
3. Gloeckler Ries LA, Reichman ME, Lewis DR, Hankey BF, Edwards BK. Cancer survival and incidence from the Surveillance, Epidemiology, and End Results (SEER) program. *Oncologist.* 2003; 8(6): 541-552.
4. Mandel JS, Bond JH, Church TR, et al. Reducing mortality from colorectal cancer by screening for fecal occult blood. Minnesota Colon Cancer Control Study. *N Engl J Med.* 1993 May 13; 328(19): 1365-1371.
5. Smith RA, Cokkinides V, Brooks D, Saslow D, Brawley OW. Cancer screening in the United States, 2010: A review of current American Cancer Society guidelines and issues in cancer screening. C*A Cancer J Clin.* 2010 Mar-Apr; 60(2): 99-119.
6. Screening for breast cancer: U.S. Preventive Services Task Force recommendation statement. *Ann Intern Med.* 2009 Nov 17; 151(10): 716-726, W-236.
7. Jardines HB, Doroshow JH, Fisher P, Weitzel J. Breast cancer overview: Risk factors, screening, genetic testing and prevention. In: Pazdur R CL, Hoskins WJ, Wagman LD, eds. *Cancer Management: A Multidisciplinary Overview.* Manhasset, NY: CMP Healthcare Media; 2004: 165-190.
8. Fisher B, Anderson S, Bryant J, et al. Twenty-year follow-up of a randomized trial comparing total mastectomy, lumpectomy, and lumpectomy plus irradiation for the treatment of invasive breast cancer. *N Engl J Med.* 2002 Oct 17; 347(16): 1233-1241.
9. Fisher B, Jeong JH, Anderson S, Bryant J, Fisher ER, Wolmark N. Twenty-five-year follow-up of a randomized trial comparing radical mastectomy, total mastectomy, and total mastectomy followed by irradiation. *N Engl J Med.* 2002 Aug 22; 347(8): 567-575.
10. McMasters KM, Tuttle TM, Carlson DJ, et al. Sentinel lymph node biopsy for breast cancer: A suitable alternative to routine axillary dissection in multiinstitutional practice when optimal technique is used. *J Clin Oncol.* 2000 Jul; 18(13): 2560-2566.
11. Tsai RJ, Dennis LK, Lynch CF, Snetselaar LG, Zamba GK, Scott-Conner C. The risk of developing arm lymphedema among breast cancer survivors: A metaanalysis of treatment factors. *Ann Surg Oncol.* 2009 Jul; 16(7): 1959-1972.
12. Langer I, Guller U, Berclaz G, et al. Morbidity of sentinel lymph node biopsy (SLN) alone versus SLN and completion axillary lymph node dissection after breast cancer surgery: A prospective Swiss multicenter study on 659 patients. *Ann Surg.* 2007 Mar; 245(3): 452-461.
13. McLaughlin SA, Wright MJ, Morris KT, et al. Prevalence of lymphedema in women with breast cancer 5 years after sentinel lymph node biopsy or axillary dissection: Objective

measurements. *J Clin Oncol.* 2008 Nov 10; 26(32): 5213-5219.
14. Leonard GD, Swain SM. Ductal carcinoma in situ, complexities and challenges. *J Natl Cancer Inst.* 2004 Jun 16; 96(12): 906-920.
15. Fisher B, Dignam J, Wolmark N, et al. Tamoxifen in treatment of intraductal breast cancer: National Surgical Adjuvant Breast and Bowel Project B-24 randomised controlled trial. *Lancet.* 1999 Jun 12; 353(9169): 1993-2000.
16. Houghton J, George WD, Cuzick J, Duggan C, Fentiman IS, Spittle M. Radiotherapy and tamoxifen in women with completely excised ductal carcinoma in situ of the breast in the UK, Australia, and New Zealand: Randomised controlled trial. *Lancet.* 2003 Jul 12; 362(9378): 95-102.
17. Herold CI, Blackwell KL. Aromatase inhibitors for breast cancer: Proven efficacy across the spectrum of disease. *Clin Breast Cancer.* 2008 Feb; 8(1): 50-64.
18. Slamon DJ, Press MF, Souza LM, et al. Studies of the putative transforming protein of the type I human T-cell leukemia virus. *Science.* 1985 Jun 21; 228(4706): 1427-1430.
19. Slamon DJ, Leyland-Jones B, Shak S, et al. Use of chemotherapy plus a monoclonal antibody against HER2 for metastatic breast cancer that overexpresses HER2. *N Engl J Med.* 2001 Mar 15; 344(11): 783- 792.
20. Piccart-Gebhart MJ, Procter M, Leyland-Jones B, et al. Trastuzumab after adjuvant chemotherapy in HER2-positive breast cancer. *N Engl J Med.* 2005 Oct 20; 353(16): 1659-1672.
21. Romond EH, Perez EA, Bryant J, et al. Trastuzumab plus adjuvant chemotherapy for operable HER2- positive breast cancer. *N Engl J Med.* 2005 Oct 20; 353(16): 1673-1684.
22. American Cancer Society. *Cancer Facts and Figures: 2010.* Atlanta: American Cancer Society; 2010.
23. Garnick MB. Prostate cancer: Screening, diagnosis, and management. *Ann Intern Med.* 1993 May 15; 118(10): 804-818.
24. Gittes RF. Carcinoma of the prostate. *N Engl J Med.* 1991 Jan 24; 324(4): 236-245.
25. van den Bergh RC, Roemeling S, Roobol MJ, et al. Outcomes of men with screen-detected prostate cancer eligible for active surveillance who were managed expectantly. *Eur Urol.* 2008 Sep 17: 28-35.
26. Zincke H, Bergstralh EJ, Blute ML, et al. Radical prostatectomy for clinically localized prostate cancer: Long-term results of 1,143 patients from a single institution. *J Clin Oncol.* 1994 Nov; 12(11): 2254-2263.
27. Fournier GR, Jr., Narayan P. Re-evaluation of the need for pelvic lymphadenectomy in low grade prostate cancer. *Br J Urol.* 1993 Oct; 72(4): 484-488.
28. Duncan W, Warde P, Catton CN, et al. Carcinoma of the prostate: Results of radical radiotherapy (1970- 1985). *Int J Radiat Oncol Biol Phys.* 1993 May 20; 26(2): 203-210.
29. Koukourakis G, Kelekis N, Armonis V, Kouloulias V. Brachytherapy for prostate cancer: A systematic review. *Adv Urol.* 2009: 327945.
30. Schroder FH. Early versus delayed endocrine therapy for prostate cancer. *Endocr Relat Cancer.* 2007 Mar; 14(1): 1-11.
31. Sanda MG, Dunn RL, Michalski J, et al. Quality of life and satisfaction with outcome among prostate-cancer survivors. *N Engl J Med.* 2008 Mar 20; 358(12): 1250- 1261.
32. Peto R, Darby S, Deo H, Silcocks P, Whitley E, Doll R. Smoking, smoking cessation, and lung cancer in the UK since 1950: Combination of national statistics with two case-control studies. *BMJ.* 2000 Aug 5; 321(7257): 323-329.
33. Asomaning K, Miller DP, Liu G, et al. Secondhand smoke, age of exposure and lung cancer risk. *Lung Cancer.* 2008 Jul; 61(1): 13-20.

34. Bach PB, Kelley MJ, Tate RC, McCrory DC. Screening for lung cancer: A review of the current literature. *Chest.* 2003 Jan; 123(1 Suppl): 72S-82S.
35. Glisson BS, Movsas B. Small-cell lung cancer. In: Pazdur R, Hoskins WJ, Wagman LD, eds. *Cancer Management: A Multidisciplinary Approach.* 8th ed. Manhasset, NY: CMP Healthcare Media; 2004: 105-121.
36. McKenna RJ, Shin DM, Khuri FR. Non-small-cell lung cancer, mesothelioma and thymoma. In: Pazdur R, Hoskins WJ, Wagman LD, eds. *Cancer Management: A Multidisciplinary Approach.* 8th ed. Manhasset, NY: CMP Healthcare Media; 2004: 123-64.
37. Sandler A, Gray R, Perry MC, et al. Paclitaxel-carboplatin alone or with bevacizumab for non-small-cell lung cancer. *N Engl J Med.* 2006 Dec 14; 355(24): 2542-2550.
38. Shepherd FA, Rodrigues Pereira J, Ciuleanu T, et al. Erlotinib in previously treated non-small-cell lung cancer. *N Engl J Med.* 2005 Jul 14; 353(2): 123-132.
39. Linardou H, Dahabreh IJ, Kanaloupiti D, et al. Assessment of somatic k-RAS mutations as a mechanism associated with resistance to EGFR-targeted agents: A systematic review and meta-analysis of studies in advanced non-small-cell lung cancer and metastatic colorectal cancer. *Lancet Oncol.* 2008 Oct; 9(10): 962-972.
40. Ellenhorn JD, Coia LR, Alberts SR. Colorectal and anal cancers. In: Pazdur R, Hoskins WJ, Wagman LD, eds. *Cancer Management: A Multidisciplinary Approach.* Manhasset, NY: CMP Healthcare Media; 2004: 323-355.
41. Lacy AM, Garcia-Valdecasas JC, Delgado S, et al. Laparoscopy-assisted colectomy versus open colectomy for treatment of non-metastatic colon cancer: A randomised trial. *Lancet.* 2002 Jun 29; 359(9325): 2224-2229.
42. Van Cutsem E, Kohne CH, Hitre E, et al. Cetuximab and chemotherapy as initial treatment for metastatic colorectal cancer. *N Engl J Med.* 2009 Apr 2; 360(14): 1408-1417.
43. Desch CE, Benson AB, 3rd, Somerfield MR, et al. Colorectal cancer surveillance: 2005 update of an American Society of Clinical Oncology practice guideline. *J Clin Oncol.* 2005 Nov 20; 23(33): 8512-8519.
44. Horner MJ, Krapcho M, Neyman N, Aminou R, Howlader N, Altekruse SF, Feuer EJ, Huang L, Mariotto A, Miller BA, Lewis DR, Eisner MP, Stinchcomb DG, Edwards BK, eds. *SEER Cancer Statistics Review, 1975-2006.* Bethesda, MD [updated based on November 2008 SEER data submission, posted to the SEER Website, November 12, 2009]; Available from: http://seer.cancer.gov/csr/1975_2006.

CAPÍTULO 2

Efeitos Colaterais e Efeitos Persistentes da Cirurgia e Tratamento de Câncer

Tara Sanft, MD, e Melinda L. Irwin, PhD, MPH

O conteúdo deste capítulo que consta nos tópicos do exame CET inclui:

- Conhecimento dos efeitos colaterais e sintomas comuns de tratamentos típicos de câncer (cirurgias, quimioterapia, radioterapia, manipulação hormonal e outras drogas).
- Conhecimento dos principais efeitos de longo prazo do tratamento de crianças sobreviventes ao câncer, que podem exigir exames de triagem cuidadosos e adaptação de programas para elas.
- Conhecimento dos locais mais comuns de metástase e capacidade de criar e implementar programas de exercício adequados e consistentes com esse conhecimento.
- Conhecimento dos sinais e sintomas associados a linfedemas em período prodrômico e aos principais tipos de câncer associados ao risco aumentado de linfedema (por exemplo, câncer de mama, de cabeça e pescoço).
- Conhecimento de como o tratamento de câncer pode provocar alterações nos fatores de risco cardiovasculares e quais as respostas cardiovasculares inadequadas a testes e prática de exercícios.
- Conhecimento do efeito do tratamento de câncer sobre o equilíbrio e a mobilidade, e a capacidade de desenvolver programas de exercício adequados que minimizem o risco de quedas e lesões.
- Conhecimento do diagnóstico de câncer e dos efeitos do tratamento sobre a resposta fisiológica a exercício agudo e crônico, especialmente quanto há descondicionamento, mudanças na composição corporal e amplitude de movimento.

Apesar dos avanços no tratamento de câncer, aproximadamente 500 mil adultos morrem da doença a cada ano nos Estados Unidos.[1] Pesquisas recentes têm se voltado para o ajuste de terapias contra o problema com base nas características do paciente e do tumor, de forma que se aumente a eficácia e se minimize a toxicidade. Posto que muitas das terapias que existem hoje são caras e têm efeitos colaterais significativos, os quais podem acarretar morbidade a longo prazo, e até mesmo mortalidade, métodos não farmacológicos de prevenir a recidiva do câncer podem oferecer colaborações atraentes às opções de tratamento disponíveis atualmente. Isso pode ser ainda mais verdadeiro em pacientes para os quais as terapias atuais são menos eficazes, como as que têm o chamado câncer de mama triplo negativo (estrógeno, progesterona e HER2/neu negativos) ou os que têm câncer de cólon em estágio inicial e completaram a quimioterapia, mas têm alto risco de recidiva. As intervenções direcionadas a melhorar a qualidade de vida e diminuir a sensação de depressão, insônia e fadiga são especialmente importantes porque muitos sobreviventes ao câncer sofrem desses problemas e não estão cientes das práticas não farmacológicas que podem ajudar. Além disso, em razão de as pessoas que sobreviveram ao câncer terem risco aumentado de desenvolver doenças cardiovasculares, os programas de atividade física podem ter efeito positivo também nesse aspecto.[2]

Ao desenvolver um programa de exercícios para indivíduos que terminaram o tratamento de câncer, os profissionais da atividade física devem estar familiarizados com os efeitos colaterais da cirurgia e do tratamento de câncer, bem como dos efeitos tardios (isto é, efeitos colaterais que ocorrem anos após o fim do tratamento). Por isso, este capítulo aborda os efeitos colaterais e tardios mais comuns associados à cirurgia e ao tratamento de câncer.

Efeitos Colaterais de Cirurgia e Tratamento de Câncer

Os efeitos colaterais diferem quanto ao tipo de cirurgia (por exemplo, biópsia do nódulo sentinela *versus* dissecção do nódulo axilar; tumorectomia *versus* mastectomia) e tipo de tratamento (por exemplo, radioterapia, quimioterapia ou terapia hormonal). Antes de discutirmos os efeitos colaterais mais comuns, trataremos brevemente das cirurgias e dos tratamentos oferecidos a indivíduos diagnosticados com câncer.

A maioria dos pacientes com câncer passa por cirurgia que pode ser pequena (por exemplo, remoção de uma verruga) ou grande (por exemplo, remoção de grande parte do cólon). Cerca de metade dos pacientes com câncer é submetida a tratamentos com radiação ionizante. A radioterapia pode ser aplicada no período pré ou pós-operatório, com ou sem acompanhamento quimioterápico. O modo, o cronograma e a frequência de aplicação são específicos para cada tipo de câncer; um cronograma comum envolve sessões frequentes em um período de tempo determinado (por exemplo, radioterapia cinco dias por semana durante seis semanas).

A maioria dos pacientes com câncer também é submetida à quimioterapia, administrada por via oral ou intravenosa em sessões clínicas. O tipo e a duração do tratamento são individualizados, podendo se estender por alguns meses ou muito mais tempo, dependendo do tipo e da agressividade tanto do câncer como dos agentes quimioterápicos usados (por exemplo, um dia ou um ciclo de quimioterapia seguido por duas semanas de recuperação e, então, mais um dia ou um ciclo de quimioterapia e assim por diante, totalizando oito ciclos).

As terapias hormonais, usadas, sobretudo, para tratar certos tipos de câncer de mama e de próstata, podem ser realizadas com drogas ou cirurgia (remoção dos ovários [ovariectomia] ou dos testículos [orquiectomia], por exemplo). Os pacientes medicados com drogas orais em geral as tomam diariamente, às vezes por muitos anos. Por fim, um número crescente de terapias dirigidas está sendo desenvolvido para cânceres de especificidade tumoral (por exemplo, trastuzumab [Herceptin], um anticorpo monoclonal administrado a sobreviventes ao câncer de mama com superexpressão do receptor HER2/neu ou com amplificação gênica).[3]

Os profissionais da atividade física devem ter em mente que as terapias contra o câncer estão em constante mudança. Para melhor avaliar a tolerância ao exercício de um sobrevivente ao câncer e prescrever um programa de exercícios que seja seguro e eficaz, esse profissional deve compreender as especificidades do diagnóstico do cliente e dos tratamentos que ele recebeu. Nesse aspecto, um formulário de tratamento de novos clientes pode ajudar (ver figura 2.1). Ademais, tais informações deverão ser entendidas no contexto da saúde do indivíduo (condições anteriores à doença) e de seu nível de condicionamento físico antes do diagnóstico de câncer. O conhecimento dos tratamentos administrados e dos efeitos colaterais associados a eles podem auxiliar o profissional da atividade física a examinar os sistemas corporais afetados negativamente, o que pode ter implicações positivas ou negativas sobre a tolerância e a prática de exercícios.

Figura 2.1 Formulário de tratamento de novos clientes

Nome: ....

Tipo de câncer: .... Estágio no diagnóstico: ( ) 0 ( ) I ( ) II ( ) III ( ) IV

Data do diagnóstico: .... Oncologista e data da última consulta: ....

....

Tratamento

1. Você fez cirurgia?   ( ) Sim   ( ) Não

   Data da cirurgia: .... Local da cirurgia: ....

   Danos da cirurgia (caso haja): ....

   ....

   ....

2. Você fez quimioterapia?   ( ) Sim   ( ) Não

   Data do término: .... Nome da quimioterapia: ....

   Você está recebendo quimioterapia no momento?   ( ) Sim   ( ) Não

   Nome dos quimioterápicos que está recebendo no momento: ....

   Você tem efeitos colaterais persistentes da quimioterapia?   ( ) Sim   ( ) Não

   Favor listar quaisquer sintomas atuais que você acredita que possam estar relacionados à sua quimioterapia anterior (por exemplo, dormência nos dedos, dor, depressão): ....

   ....

   ....

continua

continuação

3. Você fez radioterapia? ( ) Sim ( ) Não

   Local da radioterapia:..Data do término da radioterapia:................................

   Danos ou sintomas da radioterapia (caso haja):..

   ....

   ....

4. Você está tomando atualmente algum medicamento relacionado ao seu tratamento de câncer (por ex.: terapia anti-hormonal para câncer de mama [Tamoxifeno])? ( ) Sim ( ) Não

   Nome do medicamento:...

   Favor listar qualquer sintoma atual que você acredita estar relacionado ao seu medicamento:.............

   ....

   ....

5. Favor indicar se você tem alguma das condições abaixo e descreva-a, se necessário.

   ( ) Fadiga:..

   ( ) Depressão:..

   ( ) Ansiedade:..

   ( ) Dificuldade de dormir:...

   ( ) Ganho ou perda de peso:..

   ( ) Mudança no apetite:...

   ( ) Dor:...

   ( ) Falta de ar:...

   ( ) Edema:..

   ( ) Rigidez ou dor articular:..

   ( ) Fraturas:...

   ( ) Mialgias:...

   ( ) Fraqueza muscular:..

   ( ) Linfedema:..

   ( ) Neuropatia:...

   ( ) Outros:..

Fonte: ACSM, 2012, *ACSM's guide to exercise and câncer survivorship* (Champaign, IL: Human Kinetics).

> **Mensagem a Lembrar**
> O Instituto de Medicina (IM) recomenda que todos os sobreviventes ao câncer recebam um plano de atendimento na sobrevivência – um documento detalhando os tratamentos administrados, os efeitos colaterais potenciais e as diretrizes de monitoramento.[4] Atualmente, há pesquisas em curso para garantir que mais sobreviventes recebam planos de atendimento na sobrevivência. Eles podem preencher seu próprio plano de atendimento na sobrevivência, supondo que recordem as terapias a que foram submetidos, no *website* LiveStrong (www.livestrongcareplan.org). Uma vez preenchidos os tipos e nomes dos tratamentos, esse programa *online* gera um documento detalhando potenciais efeitos tardios e de longo prazo, o que pode ser útil no planejamento de programas de exercício e de reabilitação.

Os efeitos colaterais adversos do tratamento de câncer podem ser agudos, desaparecendo após dias ou semanas, ou persistentes, permanecendo durante anos após o término do tratamento. Para o objetivo deste capítulo, usaremos o termo *efeitos persistentes*, um termo guarda-chuva que abrange efeitos de longo prazo e efeitos tardios. Os efeitos de longo prazo são colaterais ou complicações que têm início durante ou logo após o tratamento e continuam depois dele, e que o sobrevivente ao câncer deve compensar. Já os efeitos tardios se distinguem dos de longo prazo por surgirem meses ou anos após o fim do tratamento (por exemplo, cardiomiopatias resultantes de exposição a agentes cardiotóxicos).

A tabela 2.1 lista os efeitos persistentes dos tratamentos de câncer, inclusive os efeitos sobre os sistemas corporais relevantes à prática de exercícios: cardiovascular, musculoesquelético, nervoso, endócrino e imunológico. Deve-se notar que, para efeitos persistentes adversos do tratamento de câncer, pode haver fatores de suscetibilidade como idade, sexo e outros estados de saúde comórbidos, que influenciam sinergicamente a incidência e a agressividade de efeitos adversos do tratamento. Um relatório recente do IM sobre sobrevivência de adultos ao câncer apresenta uma análise minuciosa dos efeitos persistentes do tratamento.[4]

Tabela 2.1 Alterações persistentes resultantes das terapias curativas mais usadas

Alterações	Cirurgia	Quimioterapia	Radioterapia	Terapia hormonal, ovariectomia e orquiectomia	Terapias dirigidas
Segundos canceres		✓	✓	✓	
Fadiga	✓	✓	✓	✓	✓
Dor	✓	✓	✓	✓	✓
Alterações cardiovasculares: dano ou risco aumentado de DCV		✓	✓	✓	✓
Alterações pulmonares	✓	✓	✓		
Alterações neurológicas: neuropatia periférica		✓			

continua

continuação

Alterações	Cirurgia	Quimioterapia	Radioterapia	Terapia hormonal, ovariectomia e orquiectomia	Terapias dirigidas
Alterações cognitivas	✓	✓	✓	✓	✓
Alterações endócrinas: alterações reprodutivas (por exemplo, infertilidade, menopausa precoce, função sexual prejudicada)	✓	✓	✓	✓	✓
Alterações no peso corporal (aumento e diminuição)	✓	✓		✓	
Aumento de massa gorda	✓	✓		✓	
Diminuição de massa magra	✓	✓		✓	
Piora da saúde óssea		✓	✓	✓	
Tecidos musculoesqueléticos moles: alterações ou dano	✓	✓	✓	✓	
Sistema imunológico: função imunológica deficiente ou anemia		✓	✓	✓	✓
Linfedema	✓		✓		
Sistema gastrointestinal: alterações e função deficiente	✓	✓	✓	✓	✓
Alterações na função de órgãos	✓	✓	✓		✓
Alterações cutâneas	✓	✓	✓	✓	✓

Fadiga

A fadiga relacionada ao câncer é definida como uma sensação desconfortável e persistente de cansaço e exaustão ligada à doença ou a seu tratamento.[5] Ela não é proporcional ao nível de atividade recente e interfere no funcionamento. A fadiga relacionada ao câncer é reportada por 70 a 100% dos pacientes sob tratamento, e os sobreviventes reportam fadiga persistente nos meses subsequentes ao final da terapia.[6]

A National Comprehensive Cancer Network (NCCN) divulgou diretrizes para avaliar esse fenômeno. O exame inicial envolve a avaliação dos fatores que sabidamente contribuem para a fadiga: desconforto emocional, dores, distúrbios do sono, efeitos colaterais de medicamentos, hipotireoidismo e anemia. Caso essas ou outras causas potencialmente reversíveis estiverem presentes, devem ser tratadas para aliviar a sensação de fadiga. Se nenhum desses fatores estiver presente ou se a fadiga continuar apesar das terapias adequadas, recomendam-se intervenções não farmacológicas. Essas intervenções envolvem melhora da atividade com programas de exercício, intervenções psicossociais para controle de estresse e ansiedade, terapia de restauração da atenção, aconselhamento nutricional e terapia do sono. Já as intervenções farmacológicas envolvem o tratamento da anemia e o uso de psicoestimulantes, como metilfenidato (Ritalina).

Distúrbios do Sono

Os distúrbios do sono são comuns entre sobreviventes ao câncer, e dados recentes apontam para a prevalência da síndrome da insônia nessa população.[7] A insônia é definida como uma dificuldade de adormecer, de manter o sono (com episódios de insônia que duram mais de 30 minutos), de despertar no início da manhã, que acarreta o sono não restaurador. Em um grande estudo com mais de 900 sobreviventes ao câncer, 30% deles reportaram insônia. Cerca de 20% dos participantes declararam fazer uso de pílulas para dormir e tranquilizantes, e 60% declararam cochilar pelo menos "algumas vezes".[8] Dados recentes mostraram também que um programa de ioga pode melhorar a qualidade do sono.[9]

> **Mensagem a Lembrar**
> Um estudo com pacientes portadores de linfoma distribuiu os participantes ao acaso em um grupo de ioga tibetana e um grupo de controle em lista de espera. Os pacientes no grupo da ioga declararam ter menos distúrbios no sono, melhor qualidade do sono e menos uso de medicamentos para dormir.[9] Assim, a ioga é uma intervenção não farmacológica segura que pode trazer benefícios para sobreviventes com distúrbios do sono.

Dor

Embora os dados variem, a maior parte da literatura sugere que uma significativa porcentagem de sobreviventes ao câncer experimentem dores atribuídas a seu câncer ou ao tratamento.[10-12] Nessa literatura, foram identificados diversos grupos de sobreviventes de risco mais alto, incluindo os que estão nos primeiros cinco anos após o tratamento, os que foram submetidos a tratamentos mais intensivos e os de grupos socioeconômicos menos favorecidos.[10,13] A etiologia da dor em sobreviventes pode ser atribuída a uma gama de fatores. Entre eles, estão danos em tecidos e nervos causados pelo tumor original, lesão resultante de cirurgia terapêutica, radioterapia ou quimioterapia, além de dores provocadas por condições não relacionadas ao câncer em si, mas que resultam do tratamento (por exemplo, fratura osteoporótica resultante de perda óssea causada por terapia de privação androgênica em pacientes com câncer de próstata).

Pode-se considerar que os mecanismos da dor são mediados por duas rotas: a nociceptiva e a neuropática.[14] A dor nociceptiva é provocada por danos na pele, nos músculos, no tecido conjuntivo e nos órgãos. Geralmente é uma dor aguda e localizada (somática) ou uma dor difusa e espasmódica (visceral). Já a dor neuropática é resultado de lesões nos sistemas nervosos central e periférico, sendo frequentemente descrita como uma sensação de queimação ou de pontada. Exames minuciosos do histórico e dos aspectos físicos podem determinar a etiologia da dor do paciente e caracterizá-la como nociceptiva, neuropática ou uma mescla dos elementos de ambas.

A abordagem do tratamento da dor deve ser individualizada para cada paciente com câncer e considerar etiologia, mecanismos e agressividade. O guia da Organização Mundial da Saúde para esses casos traz um método amplamente aceito que distingue a dor por agressividade em leve, moderada e severa.[15] As intervenções incluem paracetamol e medicamentos anti-inflamatórios não esteroides para dor leve e, para dor moderada e severa, opioides fracos e fortes, respectivamente. Além disso, o guia inclui uma gama de terapias adjuvantes destinadas a aliviar a dor por meio da manipulação de um mecanismo diferente que contribui para a síndrome da dor, aprimorando o controle de modo geral. Exemplos de medicamentos adjuvantes são as drogas anticonvulsivantes, os antidepressivos tricíclicos e os relaxantes musculares. Entre as intervenções não farmacológicas estão a massagem fisioterápica, a hipnose e o relaxamento.

Alterações Cardiovasculares

O tratamento de câncer para diversas malignidades resulta em danos diretos e indiretos ao sistema cardiovascular por causa do aumento de fatores de risco associados a doenças cardiovasculares. Os efeitos relacionados ao tratamento podem prejudicar todas as partes do coração, inclusive o músculo, o sistema elétrico e as válvulas. Alguns sintomas da insuficiência cardíaca congestiva são a dispneia de esforço, o edema nas extremidades inferiores e o ganho de peso. Agentes quimioterápicos específicos que podem causar dano ao músculo cardíaco e acarretar falência cardíaca congestiva incluem antraciclinas, taxanos e trastuzumab.[4,16] A associação entre antraciclinas e insuficiência cardíaca congestiva depende da dose, aumenta com a idade e é mais comum quando combinada a outras terapias, como a radioterapia. Fatores como fração de ejeção diminuída, distúrbios rítmicos e disfunção ventricular estão relacionados a esses agentes e podem ocorrer durante o tratamento, um ano ou muitos anos após a doença ter sido tratada.[17,18] O Trastuzumab (Herceptin) provoca diminuição da fração de ejeção e pode levar à insuficiência cardíaca congestiva, embora a incidência seja muito baixa e os sintomas frequentemente cessem quando a terapia é descontinuada.[19]

A radioterapia no tórax pode provocar toxicidade por aumentar a inflamação no coração e nos tecidos circundantes, gerando fibrose e cicatrizes. Isso tem como efeito derradeiro a cardiomiopatia restritiva, ou a redução da capacidade de expansão cardíaca. Os sintomas de doença restritiva incluem falta de ar e podem ser sentidos até dez anos após o tratamento.[20] A radioterapia também pode prejudicar a vasculatura cardíaca, resultando em risco de isquemia cardíaca e infarto do miocárdio.[21] Pacientes que receberam radiação no tórax no tratamento de linfoma, câncer de mama e de pulmão correm maior risco. Muitas pesquisas que estudam os efeitos colaterais da radiação envolvem grandes populações de pacientes tratados há décadas com técnicas radioterápicas obsoletas. As técnicas mais recentes, focadas e direcionadas, reduziram a incidência desse efeito colateral.

Alterações Pulmonares

Sintomas pulmonares relacionados à cirurgia, radioterapia e quimioterapia não são incomuns em sobreviventes ao câncer; eles são reportados por 20 a 50% de certas populações de pacientes, inclusive sobreviventes de tumores de células germinativas, linfoma de Hodgkin e câncer de mama, bem como receptores de transplante de medula óssea.[2] Embora algumas pesquisas tenham identificado testes de função pulmonar anormais em sobreviventes ao câncer, não está claro quão significativos são esses dados em pacientes assintomáticos.[22-25] Alguns sintomas como falta de ar e reduzida tolerância ao exercício podem ser identificados, dependendo do modo de tratamento (por exemplo, remoção cirúrgica de câncer de pulmão que envolva retirada de um lóbulo pulmonar). Estudos iniciais em pacientes que passaram por cirurgia de câncer de pulmão descobriram que programas de reabilitação pulmonar em pacientes internados têm efeito positivo sobre a capacidade funcional, a capacidade de pico de exercício e a falta de ar.[26,27] Outros estudos com essa população estão em andamento.

A bleomicina é o agente quimioterápico que mais provoca toxicidade pulmonar, frequentemente na forma de pneumonite (inflamação do tecido pulmonar). É usada para tratar pacientes com tumores de células germinativas, combinada a etoposido e cisplatina (em geral chamada BEP), e linfoma de Hodgkin – neste caso, combinada à doxorrubicina, à vimblastina e à dacarbazina (como parte do regime ABVD). A pneumonite é uma complicação rara, com incidência de menos de 10% em pacientes com tumor de células germinativas, mas pode afetar até 30% dos pacientes com linfoma de Hodgkin, que podem receber radiação em uma região do pulmão. Muitos outros agentes quimioterápicos foram associados a toxicidades pulmonares.

A pneumonite causada por radiação pode ser identificada em pacientes que receberam radioterapia no tórax e nos pulmões por causa de diversos tipos de tumor. A incidência de pneumonite por radiação também é rara; em geral, ocorre um a três meses após o final da terapia e é tratada sem mais consequências clínicas.[28-30] Um efeito colateral de longo prazo raro, mas assolador, da radioterapia é a fibrose pulmonar, que pode acarretar redução severa da capacidade pulmonar e falência respiratória.

Alterações Neurológicas

Diversas síndromes neuropáticas estão associadas ao câncer e ao seu tratamento. Por exemplo, o próprio tumor pode envolver nervos, provocando queimação, formigamento e dor elétrica. Após ressecção cirúrgica de uma malignidade, alguns pacientes experimentam dor fantasma, que é a sensação de dor em um membro inexistente. Outros têm dores persistentes no local de uma incisão cirúrgica, como a cicatriz de uma tumorectomia ou uma toracotomia.

A neuropatia é a perda de sensação (comumente descrita como dormência) ou a dor (irradiação, queimação ou formigamento) associadas a danos nos nervos periféricos. Os sintomas de neuropatia são frequentemente associados ao tratamento de câncer, sobretudo com taxanos, alcaloides da vinca, agentes platinosos e talidomida. Normalmente têm início gradual e pioram com o aumento de doses e a duração do tratamento. O médico deve perguntar se o paciente tem dificuldade de realizar tarefas específicas (por exemplo, pegar uma moeda no balcão ou abotoar uma camisa) para avaliar a agressividade da neuropatia.

Após a terapia, as neuropatias podem ser solucionadas ou não e mais pesquisas são necessárias para descrever o histórico natural de acordo com o agente quimioterápico, as doses e as condições comórbidas subjacentes.[31] Diversas estratégias de prevenção de neuropatias foram estudadas, sem sucesso.[32] O tratamento inclui anticonvulsivantes como gabapentina e pregabalina, que apresentaram evidências ambíguas de eficácia.[33,34] Algumas alternativas são os antidepressivos tricíclicos, os adesivos de lidocaína e os analgésicos opioides. Os tratamentos não farmacológicos incluem estimulação nervosa elétrica transcutânea (TENS, na sigla em inglês) e fisioterapia.

A ototoxicidade é um efeito colateral de pacientes tratados com quimioterapia à base de cisplatina. Pode ser caracterizada como perda de audição de alta frequência ou tinido, ou mesmo a percepção de som na ausência de som exterior. Pesquisadores que estudam a qualidade de vida após quimioterapia adjuvante em pacientes com câncer de pulmão em estágio inicial descobriram que suas escalas de audição eram significativamente piores do que as de indivíduos que não haviam feito quimioterapia. A audição prejudicada se manteve após nove meses.[35] A perda auditiva de longo prazo foi identificada em sobreviventes ao câncer testicular, com sintomas persistentes reportados por 20% deles.[36,37]

Outra complicação neurológica da terapia contra o câncer é um fenômeno descrito como químio-cérebro – um declínio neurológico após quimioterapia sistêmica. Subjetivamente, muitos sobreviventes ao câncer declaram ter memória mais fraca, incapacidade de concentração e confusão intermitente. Objetivamente, pacientes que passaram por quimioterapia tiveram menor pontuação em testes neurológicos comparados aos controles saudáveis, embora de modo geral não haja diferença estatística significativa.[38] Os sintomas do químio-cérebro estão mais relacionados a medidas de depressão e ansiedade do que a resultados de testes neurológicos.[39] Mais pesquisas são necessárias para descrever melhor a incidência, as características, os fatores de risco e o tratamento desse sintoma.

Alterações Endócrinas

Os efeitos do tratamento de câncer sobre o sistema endócrino são conhecidos há décadas. A população de sobreviventes infantis é a mais comumente estudada. Ela com frequência é a mais severamente afetada pois as crianças podem ter seu crescimento e desenvolvimento comprometido. Entre os adultos, a maioria das alterações endócrinas é específica do local do tumor e da modalidade usada para tratá-lo. Por exemplo, os pacientes com câncer de cabeça e pescoço normalmente recebem radioterapia como parte do tratamento curativo. Como consequência, o hipotireoidismo é um efeito colateral comum e pode estar presente anos após o término do tratamento.[40,41] Entre os sintomas do hipotireoidismo estão fadiga, ganho de peso, constipação, depressão e fraqueza. O diagnóstico e o tratamento com reposição hormonal podem eliminar totalmente esses sintomas.

A saúde reprodutiva pode ser ameaçada durante o tratamento e agentes quimioterápicos como os alquilantes (por exemplo, ciclofosfamida) podem provocar infertilidade em homens e mulheres. A falência ovariana precoce pode causar ondas de calor, secura vaginal e osteoporose. Os agentes alquilantes usados no tratamento de câncer testicular também podem provocar infertilidade, mas ela normalmente é revertida dois a três anos após o término da terapia.

Muitos sobreviventes ao câncer sofrem declínio da saúde óssea, pois o tratamento de muitas malignidades inclui esteroides, seja como parte do plano de tratamento, seja para controle sintomático de náusea e vômito. Os esteroides estão relacionados à osteoporose e à elevação do risco de fraturas. Além disso, a menopausa precoce provocada por cirurgia, radioterapia ou terapia sistêmica pode causar perda óssea, osteopenia e osteoporose. A terapia endócrina utilizada no tratamento de câncer de mama e de próstata acelera a perda óssea, e a densidade mineral óssea é monitorada como parte do atendimento de rotina quando um indivíduo está sob esses medicamentos, por vezes durante anos. A osteopenia e a osteoporose causam risco de fraturas aos sobreviventes, o que pode resultar em debilitação, dor e ônus financeiro. O tratamento envolve suplementação dietética de vitamina D e cálcio, exercícios de suporte de peso e terapia com bifosfonatos.

Alterações Musculoesqueléticas

O sistema musculoesquelético pode sofrer diversos tipos de mudanças após o tratamento de câncer. Por exemplo, o tratamento de câncer de mama com terapia endócrina, como dos inibidores de aromatase, pode causar dor nas pequenas articulações em 47% das pacientes e rigidez articular em 44% delas.[42] Em alguns pacientes, os sintomas articulares são tão graves que eles não conseguem completar a duração recomendada para o tratamento (normalmente cinco anos de terapia). Um estudo recente mostrou que a acupuntura reduziu significativamente os sintomas de artralgias relacionadas a inibidores de aromatase.[43] Uma pesquisa conduzida pela doutora Melinda Irwin na Universidade Yale está atualmente analisando o benefício de exercícios aeróbicos e de força sobre o alívio da rigidez articular e outros efeitos colaterais dos inibidores de aromatase em mulheres com câncer de mama.

A terapia de privação androgênica (ADT, *androgen deprivation therapy*) como tratamento contra câncer de próstata provoca mudanças na composição da massa corporal magra, sendo sua diminuição já percebida 36 semanas após o início da terapia.[44] A ADT também aumenta a massa gorda, o que causa predisposição a doenças cardiovasculares, diabetes tipo 2 e morte prematura em homens.[44] Considerando que um a cada seis homens será diagnosticado com câncer de próstata durante a vida e que o índice de sobrevivência nos primeiros cinco anos é de quase 100%,[1] as alterações musculoesqueléticas durante o tratamento têm implicações no funcionamento físico, o que pode afetar a força, a produtividade e a independência do indivíduo.

Alterações Imunológicas

O linfedema é o inchaço de um membro, resultado da obstrução ou da destruição linfática. Ele normalmente ocorre após a ressecção cirúrgica de um tumor caso haja dano à região de drenagem do sistema linfático ao redor do tumor. O linfedema está associado à sensação de peso nos membros, dor e dormência, o que resulta em dor crônica e pode acarretar perda de funcionamento e aumento do risco de infecção.

A maior parte dos pacientes que relatam linfedema são sobreviventes ao câncer de mama, embora pacientes com histórico de câncer de ovário, cólon, próstata e testículos possam sofrer de linfedema nas extremidades inferiores. A maioria dos pacientes desenvolve linfedema nos primeiros dois anos após o diagnóstico, embora o inchaço tardio possa ocorrer muitos anos após a cirurgia.[45] O tratamento inclui drenagem linfática manual, roupas de compressão, exercício e tratamento epitelial. Historicamente, os sobreviventes ao câncer de mama foram desestimulados a levantar peso (mais de 2,3 kg) com o braço afetado, mas dados recentes sugerem que o treinamento de força controlado e progressivo não tem efeitos adversos no membro com linfedema.[46-49] Contudo, é necessário um consenso atualizado sobre a abordagem de sobreviventes nesse caso à luz de tais dados.

> **Mensagem a Lembrar**
> Uma ideia errônea comum é de que mulheres que fizeram cirurgia de câncer de mama têm restrições relativas a exercícios com o braço do lado afetado. Tal concepção não é verdadeira, como foi destacado por pesquisas que mostraram que o levantamento de peso não aumentou o inchaço de membros em mulheres com risco de linfedema relacionado ao câncer de mama. As mulheres no grupo de exercício supervisionado fizeram duas sessões por semana durante 13 semanas. Cada uma durou 90 minutos e consistiu de exercícios de força para as partes superior e inferior do corpo. Três séries de cada exercício foram realizadas em cada sessão, com 10 repetições por série. O peso foi aumentado o mínimo possível após duas sessões de três séries de 10 repetições, sem alterações em sintomas do braço.[50]

Alterações Gastrointestinais

O sistema gastrointestinal pode ser perturbado de várias maneiras após o tratamento de câncer. O controle da dor com opioides pode causar constipação; a radioterapia na cabeça e no pescoço pode causar estreitamento esofágico, que prejudica a ingestão de alimentos; a radioterapia no abdômen ou na pelve pode provocar má absorção, crescimentos anormais de tecido e diarreia. Embora as técnicas cirúrgicas tenham sido aperfeiçoadas, sobreviventes ao câncer colorretal que tenham feito ressecção cirúrgica podem sofrer diarreia crônica, incontinência fecal, urgência e evacuação incompleta.[51-53] Em uma pesquisa com sobreviventes ao câncer de cólon nos primeiros cinco anos após o diagnóstico, 49% relataram diarreia crônica e 16% descreveram três ou mais evacuações diárias.[54] Essas descobertas têm implicações sobre a mobilidade, produtividade e qualidade de vida do sobrevivente.

Alterações na Função de Órgãos

Além das alterações nos diversos sistemas anatômicos, o tratamento de câncer pode prejudicar órgãos específicos de modo permanente. Muitas vezes, a função desses órgãos é monitorada antes, durante e imediatamente após o tratamento. O acompanhamento de longo prazo da deterioração orgânica é realizado em casos particulares.

Insuficiência Renal

A quimioterapia à base de platina e regimes que contêm ifosfamida ou metotrexato podem provocar significativa insuficiência renal – ou nefrotoxicidade. Na fase de tratamento, a função renal e os eletrólitos são monitorados com atenção e há ajustes de dose feitos com base em mudanças na taxa de filtração glomerular (TFG). Prejuízos renais de longo prazo estão associados à hipertensão e ao aumento do risco de doenças cardiovasculares.

Diversas pesquisas sobre os efeitos de longo prazo de quimioterapia nefrotóxica na população de crianças sobreviventes ao câncer sugerem que a maioria delas tem função renal normal até 10 anos após o tratamento, sendo que menos de 5% da população exibiu anomalias no equilíbrio eletrolítico.[55,56] O Children´s Oncology Group (COG) recomenda acompanhamento anual da pressão arterial e urinálise para examinar se há hipertensão e proteinúria, respectivamente. Também é recomendada uma checagem da função renal, que deve incluir nitrogênio ureico sanguíneo (BUN, na sigla em inglês), creatinina e eletrólitos. Se a taxa desses elementos estiver alterada, deve-se considerar a necessidade de monitoramento constante.[57]

Insuficiência Hepática

A insuficiência hepática aguda pode ocorrer a qualquer momento durante a quimioterapia; no entanto, os efeitos colaterais de longo prazo que o tratamento anticarcinogênico provoca no sistema hepatobiliar não são bem compreendidos. Nesse sentido, o COG fez uma análise da literatura sobre os efeitos tardios no sistema hepatobiliar de crianças e adolescentes com câncer.[58] Os potenciais efeitos da terapia sobre o fígado incluem a formação de fibrose, que pode provocar cirrose, hipertensão portal e carcinoma hepatocelular. Além disso, os pacientes que precisem de transfusões sanguíneas frequentes têm risco de hepatite viral e sobrecarga de ferro, e os pacientes que precisem de nutrição parenteral total (PNT) podem desenvolver colestase. Aqueles que fizeram transplantes de células-tronco têm risco de doença do enxerto contra o hospedeiro, que pode envolver o fígado. As diretrizes de acompanhamento divulgadas pelo GOI se aplicam a sobreviventes a cânceres infantis, mas examinar uma vez as enzimas hepáticas e a produção de bilirrubina é razoável em adultos que receberam quimioterapia hepatotóxica. O médico também deve considerar exames para triagem de hepatite viral, principalmente se o paciente recebeu múltiplas transfusões sanguíneas antes de 1993.

Alterações na Pele e nos Cabelos

As alterações na pele e nos cabelos após o tratamento de câncer incluem perda ou afinamento generalizados dos cabelos e descoloração da pele por causa da radioterapia e dos agentes quimioterápicos. Em pacientes que receberam transplante de células-tronco, a doença do enxerto contra o hospedeiro (DECH) pode afetar todos os órgãos, inclusive a pele. Entre as alterações provocadas por essa doença estão espessamento da pele, exantema maculopapular difuso, ressecamento e ulcerações. O tratamento de DECH da pele envolve agentes imunossupressores, como altas doses de esteroides. Esteroides tópicos, alta dose de radiação ultravioleta de onda longa (UVA1) e fotoquimioterapia (PUVA) podem ser usados para reduzir a agressividade de problemas cutâneos.

O carcinoma de células basais é uma doença cutânea que pode ser identificada em sobreviventes que receberam radioterapia. Em uma pesquisa com mais de 2 mil crianças sobreviventes ao câncer, foi encontrado carcinoma de células basais em 11% dos pacientes que permaneceram em remissão de seu câncer primário.[59] Apesar de carcinomas cutâneos de células basais e escamosas (chamados em conjunto de câncer de pele não melanomatoso) serem considerados não agressivos e altamente tratáveis, é comum haver muitas recidivas,[60] exigindo excisões caras que podem deixar múltiplas cicatrizes.

Cânceres Recorrentes, Primários Novos e Secundários

Talvez uma das preocupações mais atemorizantes para os sobreviventes ao câncer seja a possibilidade de recidiva. A National Comprehensive Cancer Network (NCCN) tem diretrizes sobre o monitoramento de pacientes para doenças recorrentes. Além de histórico médico, exame físico e certos testes de triagem como mamografia, colonoscopia e antígeno prostático específico (PSA), não há testes específicos que possam demonstrar definitivamente se um paciente tem uma doença recorrente. É compreensível que sintomas que possam parecer benignos para o paciente sem histórico de câncer possam ser bastante preocupantes para o sobrevivente ao câncer. Por exemplo, dor na região lombar é a quinta razão mais comum para consultas médicas nos Estados Unidos e a maior parte dos sintomas têm melhora substancial no primeiro mês de tratamento.[61-63] No entanto, em pacientes com histórico de câncer de mama ou de próstata, dor nas costas pode ser o primeiro sintoma de recidiva e poderia anunciar problemas como compressão maligna da medula espinhal. Por essas razões, os médicos devem considerar o histórico do sobrevivente ao câncer ao avaliar queixas aparentemente benignas.

Além da recidiva, os sobreviventes podem se preocupar com o desenvolvimento de novas malignidades relacionadas a fatores ambientais que os deixam sob risco do câncer original (por exemplo, fumar aumenta o risco de câncer de cabeça, pescoço e de pulmão) ou ao tratamento do câncer original (algumas quimioterapias associadas a danos na medula óssea podem provocar mielodisplasias e leucemias agudas). Conhecer o histórico de tratamento do sobrevivente pode ajudar seus médicos a compreender o risco de desenvolvimento de malignidades adicionais.

Resumo

Sobreviventes ao câncer são uma população médica especial com ampla variedade de opções de tratamento (cirurgia, radioterapia e quimioterapia) que os deixa sob risco de efeitos colaterais de curto e longo prazo. O risco que cada pessoa experimenta depende do tipo de câncer, dos tratamentos recebidos e de outros fatores relativos à genética, aos hábitos e aos comportamentos. Ter consciência de que um sobrevivente ao câncer pode ter uma variedade de efeitos de longo prazo após o tratamento vai ajudar os médicos a ajustar tratamentos para atacar esses efeitos, bem como trabalhar na modificação do risco de cada sobrevivente com o objetivo não só de reduzir o risco de morbidade, mortalidade ou recidiva, mas também de melhorar a qualidade de vida.

Referências

1. Jemal A, et al. Cancer statistics, 2009. *CA Cancer J Clin.* 2009; 59(4): 225-249.
2. Carver JR, et al. American Society of Clinical Oncology clinical evidence review on the ongoing care of adult cancer survivors: Cardiac and pulmonary late effects. *J Clin Oncol.* 2007; 25(25): 3991-4008.
3. Browne BC, et al. HER-2 signaling and inhibition in breast cancer. *Curr Cancer Drug Targets.* 2009; 9(3): 419-438.
4. Hewitt ME, et al. *From cancer patient to cancer survivor: Lost in transition: An American Society of Clinical Oncology and Institute of Medicine Symposium.* Washington, DC: National Academies Press; 2006: vi, 189.
5. Mock V, et al. NCCN practice guidelines for cancerrelated fatigue. *Oncology* (Williston Park). 2000; 14(11A): 151-161.
6. Curt G, et al. Impact of cancer-related fatigue on the lives of patients: New findings from the Fatigue Coalition. *Oncologist.* 2000; 5(5): 353-360.
7. Palesh OG, et al. Prevalence, demographics, and psychological associations of sleep disruption in patients with cancer: University of Rochester Cancer Center-Community Clinical Oncology Program. *J Clin Oncol.* 2010; 28(2): 292-298.
8. Davidson JR, et al. Sleep disturbance in cancer patients. *Soc Sci Med.* 2002; 54(9): 1309-1321.
9. Cohen L, et al. Psychological adjustment and sleep quality in a randomized trial of the effects of a Tibetan yoga intervention in patients with lymphoma. *Cancer.* 2004; 100(10): 2253-2260.
10. Ferrell BR, et al. Quality of life in long-term cancer survivors. *Oncol Nurs Forum.* 1995; 22(6): 915-922.
11. Deimling GT, et al. The health of older-adult, longterm cancer survivors. *Cancer Nurs.* 2005; 28(6): 415-424.
12. Keating NL, et al. Physical and mental health status of older long-term cancer survivors. *J Am Geriatr Soc.* 2005; 53(12): 2145-2152.
13. Hudson MM, et al. Health status of adult long-term survivors of childhood cancer: A report from the Childhood Cancer Survivor Study. *JAMA.* 2003; 290(12): 1583-1592.
14. Caraceni A, Weinstein SM. Classification of cancer pain syndromes. *Oncology* (Williston Park). 2001; 15(12): 1627-1640, 1642; discussion 1642-1643, 1646-1647.
15. Stjernsward J, Colleau SM, Ventafridda V. The World Health Organization Cancer Pain and Palliative Care Program. Past, present, and future. *J Pain Symptom Manage.* 1996; 12(2): 65-72.
16. Hequet O, et al. Subclinical late cardiomyopathy after doxorubicin therapy for lymphoma in adults. *J Clin Oncol.* 2004; 22(10): 1864-1871.
17. Shan K, Lincoff AM, Young JB. Anthracycline-induced cardiotoxicity. *Ann Intern Med.* 1996; 125(1): 47-58.
18. Steinherz LJ, et al. Cardiac toxicity 4 to 20 years after completing anthracycline therapy. *JAMA.* 1991; 266(12): 1672-1677.
19. Suter TM, Cook-Bruns N, Barton C. Cardiotoxicity associated with trastuzumab (Herceptin) therapy in the treatment of metastatic breast cancer. *Breast.* 2004; 13(3): 173-183.
20. Applefeld MM, et al. The late appearance of chronic pericardial disease in patients treated by radiotherapy for Hodgkin's disease. *Ann Intern Med.* 1981; 94(3): 338-341.
21. Gaya AM, Ashford RF. Cardiac complications of radiation therapy. *Clin Oncol (R Coll Radiol).* 2005; 17(3): 153-159.
22. Hirsch A, et al. Effect of ABVD chemotherapy with and without mantle or mediastinal irradiation on pulmonary function and symptoms in early-stage Hodgkin's disease. *J Clin Oncol.* 1996; 14(4): 1297-1305.

23. Theuws JC, et al. Effect of radiotherapy and chemotherapy on pulmonary function after treatment for breast cancer and lymphoma: A follow-up study. *J Clin Oncol.* 1999; 17(10): 3091-3100.

24. Lehne G, Johansen B, Fossa SD. Long-term follow-up of pulmonary function in patients cured from testicular cancer with combination chemotherapy including bleomycin. *Br J Cancer.* 1993; 68(3): 555-558.

25. Beinert T, et al. Late pulmonary impairment following allogeneic bone marrow transplantation. *Eur J Med Res.* 1996; 1(7): 343-348.

26. Cesario A, et al. Pre-operative pulmonary rehabilitation and surgery for lung cancer. *Lung Cancer.* 2007; 57(1): 118-119.

27. Spruit MA, et al. Exercise capacity before and after an 8-week multidisciplinary inpatient rehabilitation program in lung cancer patients: A pilot study. *Lung Cancer.* 2006; 52(2): 257-260.

28. Roach M, 3rd, et al. Radiation pneumonitis following combined modality therapy for lung cancer: Analysis of prognostic factors. *J Clin Oncol.* 1995; 13(10): 2606-2612.

29. Harris S. Radiotherapy for early and advanced breast cancer. *Int J Clin Pract.* 2001; 55(9): 609-612.

30. Tarbell NJ, Thompson L, Mauch P. Thoracic irradiation in Hodgkin's disease: Disease control and longterm complications. *Int J Radiat Oncol Biol Phys.* 1990; 18(2): 275-281.

31. Paice JA. Clinical challenges: Chemotherapy-induced peripheral neuropathy. *Semin Oncol Nurs.* 2009; 25(2 Suppl 1): S8-19.

32. Albers J, et al. Interventions for preventing neuropathy caused by cisplatin and related compounds. *Cochrane Database Syst Rev.* 2007(1): CD005228.

33. Dworkin RH, et al. Advances in neuropathic pain: Diagnosis, mechanisms, and treatment recommendations. *Arch Neurol.* 2003; 60(11): 1524-1534.

34. Rao RD, et al. Efficacy of gabapentin in the management of chemotherapy-induced peripheral neuropathy: A phase 3 randomized, double-blind, placebo-controlled, crossover trial (N00C3). *Cancer.* 2007; 110(9): 2110-2118.

35. Bezjak A, et al. Quality-of-life outcomes for adjuvant chemotherapy in early-stage non-small-cell lung cancer: Results from a randomized trial JBR.10. *J Clin Oncol.* 2008; 26(31): 5052-5059.

36. Kollmannsberger C, et al. Late toxicity following curative treatment of testicular cancer. *Semin Surg Oncol.* 1999; 17(4): 275-281.

37. Efstathiou E, Logothetis CJ. Review of late complications of treatment and late relapse in testicular cancer. *J Natl Compr Canc Netw.* 2006; 4(10): 1059-1070.

38. Castellon SA, et al. Neurocognitive performance in breast cancer survivors exposed to adjuvant chemotherapy and tamoxifen. *J Clin Exp Neuropsychol.* 2004; 26(7): 955-969.

39. Taillibert S, Voillery D, Bernard-Marty C. Chemobrain: Is systemic chemotherapy neurotoxic? *Curr Opin Oncol.* 2007; 19(6): 623-627.

40. Sinard RJ, et al. Hypothyroidism after treatment for nonthyroid head and neck cancer. *Arch Otolaryngol Head Neck Surg.* 2000; 126(5): 652-657.

41. Smith GL, et al. Hypothyroidism in older patients with head and neck cancer after treatment with radiation: A population-based study. *Head Neck.* 2009; 31(8): 1031-1038.

42. Crew KD, et al. Prevalence of joint symptoms in postmenopausal women taking aromatase inhibitors for early-stage breast cancer. *J Clin Oncol.* 2007; 25(25): 3877-3883.

43. Crew KD, et al. Randomized, blinded, sham-controlled trial of acupuncture for the management of aromatase inhibitor-associated

44. Galvao DA, et al. Changes in muscle, fat and bone mass after 36 weeks of maximal androgen blockade for prostate cancer. *BJU Int*. 2008; 102(1): 44-47.
45. Petrek JA, et al. Lymphedema in a cohort of breast carcinoma survivors 20 years after diagnosis. *Cancer*. 2001; 92(6): 1368-1377.
46. Hayes SC, Reul-Hirche H, Turner J. Exercise and secondary lymphedema: Safety, potential benefits, and research issues. *Med Sci Sports Exerc*. 2009; 41(3): 483-489.
47. McKenzie DC, Kalda AL. Effect of upper extremity exercise on secondary lymphedema in breast cancer patients: A pilot study. *J Clin Oncol*. 2003; 21(3): 463- 466.
48. Schmitz KH, et al. Physical Activity and Lymphedema (the PAL trial): Assessing the safety of progressive strength training in breast cancer survivors. *Contemp Clin Trials*. 2009; 30(3): 233-245.
49. Schmitz KH, et al. Weight lifting in women with breast-cancer-related lymphedema. *N Engl J Med*. 200; 361(7): 664-673.
50. Schmitz KH, et al. Weight lifting for women at risk for breast cancer-related lymphedema: A randomized trial. *JAMA*. 304(24): 2699-2705.
51. Engel J, et al. Quality of life in rectal cancer patients: A four-year prospective study. *Ann Surg*. 2003; 238(2): 203-213.
52. Grumann MM, et al. Comparison of quality of life in patients undergoing abdominoperineal extirpation or anterior resection for rectal cancer. *Ann Surg*. 2001; 233(2): 149-156.
53. Camilleri-Brennan J, Steele RJ. Quality of life after treatment for rectal cancer. *Br J Surg*. 1998; 85(8): 1036-1043.

joint symptoms in women with early-stage breast cancer. *J Clin Oncol*. 2010; 28(7): 1154-1160.

54. Ramsey SD, et al. Quality of life in long-term survivors of colorectal cancer. *Am J Gastroenterol*. 2002; 97(5): 1228-1234.
55. Oberlin O, et al. Long-term evaluation of Ifosfamiderelated nephrotoxicity in children. *J Clin Oncol*. 2009; 27(32): 5350-5355.
56. Skinner R, et al. Persistent nephrotoxicity during 10-year follow-up after cisplatin or carboplatin treatment in childhood: Relevance of age and dose as risk factors. *Eur J Cancer*. 2009; 45(18): 3213-3219.
57. Jones DP, et al. Renal late effects in patients treated for cancer in childhood: A report from the Children's Oncology Group. *Pediatr Blood Cancer*. 2008; 51(6): 724-731.
58. Castellino S, et al. Hepato-biliary late effects in survivors of childhood and adolescent cancer: A report from the Children's Oncology Group. *Pediatr Blood Cancer*. 2010; 54(5): 663-669.
59. Hijiya N, et al. Cumulative incidence of secondary neoplasms as a first event after childhood acute lymphoblastic leukemia. *JAMA*. 2007; 297(11): 1207-1215.
60. Perkins JL, et al. Nonmelanoma skin cancer in survivors of childhood and adolescent cancer: A report from the childhood cancer survivor study. *J Clin Oncol*. 2005; 23(16): 3733-3741.
61. Deyo RA, Mirza SK, Martin BI. Back pain prevalence and visit rates: Estimates from U.S. national surveys, 2002. *Spine* (Phila Pa 1976). 2006; 31(23): 2724-2727.
62. Hart LG, Deyo RA, Cherkin DC. Physician office visits for low back pain. Frequency, clinical evaluation, and treatment patterns from a U.S. national survey. *Spine* (Phila Pa 1976). 1995; 20(1): 11-19.
63. Pengel LH, et al. Acute low back pain: Systematic review of its prognosis. *BMJ*. 2003; 327(7410): 323.

CAPÍTULO 3

Fatores de Estilo de Vida Associados à Incidência, Recidiva e Sobrevivência ao Câncer

Heather K. Neilson, MSc, e Christine M. Friedenreich, PhD

O conteúdo deste capítulo que consta nos tópicos do exame CET inclui:

- Conhecimento de como fatores de estilo de vida – inclusive nutrição, atividade física e hereditariedade – influenciam mecanismos hipotéticos de etiologia do câncer.

Idade, sexo e genética são fatores de risco de câncer inevitáveis e bem conhecidos; entretanto, há também fatores de risco modificáveis. Notavelmente, cerca de um terço das mortes por câncer em todo o mundo pode, de fato, ser prevenido.[1] De modo geral, para os norte-americanos, os comportamentos mais importantes para a redução do risco de câncer são exposição limitada a raios UV, não uso de tabaco, prevenção contra agentes infecciosos, prática de exercícios, alimentação saudável e manutenção do peso corporal.[2] Este capítulo fornece uma visão geral da literatura científica sobre o efeito do peso corporal, da dieta e da atividade física sobre o risco de desenvolver câncer e, após o diagnóstico da doença, o efeito desses fatores sobre os índices de recidiva e de sobrevivência.

Efeito do Peso Corporal

Em países desenvolvidos, o fumo, o consumo de álcool e o sobrepeso (índice de massa corporal [IMC] entre 25,0 e 29,9) são provavelmente os três fatores de risco de câncer mais importantes e preveníveis,[1] ao passo que a obesidade (IMC ≥ 30) é um dos principais fatores de risco de vida em casos de câncer.[3,4] Assim, conforme cresce a epidemia de obesidade, podem ser esperados aumentos generalizados na incidência de câncer, bem como na mortalidade pela doença. Dados atuais sustentam a afirmação de que o IMC mais elevado está relacionado a risco aumentado de cânceres de esôfago (adenocarcinoma), cólon, mama (em mulheres pós-menopáusicas), endométrio e rim.[5-8] Em 2002, em 30 países europeus, estima-se que só o sobrepeso e a obesidade foram responsáveis por 10 a 40% desses cinco tipos de câncer,[9] enquanto no mesmo período nos Estados Unidos, 21 a 57% deles pôde ser atribuído ao sobrepeso e à obesidade[10] (ver figura 3.1). Também é provável, embora menos comprovado, que o IMC mais elevado aumenta o risco de câncer de vesícula biliar, fígado, pâncreas e ovário, além de câncer de próstata e, possivelmente, outros tipos.[5, 11-14]

Como se pode ver, o peso corporal não só é uma importante causa de câncer, mas novas evidências sugerem que este pode ser também um fator-chave no prognóstico da doença. Por exemplo, pesquisas na última década sugerem que a obesidade aumenta o risco de recidiva, morte ou ambos no caso de câncer de mama,[16,17] câncer de cólon[18,19] e, possivelmente, de próstata,[20,21] além de, talvez, outros tipos de câncer. Em uma pesquisa norte-americana em que mais de 900 mil adultos foram acompanhados durante 16 anos, o IMC elevado foi associado a um aumento dos índices de mortalidade por cânceres de esôfago, cólon e reto, fígado, vesícula biliar, pâncreas, rim, estômago, próstata (em homens), mama (em mulheres), útero, colo do útero e ovário, além de linfoma não Hodgkin, mieloma múltiplo e leucemia (em homens).[3] As seções a seguir tratam de cinco tipos de câncer que estão, de maneira convincente, associados ao peso corporal, bem como das evidências sobre recidiva do câncer e sobrevivência.

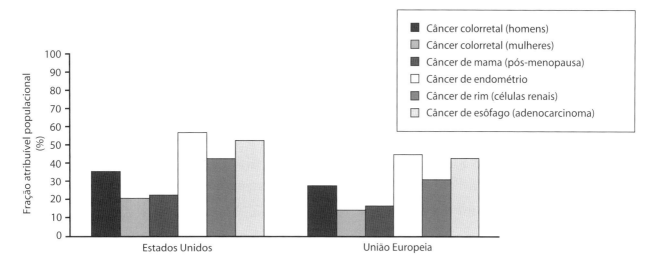

Figura 3.1 Porcentagem de cânceres de adultos que pode ser atribuída a sobrepeso e à obesidade nos Estados Unidos e na União Europeia. A fração atribuível populacional é a porcentagem da doença em uma população que seria prevenida se determinado fator de risco (por exemplo, sobrepeso e obesidade) fosse eliminado.

Dados de Calle and Kaaks, 2004.[10]

Câncer de Mama

Está bem estabelecido por vasta pesquisa que o risco de câncer de mama pós-menopáusico seja maior para mulheres com sobrepeso ou obesidade do que para mulheres de peso normal[5] e que o risco tenda a aumentar com o IMC mais elevado.[8] O ganho de peso também aumenta o risco, ao passo que a perda intencional de peso parece diminuí-lo,[22-24] mas esses efeitos podem ocorrer somente em não usuárias de hormônios pós-menopáusicos. Porém, entre mulheres pré-menopáusicas, em geral, o oposto é verdadeiro, pois o peso corporal mais elevado tem sido associado a menor risco de câncer de mama.[25,26]

É interessante que o equilíbrio energético (isto é, a ingestão *versus* o gasto calórico) poderia ser mais importante do que o peso corporal na determinação do risco de câncer de mama. É o que revela uma pesquisa na qual o risco de câncer de mama pós-menopáusico dobrou quando mulheres com os IMCs mais elevados, maior consumo calórico e menos atividade física foram comparadas a mulheres fisicamente ativas, com baixo IMC e consumo de calorias.[27] Efeitos semelhantes podem ocorrer também em câncer de mama pré-menopáusico.[28]

O IMC foi consideravelmente estudado nos últimos 30 anos como um possível fator de prognóstico para sobreviventes ao câncer de mama. De modo geral, a maior parte dos dados epidemiológicos sugere pior resultado quando ele é elevado em mulheres pré e pós-menopáusicas. A maioria das pesquisas associa sobrepeso e obesidade – além de ganho de peso após o diagnóstico – a maior risco de recidiva de câncer de mama e menor tempo de sobrevivência.[16, 29, 30]

Câncer de Cólon

O conjunto de evidências de pesquisas recentes confirma, hoje, que o IMC elevado aumenta o risco de câncer colorretal, sendo essa associação mais forte em homens do que em mulheres.[31-33] A maioria dos estudos de câncer colorretal ou de câncer de cólon sugere aumento do risco ligado a IMC mais elevado. Além disso, comparando-se grupos com IMC mais elevado a grupos com IMC mais baixo, o risco quase dobra. Ademais, a relação com o IMC não parece depender do local específico de tumor (isto é, cólon proximal ou distal).[31,32] Descobertas de pesquisas sobre o IMC têm sido mais consistentes e sugerem maior aumento do risco de câncer de cólon em comparação ao câncer retal,[5,32,33] embora exista maior risco de câncer retal em homens com o IMC mais elevado.[32]

Um número bem menor de pesquisas abordou o prognóstico de câncer de cólon em relação ao IMC, mas o conjunto das evidências, em geral, aponta resultados piores em indivíduos obesos.[21] Por exemplo, uma pesquisa descobriu que mortes e recidivas de câncer de cólon (combinadas a segundos primários) eram mais comuns em pacientes com IMC ≥ 35, quando comparados a indivíduos de peso normal.[18] Em outra pesquisa, mortes por câncer colorretal eram mais prováveis em pacientes com maior porcentagem de gordura corporal, maior peso corporal e circunferência da cintura mais larga.[19] Outra pesquisa mostrou que a média da taxa de mortalidade de mulheres obesas diagnosticadas com câncer de cólon era maior do que a de mulheres com peso normal diagnosticadas com câncer de cólon, mas a mesma relação não foi observada em homens.[34] Apesar dessas descobertas relativamente recentes, é necessário mais pesquisas antes de tirar conclusões sólidas acerca da associação entre o IMC e o prognóstico de câncer de cólon.

Câncer de Endométrio

As evidências mais consistentes da existência de relação com IMC elevado são de câncer de endométrio. A proporção de câncer de endométrio nos Estados Unidos atribuída ao sobrepeso e à obesidade foi estimada em 57%,[10] e mais recentemente na Europa, em 40%.[9] Em outras palavras, mais da metade dos casos de câncer de endométrio nos Estados Unidos foi atribuída ao peso corporal (ver figura 3.1), fazendo da obesidade um fator de risco modificável crucial para câncer de endométrio.[35] Nossa própria análise da literatura científica descrevendo mais de 40 estudos sobre o IMC e o risco de câncer de endométrio em mulheres revelou aumento de duas a quatro vezes do risco ao serem comparados grupos de mulheres com maior IMC àqueles de mulheres com menor IMC. A categoria mais baixa de IMC foi definida como IMC < 25 ou outro ponto de corte dentro da faixa normal de IMC (18,5 a 24,9).

Na maior parte das pesquisas, o risco tendeu a aumentar conforme o IMC fosse maior.[6] Um grupo estimou que, a cada aumento de 5 kg/m^2 no IMC, o risco de câncer de endométrio aumentava 60%; contudo, em mulheres com IMC > 27, o aumento podia ser muito maior.[36] Além disso, a relação era mais estreita em mulheres que nunca haviam sido submetidas a terapias de reposição hormonal.[36] Alguns dados sugerem que ganho de peso significativo durante a vida adulta (dos 18 aos 75 anos) também aumenta o risco; no entanto, esse efeito pode estar restrito a mulheres que nunca passaram por terapia com hormônios da menopausa.[37, 38]

Embora muito menos pesquisas tenham tratado de IMC e prognóstico de longo prazo para o câncer de endométrio, alguns estudos que acompanharam pacientes com esse tipo de câncer relacionaram o IMC a prognósticos piores. Esses estudos mostraram que a obesidade – em especial, a obesidade mórbida (IMC > 40)[3] – em mulheres com câncer de endométrio pode estar ligada a um maior risco de vida.[39] No entanto, pelo fato de outras pesquisas não terem identificado a obesidade como fator negativo de prognóstico de câncer de endométrio,[21] são necessários mais estudos para esclarecer essa relação.

Câncer Renal

Dados convincentes envolvem a obesidade como um fator crucial de risco para o câncer renal, principalmente para o carcinoma de células renais. Algumas pesquisas sugerem relação mais estreita com o IMC em mulheres do que em homens.[6] Nossa análise da literatura científica revelou resultados relativamente consistentes em todos os estudos e, de modo geral, há aumento de duas a quatro vezes no risco para indivíduos com o IMC mais elevado quando comparados àqueles com o IMC mais baixo. O risco também tende a aumentar com a elevação do IMC, com aumento estimado em 5 a 7% para cada unidade de aumento do IMC (que corresponde a 1 kg/m^2) em homens e mulheres.[40-42]

Paradoxalmente, estudos recentes sobre recidiva e sobrevivência ao carcinoma de células renais em geral revelaram resultados iguais ou melhores para pacientes com sobrepeso a obesidade, quando comparados a pacientes com peso normal.[43-45] No entanto, dado o pequeno número de pesquisas que estudaram a reação entre IMC e prognóstico de câncer renal, mais estudos de longo prazo são necessários para confirmar essas descobertas.

Câncer de Esôfago

Dados atuais sugerem que o IMC mais elevado aumenta o risco de adenocarcinoma de esôfago,[46,47] sobretudo em indivíduos com obesidade.[48] Uma estimativa de 52% de aumento em adenocarcinoma de esôfago nos Estados Unidos foi atribuída ao sobrepeso e à obesidade[10] (ver figura 3.1) e aproximadamente 40% na Europa.[9] Em uma análise comparada de pesquisas, cada aumento de 5 kg/m^2 no IMC foi relacionado a risco de 52 a 54% mais elevado de adenocarcinoma de esôfago.[46] Em contrapartida, o IMC mais elevado parece *diminuir* o risco de carcinoma de células escamosas e, possivelmente, prolongar a sobrevivência a essa doença.[46] Pesquisas que analisaram o efeito do IMC sobre a sobrevivência e a recidiva de adenocarcinoma de esôfago são raras, mas um estudo que acompanhou pacientes após esofagectomia não identificou relação com o IMC.[49] São necessárias mais pesquisas para confirmar esses dados.

Mecanismos Biológicos

As razões pelas quais pessoas com sobrepeso e obesidade são mais predispostas a diversos tipos de câncer ainda não são bem compreendidas; no entanto, muitas hipóteses foram propostas (ver tabela 3.1).[10,50] De modo geral, os mecanismos mais bem estudados envolvem esteroides sexuais, insulina e fatores de crescimento semelhantes à insulina (IGFs, na sigla em inglês), e adipocinas,[51] que são substâncias biologicamente ativas derivadas da gordura (por exemplo, a leptina). Pesquisas futuras com humanos serão extremamente importantes para testar esses e outros mecanismos, além de compreender como os diferentes mecanismos interagem para alterar o risco de câncer.

Recomendações sobre Peso Corporal e Câncer

Em 2006, a American Cancer Society divulgou suas diretrizes sobre nutrição e atividade física para a prevenção de câncer[13] e para os sobreviventes ao câncer.[52] Quanto ao peso corporal, são dadas as seguintes recomendações:

- **Para a prevenção do câncer:** Manter peso corporal saudável (IMC entre 18,5 e 24,9) durante a vida por meio do equilíbrio de consumo calórico e atividade física, evitando ganho de peso excessivo caso esteja com sobrepeso ou obesidade, alcançar e manter um peso saudável.[13]
- **Para sobreviventes ao câncer:** Durante o período de câncer, esforçar-se para manter um peso saudável.[52]

Ademais, o World Cancer Research Fund e o American Institute for Cancer Research recomendam que, para prevenir a doença, devem-se evitar aumentos na circunferência da cintura durante a vida adulta.[5]

Tabela 3.1 Mecanismos biológicos que hipoteticamente podem explicar o risco elevado de câncer em pessoas com sobrepeso e obesidade

Tipo de câncer	Efeito do sobrepeso e da obesidade
Câncer de mama	↑estrógeno, ↑testosterona, ↓SHBG ↑leptina, ↓adiponectina, ↑insulina, ↑IGF, ↑colesterol Disfunção do sistema imunológico ↑citocinas inflamatórias
Câncer de cólon	↑leptina, ↑insulina, ↑IGF, ↑colesterol ↑citiconas inflamatórias ↑estresse oxidativo
Câncer de endométrio	↑estrógeno, ↑testosterona, ↓SHBG ↑leptina, ↑insulina, ↑IGF, ↑colesterol
Câncer renal	↑estrógeno, ↑testosterona, ↓SHBG ↑aterosclerose renal ↑lesão dos túbulos renais causada por hipertensão ↑estresse oxidativo
Câncer de esôfago	↑leptina, ↑insulina, ↑IGF, ↑colesterol ↑pressão intra-abdominal, ↑doença do refluxo gastroesofágico ↑esôfago de Barrett ↑tempo de trânsito esofágico, ↑tempo de exposição
Todos os tipos	↑conjunto de células a passar por transformação perniciosa ↑consumo de energia, ↓atividade física ↑concentração de fatores de crescimento ou carcinógenos no tecido adiposo

IGF = fator de crescimento semelhante à insulina; SHBG = globulina ligadora de hormônios sexuais
Adaptado de Ballard-Barbarash et al., 2006.[50]

Mensagem a Lembrar
Hoje, há evidências concretas de que o peso corporal e o índice de massa corporal altos, além da circunferência da cintura elevada, estejam relacionados ao aumento de vários tipos de câncer, bem como, possivelmente, associados à menor chance de sobrevivência após o câncer. As pessoas devem ser aconselhadas a manter o peso corporal dentro dos padrões normais durante a vida para reduzir o risco e melhorar suas chances de sobrevivência depois da doença.

Efeitos do Exercício

Evidências científicas consideráveis sugerem que a atividade física reduz o risco de vários tipos de câncer, sendo os dados considerados convincentes para o câncer de cólon, de mama e de endométrio, possíveis para o câncer de próstata, de ovário e de pulmão e nulos ou insuficientes para os outros tipos.[53] Há também evidências interessantes de que a atividade física melhora alguns indicadores de qualidade de vida após o diagnóstico,[52,54-56] embora ainda não tenha havido estudos clínicos sobre o efeito da atividade física, após o diagnóstico, sobre as chances de recidiva do câncer e de sobrevivência.[52,56] Entre os desafios desses estudos estão a possibilidade de diferenças entre os grupos quanto a fatores prognósticos e tratamentos; o estresse do diagnóstico, do tratamento e da recuperação sobre a capacidade de um paciente de realizar exercícios físicos; além da necessidade de um estudo abrangente para detectar diferenças estatísticas significantes entre grupos de exercício e de controle.

As seções a seguir analisam a literatura científica sobre os tipos de câncer que foram estudados mais extensivamente em relação à atividade física. Pesquisas epidemiológicas que relacionam a atividade física a câncer de ovário[57,58] e de pulmão[59] serão descritas em outra seção (ver citações indicadas aqui). Deve-se notar que grande parte dos dados epidemiológicos se baseou em estudos que usaram questionários para estimar níveis de atividade física. Diversos fatores devem ser considerados ao selecionar um questionário,[60] inclusive sua validade para a questão da pesquisa.

Câncer de Cólon

Os dados mais consistentes sobre o papel da atividade física na etiologia do câncer referem-se ao câncer de cólon. Observa-se uma redução média do risco de cerca de 25 a 30% em homens e mulheres com o nível mais alto de atividade física, quando comparados aos com o nível mais baixo em pesquisas que estimaram essas relações[55,61-63] (nível de atividade não foi definido de maneira uniforme). Essas descobertas são, provavelmente, independentes de alterações de peso corporal. Há evidências de uma relação dose-resposta, tendo sido identificado maior benefício para níveis de atividade mais elevados. Esses resultados foram observados em pesquisas conduzidas em uma gama de populações em todo o mundo, usando diversos métodos de avaliação da atividade física em diversos tipos de estudos.

Apesar de terem sido identificadas 52 pesquisas sobre atividade física e câncer de cólon,[64] alguns aspectos dessa relação etiológica continuam sem esclarecimento, inclusive se os benefícios da atividade física dependem do uso de terapia com hormônios da menopausa, consumo dietético ou IMC. Além disso, o momento da vida em que a atividade física é mais benéfica para a prevenção de câncer de cólon é desconhecido; maiores reduções do risco podem ser resultado dos níveis de atividade durante a vida e não de atividade mais recente.[64] Também é incerto se a atividade física tem efeitos diferentes nas diferentes regiões do cólon.[64]

Com base no conjunto de dados de pesquisas sobre atividade recreativa, cerca de 30 a 60 minutos por dia de atividade física de intensidade moderada a forte podem ser necessários para diminuir significativamente o risco de câncer de cólon.[13] Pode ser que haja diminuição ainda maior do risco de câncer de cólon com atividade intensa,[13] mas a magnitude desse benefício não foi determinada.[64]

Há pesquisas relativamente recentes sobre o papel da atividade de lazer na melhoria da sobrevivência ao câncer de cólon.[19,65-68] Quatro estudos de coorte conduzidos por Meyerhardt et al. (2006, 2009)[65-68] mostraram uma melhor sobrevivência entre sobreviventes ao câncer colorretal que foram fisicamente mais ativos após o diagnóstico. Além disso, no *Melbourne Collaborative Cohort Study*, a prática de exercícios antes do diagnóstico foi associada à melhor sobrevivência a doenças específicas.[19]

A maior pesquisa prognóstica até hoje foi realizada em 832 homens e mulheres com câncer de cólon em estágio III.[65] Nesse estudo, 18 a 26,9 MET-horas por semana de atividade de lazer após o diagnóstico reduziram o risco de vida ou recidiva do câncer em 49% em comparação com os que fizeram menos de 3 MET-horas por semana. Ademais, foram observadas tendências significativas relacionando nível de atividade à melhoria da sobrevivência, sem doenças ou recidivas. Um mínimo de 18 MET-horas por semana de atividade de lazer melhorou a sobrevivência em doenças, independentemente de sexo, IMC, número de linfonodos positivos, tipo de quimioterapia, idade ou desempenho de referência.

Câncer de Mama

Diversas pesquisas foram realizadas sobre o papel etiológico da atividade física em relação ao risco de câncer de mama, tendo a maioria concluído que mulheres fisicamente mais ativas têm menos risco se comparadas a mulheres sedentárias.[55,69,70] Considerando 73 pesquisas, a redução média do risco foi de cerca de 25% entre as categorias de maior e menor atividade[70], e há evidências consistentes de uma relação dose-resposta, observando-se maior redução de risco associada ao maior nível de atividade. Todos os tipos de atividade são benéficos, tendo sido observados, de modo geral, efeitos maiores em atividades recreacionais e domésticas.[70] Além disso, os efeitos parecem ser mais frequentemente significativos em mulheres pós-menopáusicas e são, em média, mais visíveis em mulheres não caucasianas, de peso normal, sem histórico familiar de câncer de mama e que já deram à luz. Eles também são mais significativos para a atividade realizada durante toda a vida ou após a menopausa, de intensidade moderada a forte ou de longa duração (horas por semana).[70]

Com base em pesquisas anteriores, pelo menos quatro horas por semana de atividade de intensidade moderada a forte podem ser necessárias para reduzir significativamente os riscos.[55] Alguns aspectos dessa relação continuam inexplicados, inclusive se o benefício da atividade física depende do tipo histológico do tumor, da condição dos receptores hormonais e de outros aspectos moleculares.

O papel da atividade física na sobrevivência ao câncer de mama foi analisado em 15 estudos observacionais até agora.[71-85] Deles, oito sugeriram que níveis mais altos de atividade física estavam relacionados a um risco significativamente reduzido de mortalidade por câncer de mama[74-78,83] ou de mortalidade como um todo,[84,85] indicando que pessoas fisicamente ativas com câncer de mama podem ter o prognóstico melhorado, com menos recidivas e mortes, se comparadas a sobreviventes sedentários. Os maiores estudos de prognóstico até agora foram realizados no *Breast Cancer Family Registry*[85] e no *Collaborative Women's Longevity Study*[76], tendo cada pesquisa mais de 4 mil sobreviventes ao câncer de mama. O último estudo identificou redução de 51% na mortalidade por essa doença entre as fisicamente mais ativas, bem como evidências de uma relação dose-resposta entre risco reduzido de morte por câncer de mama e níveis crescentes de atividade recreativa total após o diagnóstico.[76] No *Breast Cancer Family Registry*, a mortalidade como um todo sofreu redução de 23 a 29% em mulheres fisicamente ativas três anos antes do diagnóstico em comparação com mulheres sedentárias, enquanto não foi identificada relação com atividade física durante toda a vida.[85]

Câncer de Endométrio

Vinte dos 25 estudos epidemiológicos[86-105] publicados sugerem efeito protetor da atividade física contra o risco de câncer de endométrio; os outros cinco relataram não haver tal relação.[106-110] Ao todo, evidências sugerem redução de cerca de 20 a 30% no risco para as participantes mais ativas contra as menos ativas; além disso, atividade de intensidade leve a moderada pode diminuir o risco, enquanto o tempo sedentário pode aumentá-lo.[58] Apesar dessas descobertas, as análises recentes dessa literatura[58,111,112] enfatizaram a necessidade de mais pesquisas que façam avaliações mais detalhadas da atividade física durante a vida e considerem todos os tipos e parâmetros de atividade. Ademais, continua não esclarecido o grau de independência dessa associação em relação ao IMC ou se esse efeito depende do uso de terapia com hormônios da menopausa.

Não há estudos observacionais a respeito do papel do exercício para a sobrevivência ao câncer de endométrio, mas um ensaio controlado randomizado analisou como um aconselhamento de seis meses de intervenção no estilo de vida pode influenciar o nível de atividade física, os hábitos alimentares, a perda de peso e a qualidade de vida nas sobreviventes ao câncer de endométrio.[113] Esse estudo foi capaz de obter maior perda de peso ou nível de exercício no grupo que sofreu intervenção do que no grupo de controle, e demonstrou que esse tipo de intervenção no estilo de vida é praticável e pode resultar em alteração prolongada de comportamento pelo período de um ano.

Câncer de Próstata

Há evidências inconsistentes quanto à relação entre atividade física e câncer de próstata, sendo que um terço (16 de 42) das pesquisas realizadas até agora apontam um efeito protetor.[11,55,114] A magnitude da redução de risco é pequena – em média 9%[115] – e não está claro se os benefícios da atividade física variam de acordo com outros fatores como idade, raça, histórico familiar e IMC. O efeito da atividade física também pode estar restrito a cânceres de próstata em estágios mais avançados. Há alguns dados que têm indicado que níveis mais elevados de atividade física durante a vida possam reduzir o risco de câncer de próstata.[116,117] Tanto atividades ocupacionais como recreacionais foram associadas a menor risco.

A inconsistência nos estudos sobre câncer de próstata pode ser atribuída a diversos fatores. Em primeiro lugar, o câncer de próstata é um tumor de crescimento lento e tem longo período de latência – muitos homens morrem com evidência de câncer de próstata não diagnosticado. Assim sendo, algumas pesquisas podem ter tido dificuldade em identificar diferença no nível de atividade física entre pacientes com câncer e populações de controle "saudáveis" por causa de câncer de próstata latente e não clínico nos controles. Em segundo lugar, homens mais ativos fisicamente têm maior probabilidade de detectarem câncer de próstata e, portanto, de serem diagnosticados do que homens menos ativos. Como consequência, algumas populações podem não ter refletido a população geral de pacientes com câncer e as verdadeiras reduções de risco foram atenuadas. Por fim, existe a hipótese[115] de que estudos que envolvam maior proporção de casos de câncer de próstata em estágio inicial já detectados possam indicar relações menos estreitas entre atividade física e risco de câncer de próstata do que estudos sobre câncer de próstata em estágio avançado. Uma pesquisa realizada por Littman et al. (2006)[118] identificou uma relação inversa entre a atividade física e o risco de câncer de próstata em homens sem histórico de testes de PSA recentes, mas a relação não foi observada em homens com histórico recente de testes de PSA. Outra pesquisa[114] mostrou não haver diferença no risco com base no histórico de testes de PSA, gerando dúvidas quanto a essa hipótese.

Apenas um estudo observacional apresentou conclusões sobre a atividade física e a sobrevivência ao câncer de próstata.[119] Nesse estudo com 2.705 sobreviventes ao câncer de próstata não metastático do Estudo de Acompanhamento de Profissionais da Saúde (Health Professionals Follow-Up Study), homens que praticavam atividade física como lazer após o diagnóstico apresentaram um risco significativamente menor de morte por câncer de próstata ou outras causas; foram observadas tendências importantes, sendo que o aumento do número de MET-horas por semana correspondeu a maiores reduções de risco. Os homens que declararam fazer pelo menos três horas de atividade pesada por semana (contra menos de uma hora por semana) tiveram o risco de vida em caso de câncer de próstata 61% mais baixo.

Mecanismos Biológicos

É provável que a atividade física tenha efeito sobre o risco de câncer por meio de múltiplos mecanismos biológicos inter-relacionados, que incluem, sobretudo, composição corpórea, hormônios sexuais endógenos e fatores metabólicos, inflamação, resistência à insulina e, possivelmente, função imunológica – embora pouco se saiba sobre esse mecanismo.[120] Há hipóteses de que alguns mecanismos são comuns a todos os locais de câncer, enquanto outros sejam específicos a um subconjunto deles. Por exemplo, para o câncer de cólon, a atividade física promove menor tempo de trânsito gastrointestinal, reduzindo, dessa forma, o período de tempo de exposição da mucosa colônica a carcinógenos. Alguns mecanismos biológicos a que comumente é atribuída ligação entre atividade física e risco de câncer estão resumidos na tabela 3.2.

Tabela 3.2 Mecanismos biológicos que hipoteticamente podem explicar a redução de risco de câncer em pessoas fisicamente ativas

Tipo de câncer	Efeito da atividade física
Câncer de cólon	↓gordura corporal ↓insulina, ↓IGF-1 ↓leptina, ↑adiponectina ↓tempo de trânsito pelo intestino ↑vitamina D
Câncer de mama após a menopausa	↓gordura corporal ↓hormônios sexuais ↓insulina ↓leptina, ↑adiponectina ↑vitamina D
Câncer de endométrio	↓gordura corporal ↓hormônios sexuais ↓insulina, ↓IGF-1 ↓leptina, ↑adiponectina
Câncer de próstata	↓testosterona ↓insulina, ↓IGF-1 ↓leptina, ↑adiponectina
Maioria dos tipos de câncer	↓inflamação crônica de baixa intensidade Melhora da função imunológica ↓estresse oxidativo, ↑defesa antioxidante, melhor reparo de DNA

IGF-1 = fator de crescimento semelhante à insulina-1

Recomendações para a Atividade Física

As recomendações mais recentes para a prevenção do câncer e para a sobrevivência à doença relacionadas à atividade física foram desenvolvidas pelo World Cancer Research Fund e pelo American Institute for Cancer Research em seu relatório de 2007,[5] pela American Cancer Society[13,52] e por uma discussão em mesa-redonda do American College of Sports Medicine.[121] Essas recomendações são semelhantes e baseadas em pesquisas em grande parte observacionais que analisaram as ligações entre atividade física e risco de câncer. Por terem sido realizadas poucas pesquisas sobre a sobrevivência ao câncer, de modo geral, essas agências nacionais e internacionais recomendam que as diretrizes para prevenção também sejam seguidas em caso de sobrevivência, com algumas alterações específicas relativas ao tratamento e à doença.

- **Para a prevenção do câncer**: Ser fisicamente ativo de forma moderada – equivalente a uma caminhada acelerada – por pelo menos 30 minutos todos os dias. Conforme o condicionamento físico melhorar, tentar realizar 60 minutos ou mais de atividade moderada ou 30 minutos de atividade intensa todos os dias. Limitar hábitos sedentários, como assistir à televisão.[5]
- **Para a sobrevivência ao câncer**: Ainda não foram feitas recomendações específicas para sobreviventes ao câncer porque as pesquisas com essa população são insuficientes. É adequado seguir as recomendações para a prevenção do câncer e evitar a inatividade,[5,52,55,121] fazendo adaptações específicas com base na doença e nos efeitos adversos relacionados ao tratamento.[121]

> **Mensagem a Lembrar**
> Fortes evidências sugerem que a atividade física reduz o risco de câncer de cólon, de mama e de endométrio; as evidências para os outros tipos de câncer são mais limitadas. O papel da atividade física na sobrevivência ao câncer vem sendo notado e há evidências crescentes de que a atividade física pode aumentar as chances de sobrevivência ao câncer de mama e cólon. Embora tipo, dose e tempo ideais de atividade física ainda não sejam claros, os pacientes podem ser aconselhados a ter como objetivo 60 minutos ou mais de atividade moderada ou 30 minutos de atividade mais intensa todos os dias e a limitar comportamentos sedentários. Os riscos associados a tipos específicos de câncer e de tratamentos de câncer devem ser considerados ao se prescrever exercícios a sobreviventes.

Efeitos da Alimentação

A alimentação não saudável pode ser responsável por 30% de todos os cânceres em países em desenvolvimento[2] e, talvez, 35% das mortes por câncer nos Estados Unidos.[122] Assim, junto ao uso de tabaco, a alimentação é um dos mais importantes fatores de risco de câncer passíveis de alteração. Entretanto, dada a natureza diversa e complexa da alimentação humana, é também um dos fatores mais difíceis de estudar em grandes populações. Vários instrumentos para a avaliação alimentar foram criados e atestados.[123] Como na avaliação da atividade física, a escolha do instrumento depende em grande parte do objetivo almejado. Um grande conjunto de pesquisas epidemiológicas tratou de ampla gama de questões relacionadas a câncer e alimentação em uma tentativa de separar efeitos alimentares individuais. Aqui, destacamos algumas das relações mais estreitas identificadas até agora,[5,7] embora outras associações certamente surgirão no futuro.

Açúcar, *Fast-Foods* e Outros Alimentos de Alto Teor Energético

Supõe-se que alimentos e bebidas de alto teor calórico sejam fatores de risco de câncer, por causa de sua contribuição para o ganho de peso, o sobrepeso e a obesidade. Os riscos resultantes de aspectos específicos de uma dieta altamente energética, entretanto, não são tão claros. Alimentos com alto teor de açúcar, por exemplo, podem estar associados ao aumento do risco de câncer colorretal – e foram propostos mecanismos biológicos, mas, atualmente, o conjunto de evidências em humanos é limitado e meramente sugestivo.

Quanto ao consumo de gordura, dados de um número significativo de estudos com humanos forneceram evidências limitadas, mas sugestivas, de aumento do risco de câncer de pulmão, câncer de mama, câncer colorretal[5] e, possivelmente, câncer de próstata.[124,125] Apesar dos mecanismos biológicos plausíveis para esses casos, o conjunto de dados acerca do consumo de gordura e incidência de câncer é inconsistente. Em particular, a dieta gordurosa foi analisada em relação à recidiva de câncer de mama e à sobrevivência à doença em dois grandes ensaios controlados randomizados. Dados do *Women's Intervention Nutrition Study*[126] e do *Women's Healthy Eating and Living*[127] sugeriram que a diminuição do consumo de gordura proporcionou ganho prognóstico limitado, embora possa haver alguma redução nos índices de recidiva em determinados subgrupos de mulheres pós-menopáusicas. Mais evidências limitadas sugerem que a agressividade de tumores prostáticos e as mortes por câncer de próstata possam estar relacionadas ao maior consumo de gordura saturada e total.[128]

Frutas e Legumes

Uma alimentação rica em frutas, legumes e alimentos integrais tem sido continuamente recomendada para prevenção de diversos tipos de câncer.[5,7,13,52] Em uma análise abrangente da literatura publicada sobre esse assunto, observou-se a probabilidade de várias frutas e legumes prevenirem o câncer, embora os dados não tenham sido totalmente convincentes (ver tabela 3.3).[5]

Em comparação com a incidência de câncer, poucos estudos analisaram a relação entre o consumo de frutas e legumes e o prognóstico de câncer. Dados muito limitados sustentam a diminuição do risco de recidiva ou de progressão do problema de próstata, por exemplo, com maior consumo de tomates ou licopeno.[129] O consumo de legumes foi associado à sobrevivência ao câncer de ovário[130] e ao câncer de pulmão em estágio avançado,[131,132] mas novamente, esses dados são muito preliminares. Os efeitos do prognóstico de câncer de mama também não são claros.[17] No ensaio controlado randomizado Women's Healthy Eating and Living, realizado em pacientes com câncer de mama, a adoção a longo prazo de uma dieta com baixo teor de gordura e rica em frutas, vegetais e fibras não teve efeito sobre a recidiva do câncer de mama ou a sobrevivência à doença.[127]

Frutas e legumes poderiam prevenir o câncer por meio de uma multiplicidade de mecanismos inter-relacionados, como estímulo a um peso corporal saudável, prevenção de estresse oxidativo e danos ao DNA, além de capacidade de alterar as atividades de enzimas ativadoras de carcinógenos. O maior consumo desses alimentos pode também alterar de maneira favorável a função imunológica, a inflamação e o crescimento celular.[5,133]

Tabela 3.3 Frutas e legumes que provavelmente previnem o câncer

Frutas e legumes	Tipos de câncer provavelmente afetados
Vegetais sem amido	Estômago, esôfago, boca, faringe e laringe
Vegetais *allium*	Estômago
Alho	Cólon e reto
Frutas	Pulmão, estômago, esôfago, boca, faringe e laringe
Alimentos que contêm folato	Pâncreas
Alimentos que contêm carotenoides	Boca, faringe, laringe e pulmão
Alimentos que contêm betacaroteno	Esôfago
Alimentos que contêm licopeno	Próstata

continua

continuação

Frutas e legumes	Tipos de câncer provavelmente afetados
Alimentos que contêm vitamina C	Esôfago
Alimentos que contêm selênio	Próstata

Reimpresso em parte, com permissão, de World Cancer Research Fund e American Institute for Cancer Research, 2007, Foods and Drinks. In *Food, nutrition, physical activity, and the prevention of cancer: A global perspective* (Washington, DC: American Institute for Cancer Research), 76. Disponível: www.dietandcancerreport.org/chapters/chapter_04.pdf

Fibras

De acordo com um relatório internacional de prevenção do câncer,[5] uma dieta rica em fibras pode reduzir o risco de câncer colorretal. Contudo, ao menos uma análise combinada de pesquisas sobre esse assunto não identificou efeito das fibras além daqueles de outros fatores de risco alimentares.[134] Parte da dificuldade de estudar o consumo de fibras em humanos é que ele é baixo demais para que se observe algum benefício.[135,136] O Ensaio de Prevenção de Pólipos *(Polyp Prevention Trial)*, realizado nos Estados Unidos, explorou o efeito do aumento do consumo de fibras alimentares durante quatro anos (e também da redução do consumo de gordura e aumento do consumo de frutas e legumes) em indivíduos que haviam tido um ou mais adenomas colorretais. A recidiva de adenomas foi significativamente reduzida entre os participantes mais disciplinados do estudo,[137] indicando que uma alimentação com elevado teor de fibras também pode reduzir o risco de recidivas de câncer colorretal.

Os motivos que fazem as fibras serem protetoras não são claros, mas diversos mecanismos foram propostos.[5] O alto consumo de fibras altera favoravelmente a qualidade das fezes por dissolver seu conteúdo, aumentando seu peso e reduzindo o tempo de trânsito pelo cólon. O resultado desses efeitos é o menor contato entre carcinógenos fecais potenciais e células colônicas. Além disso, os produtos da fermentação das fibras (por exemplo, o butirato) gerados no intestino podem colaborar para o crescimento celular saudável. Ademais, o consumo de fibras e folato estão correlacionados e, assim, os efeitos observados podem, na verdade, ser provocados pelo folato.

Carnes Vermelhas e Processadas

Há evidências sólidas de que o consumo de carne vermelha e de carne processada (isto é, defumada, curada, salgada ou tratada com conservantes) aumenta o risco de câncer colorretal.[5,63] Entretanto, poucos estudos analisaram o efeito da alimentação sobre a recidiva de câncer colorretal e a sobrevivência à doença. No estudo de acompanhamento de pacientes com câncer de cólon em estágio III, o consumo de uma "dieta ocidental" (alto consumo de carne vermelha e processada, doces, batatas fritas e grãos refinados) após o diagnóstico foi associado a maiores riscos de recidiva e morte, enquanto uma "dieta prudente" (frutas, vegetais, legumes, peixes, aves e grãos integrais) não foi associada a aumento do risco.[138] No entanto, não se sabe se esses dados podem ser atribuídos especificamente ao consumo de carne.

As carnes vermelhas e processadas aumentam o risco de câncer pois, após sua ingestão, são formados compostos N-nitrosos potencialmente carcinógenos no estômago e no intestino. Cozinhá-las em alta temperatura produz derivados com potencial carcinogênico e o conteúdo de ferro heme em carnes também pode causar danos no DNA e câncer no cólon. Ademais, as carnes processadas contêm alto teor de sal, o que também estimula a formação de compostos N-nitrosos.[5,13]

Além disso, o alto consumo de carne pode coincidir com baixo consumo de frutas, vegetais e fibras – elementos que podem reduzir o risco de câncer.

Álcool

Atualmente, há uma abundância de evidências sólidas[5] de que o consumo total de álcool, independentemente da fonte, aumenta o risco de câncer de boca, faringe, laringe, esôfago, cólon e reto (em homens)[63] e mama (em mulheres pré e pós-menopáusicas).[138-140] Quanto ao câncer de mama, o aumento do risco causado pelo álcool parece ser mais elevado em mulheres com baixo consumo de folato.[141] É menos possível, mas ainda provável, que o consumo de álcool aumente o risco de câncer de fígado e de câncer colorretal em mulheres. O álcool em pequenas quantidades parece não prevenir o câncer como faz com doenças cardiovasculares.[5] O efeito do seu consumo sobre o prognóstico de câncer foi estudado com relação ao câncer de mama; no entanto, esses efeitos permanecem incertos. O seu consumo não foi associado à recidiva de câncer de mama ou à sobrevivência em geral na maioria dos estudos com mulheres diagnosticadas com câncer de mama.[17]

O álcool pode elevar o risco de câncer de diversas formas.[5,13] Alguns de seus metabólitos e derivados, por exemplo, podem ter efeito carcinogênico. Ele também age como solvente, o que propicia a entrada de outros compostos causadores de câncer (por exemplo, os encontrados no tabaco) nas células. Assim, para determinados tipos de câncer, os efeitos cancerígenos combinados do álcool e do tabaco são piores do que seriam no caso de consumo de apenas uma dessas substâncias. Ademais, o álcool pode alterar indiretamente os ciclos celulares, afetar o metabolismo de outros carcinógenos, elevar os níveis de hormônios em circulação e reduzir o nível de folato.

Sal

É provável que o consumo total de sal e de alimentos salgados esteja relacionado a câncer de estômago, e o consumo de peixe salgado estilo cantonês parece aumentar o risco de câncer de nasofaringe.[5] É plausível que o consumo de sal cause câncer de estômago por prejudicar a parede do órgão, aumentando a formação de compostos N-nitrosos – com potencial carcinogênico – ou interagindo com outros carcinógenos. Também existe a hipótese de que o consumo de sal e a infecção por *Helicobacter pylori* possam agir em conjunto para aumentar o risco.[142] Os peixes salgados podem elevar o risco de câncer de nasofaringe por conter N-nitrosamina.[5]

Suplementos Alimentares

Em seu relatório sobre alimentação e prevenção de câncer, o World Cancer Research Fund e o American Institute for Cancer Research[5] não seguem o consumo de suplementos alimentares para a prevenção do câncer. Em vez disso, sugerem que a nutrição adequada seja alcançada unicamente por meio do consumo de alimentos. Embora evidências indiquem que o uso de alguns suplementos possa ajudar a prevenir o problema, altas doses, na verdade, causam câncer em determinados subgrupos da população. Por exemplo, evidências sólidas sustentam que o uso de suplementos com alta dose de betacaroteno causa câncer de pulmão, dependendo de fatores como o fumo e a genética.[5] Da mesma forma, a American Cancer Society aconselha os sobreviventes ao câncer a evitar altas doses de vitaminas, minerais e outros suplementos alimentares, relatando que, embora baixas doses possam ser úteis, devem ser consumidas apenas sob acompanhamento de um profisional da saúde.[52]

Recomendações para Alimentação e Câncer

O conjunto de evidências científicas sobre alimentação e câncer já é vasto e continua sendo expandido; entretanto, ainda há muitas incertezas. No meio tempo, portanto, recomenda-se que a população em geral consuma alimentos integrais, tenha hábitos alimentares saudáveis e controle a ingestão total de calorias e o peso corporal.[13] Recomendações mais específicas estão esquematizadas no quadro abaixo. Se puderem – e não forem aconselhados em contrário –, sobreviventes ao câncer devem seguir recomendações de alimentação, peso e atividade física para prevenção da doença.[5]

Mensagem a Lembrar

A relação entre alimentação e câncer é uma área de pesquisa prolífica, mas ainda há muitas incertezas, principalmente no que diz respeito à recidiva de câncer e à sobrevivência à doença. Foram propostos diversos mecanismos plausíveis relativos à alimentação e, no contexto do consumo de alimentos em geral, esses mecanismos provavelmente estão entrelaçados. As pessoas devem ter uma alimentação rica em frutas, legumes e alimentos integrais para a prevenção de câncer e melhoria do prognóstico da doença.

Recomendações alimentares para prevenção de câncer

- Consumir alimentos com alto teor energético moderadamente;
- Evitar bebidas açucaradas;
- Consumir *fast-foods* com moderação, ou não consumi-los.
- Comer todos os dias ao menos cinco porções (400 g) de diversos legumes e frutas sem amido;
- Comer cereais (grãos), leguminosas (ou ambos) relativamente não processados em todas as refeições;
- Limitar o consumo de alimentos com amido refinado. Se raízes ou tubérculos com amido são a base de sua alimentação, certificar-se de ingerir vegetais, frutas e leguminosas sem amido;
- Se você come carne vermelha, consumir menos de 500 g por semana, dos quais pequena parte, senão nada, deve ser processada;
- Se você consome bebidas alcoólicas, limitar o consumo a não mais de uma (mulheres) ou duas (homens) doses ao dia;
- Evitar alimentos salgados ou conservados com sal; conservar alimentos sem usá-lo.
- Limitar o consumo de alimentos processados com adição de sal para garantir a ingestão de menos de 6 g (2,4 g de sódio) por dia;
- Não comer cereais ou leguminosas mofados;*
- Suplementos alimentares não são recomendados para a prevenção de câncer.

---

*Dados convincentes sustentam uma relação causal entre exposição à aflatoxina e câncer de fígado em humanos.[5] A aflatoxina é uma toxina para o fígado e um carcinógeno potente produzida por determinados mofos ou fungos que crescem em grãos, legumes, nozes e sementes em condições quentes e úmidas. Apesar das regulações e medidas de controle para impedir a exposição de humanos à aflatoxina em países desenvolvidos, a exposição é desenfreada em países em desenvolvimento, nos quais as medidas de controle não são praticáveis ou eficazes.[143]

Adaptado de World Cancer Research Fund e American Institute for Cancer Research, 2007.

Resumo

Uma literatura abundante descreve evidências que relacionam o risco de câncer ao peso corporal, à atividade física e a diversos aspectos da alimentação. Evidências sólidas sustentam a existência de associações causais entre sobrepeso e obesidade a cinco tipos de câncer; o papel preventivo da atividade física em câncer de cólon, mama e endométrio; e os efeitos benéficos e nocivos de diversos aspectos da alimentação sobre diversas localizações de câncer. O conjunto de dados que descrevem esses efeitos em sobreviventes ao câncer, entretanto, é fraco, senão completamente ausente. Como consequência, as recomendações nacionais e internacionais para sobreviventes ao câncer são seguir os conselhos à população geral sobre prevenção do câncer e, ao mesmo tempo, considerar os riscos associados a cânceres específicos e seus tratamentos. Resumindo, essas recomendações incluem manutenção de peso corporal saudável, prática de exercícios por, no mínimo, 30 minutos por dia, cinco dias por semana em intensidade moderada (mas preferencialmente alta) e alimentação rica em frutas, legumes, grãos e alimentos integrais e pobres em gorduras e açúcares, carnes vermelhas e processadas, sal e álcool.

Embora muito se saiba sobre peso corporal, atividade física e alimentação no que diz respeito ao risco de câncer, muitos aspectos dessa ligação ainda devem ser esclarecidos. São necessárias mais pesquisas para compreender os mecanismos biológicos que explicam os dados existentes e o fato de alguns subgrupos populacionais (baseados no sexo, raça, uso de hormônios, subtipos histológicos de tumor e genótipos) poderem ser afetados de maneira específica por esses comportamentos.

Por fim, embora tenhamos descrito relações que atualmente são baseadas nas evidências científicas mais sólidas, reconhecemos que outros fatores de risco também são importantes no desenvolvimento de câncer. Mais pesquisas sobre esses fatores de risco relacionados a estilos de vida alteráveis vão ampliar nosso conhecimento sobre como o risco desses cânceres pode ser ainda mais reduzido. Além disso, uma grande porcentagem de cânceres pode ser prevenida por meio de mudanças no estilo de vida para a maior parte da população. Assim, os profissionais da saúde devem difundir as recomendações de saúde pública mais atuais quanto à alimentação e à atividade física para ajudar a alcançar os benefícios hoje reconhecidos para a prevenção de câncer.

Referências

1. Danaei G, Vander HS, Lopez AD, Murray CJ, Ezzati M. Causes of cancer in the world: Comparative risk assessment of nine behavioural and environmental risk factors. *Lancet.* 2005; 366: 1784-1793.
2. Mackay J, Jemal A, Lee NC, Parkin DM. *Risk Factors: The Cancer Atlas.* Atlanta: The American Cancer Society; 2006: chap. 2.
3. Calle EE, Rodriguez C, Walker-Thurmond K, Thun MJ. Overweight, obesity, and mortality from cancer in a prospectively studied cohort of U.S. adults. *N Engl J Med.* 2003; 348: 1625-1638.
4. McGee DL. Body mass index and mortality: A metaanalysis based on person-level data from twenty-six observational studies. *Ann Epidemiol.* 2005; 15: 87-97.
5. World Cancer Research Fund and the American Institute for Cancer Research. *Food, Nutrition, Physical Activity, and the Prevention of Cancer: A Global Perspective.* Washington, DC: American Institute for Cancer Research; 2007.
6. IARC Working Group, World Health Organization. Weight control and physical activity – IACR handbook for cancer prevention. Vol. 6. Lyon, France: IARC Press; 2002.

7. Key TJ, Schatzkin A, Willett WC, Allen NE, Spencer EA, Travis RC. Diet, nutrition and the prevention of cancer. *Public Health Nutr.* 2004; 7: 187-200.
8. Renehan AG, Tyson M, Egger M, Heller RF, Zwahlen M. Body-mass index and incidence of cancer: A systematic review and meta-analysis of prospective observational studies. *Lancet.* 2008; 371: 569-578.
9. Renehan AG, Soerjomataram I, Tyson M, Egger M, Zwahlen M, Coebergh JW, Buchan I. Incident cancer burden attributable to excess body mass index in 30 European countries. *Int J Cancer.* 2010; 126: 692-702.
10. Calle EE, Kaaks R. Overweight, obesity and cancer: Epidemiological evidence and proposed mechanisms. *Nat Rev Cancer.* 2004; 4: 579-591.
11. Pan SY, DesMeules M. Energy intake, physical activity, energy balance, and cancer: Epidemiologic evidence. *Methods Mol Biol.* 2009; 472: 191-215.
12. Olsen CM, Green AC, Whiteman DC, Sadeghi S, Kolahdooz F, Webb PM. Obesity and the risk of epithelial ovarian cancer: A systematic review and meta-analysis. *Eur J Cancer.* 2007; 43: 690-709.
13. Kushi LH, Byers T, Doyle C, Bandera EV, McCullough M, McTiernan A, Gansler T, Andrews KS, Thun MJ. American Cancer Society Guidelines on Nutrition and Physical Activity for cancer prevention: Reducing the risk of cancer with healthy food choices and physical activity. *CA Cancer J Clin.* 2006; 56: 254-281.
14. Bergstrom A, Pisani P, Tenet V, Wolk A, Adami HO. Overweight as an avoidable cause of cancer in Europe. *Int J Cancer.* 2001; 91: 421-430.
15. Rockhill B, Newman B, Weinberg C. Use and misuse of population attributable fractions. *Am J Public Health.* 1998; 88: 15-19.
16. Chlebowski RT, Aiello E, McTiernan A. Weight loss in breast cancer patient management. *J Clin Oncol.* 2002; 20: 1128-1143.
17. Rock CL, Demark-Wahnefried W. Nutrition and survival after the diagnosis of breast cancer: A review of the evidence. *J Clin Oncol.* 2002; 20: 3302-3316.
18. Dignam JJ, Polite BN, Yothers G, Raich P, Colangelo L, O'Connell MJ, Wolmark N. Body mass index and outcomes in patients who receive adjuvant chemotherapy for colon cancer. *J Natl Cancer Inst.* 2006; 98: 1647-1654.
19. Haydon AM, Macinnis RJ, English DR, Giles GG. Effect of physical activity and body size on survival after diagnosis with colorectal cancer. *Gut.* 2006; 55: 62-67.
20. Denmark-Wahnefried W, Moyad MA. Dietary intervention in the management of prostate cancer. *Curr Opin Urol.* 2007; 17: 168-174.
21. Rock CL. Energy balance and cancer prognosis: Colon, prostate and other cancers. In: McTiernan A, ed. *Cancer Prevention and Management Through Exercise and Weight Control.* Boca Raton, FL; CRC Press; 2006: chap. 28.
22. Eliassen AH, Colditz GA, Rosner B, Willett WC, Hankinson SE. Adult weight change and risk of postmenopausal breast cancer. *JAMA.* 2006; 296: 193-201.
23. Harvie M, Howell A, Vierkant RA, Kumar N, Cerhan JR, Kelemen LE, Folsom AR, Sellers TA Association of gain and loss of weight before and after menopause with risk of postmenopausal breast cancer in the Iowa women's health study. *Cancer Epidemiol Biomarkers Prev.* 2005; 14: 656-661.
24. Ahn J, Schatzkin A, Lacey JV, Jr., Albanes D, Ballard- Barbash R, Adams KF, Kipnis V, Mouw T, Hollenbeck AR, Leitzmann MF. Adiposity, adult weight change, and postmenopausal breast cancer risk. *Arch Intern Med.* 2007; 167: 2091-2102.

25. Friedenreich CM. Review of anthropometric factors and breast cancer risk. *Eur J Cancer Prev.* 2001; 10: 15-32.
26. van den Brandt PA, Spiegelman D, Yaun SS, Adami HO, Beeson L, Folsom AR, Fraser G, Goldbohm RA, Graham S, Kushi L, Marshall JR, Miller AB, et al. Pooled analysis of prospective cohort studies on height, weight, and breast cancer risk. *Am J Epidemiol.* 2000; 152: 514-527.
27. Chang SC, Ziegler RG, Dunn B, Stolzenberg-Solomon R, Lacey JV, Jr., Huang WY, Schatzkin A, Reding D, Hoover RN, Hartge P, Leitzmann MF. Association of energy intake and energy balance with postmenopausal breast cancer in the prostate, lung, colorectal, and ovarian cancer screening trial. *Cancer Epidemiol Biomarkers Prev.* 2006; 15: 334-341.
28. Silvera SA, Jain M, Howe GR, Miller AB, Rohan TE. Energy balance and breast cancer risk: A prospective cohort study. *Breast Cancer Res Treat.* 2006; 97: 97-106.
29. Ryu SY, Kim CB, Nam CM, Park JK, Kim KS, Park J, Yoo SY, Cho KS. Is body mass index the prognostic factor in breast cancer?: A meta-analysis. *J Korean Med Sci.* 2001; 16: 610-614.
30. Carmichael AR. Obesity and prognosis of breast cancer. *Obes Rev.* 2006; 7: 333-340.
31. Harriss DJ, Atkinson G, George K, Cable NT, Reilly T, Haboubi N, Zwahlen M, Egger M, Renehan AG. Lifestyle factors and colorectal cancer risk (1): Systematic review and meta-analysis of associations with body mass index. *Colorectal Dis.* 2009; 11: 547-563.
32. Larsson SC, Wolk A. Obesity and colon and rectal cancer risk: A meta-analysis of prospective studies. *Am J Clin Nutr.* 2007; 86: 556-565.
33. Moghaddam AA, Woodward M, Huxley R. Obesity and risk of colorectal cancer: A meta-analysis of 31 studies with 70,000 events. *Cancer Epidemiol Biomarkers Prev.* 2007; 16: 2533-2547.
34. Meyerhardt JA, Catalano PJ, Haller DG, Mayer RJ, Benson AB, III, Macdonald JS, Fuchs CS. Influence of body mass index on outcomes and treatment-related toxicity in patients with colon carcinoma. *Cancer.* 2003; 98: 484-495.
35. Linkov F, Edwards R, Balk J, Yurkovetsky Z, Stadterman B, Lokshin A, Taioli E. Endometrial hyperplasia, endometrial cancer and prevention: Gaps in existing research of modifiable risk factors. *Eur J Cancer.* 2008; 44: 1632-1644.
36. Crosbie EJ, Zwahlen M, Kitchener HC, Egger M, Renehan AG. Body mass index, hormone replacement therapy, and endometrial cancer risk: A metaanalysis. *Cancer Epidemiol Biomarkers Prev.* 2010; 19: 3119-3130.
37. Chang SC, Lacey JV, Jr., Brinton LA, Hartge P, Adams K, Mouw T, Carroll L, Hollenbeck A, Schatzkin A, Leitzmann MF. Lifetime weight history and endometrial cancer risk by type of menopausal hormone use in the NIH-AARP diet and health study. *Cancer Epidemiol Biomarkers Prev.* 2007; 16: 723-730.
38. Park SL, Goodman MT, Zhang ZF, Kolonel LN, Henderson BE, Setiawan VW. Body size, adult BMI gain and endometrial cancer risk: The multiethnic cohort. *Int J Cancer.* 2009; 126: 490-499.
39. Fader AN, Arriba LN, Frasure HE, von G, V. Endometrial cancer and obesity: Epidemiology, biomarkers, prevention and survivorship. *Gynecol Oncol.* 2009; 114: 121-127.
40. Bergstrom A, Hsieh CC, Lindblad P, Lu CM, Cook NR, Wolk A. Obesity and renal cell cancer—A quantitative review. *Br J Cancer.* 2001; 85: 984-990.
41. Ildaphonse G, George PS, Mathew A. Obesity and kidney cancer risk in men: A meta-analysis (1992- 2008). *Asian Pac J Cancer Prev.* 2009; 10: 279-286.

42. Mathew A, George PS, Ildaphonse G. Obesity and kidney cancer risk in women: A meta-analysis (1992-2008). *Asian Pac J Cancer Prev.* 2009; 10: 471-478.

43. Donat SM, Salzhauer EW, Mitra N, Yanke BV, Snyder ME, Russo P. Impact of body mass index on survival of patients with surgically treated renal cell carcinoma. *J Urol.* 2006; 175: 46-52.

44. Haferkamp A, Pritsch M, Bedke J, Wagener N, Pfitzenmaier J, Buse S, Hohenfellner M. The influence of body mass index on the long-term survival of patients with renal cell carcinoma after tumour nephrectomy. *BJU Int.* 2008; 101: 1243-1246.

45. Parker AS, Lohse CM, Cheville JC, Thiel DD, Leibovich BC, Blute ML. Greater body mass index is associated with better pathologic features and improved outcome among patients treated surgically for clear cell renal cell carcinoma. *Urology.* 2006; 68: 741-746.

46. Smith M, Zhou M, Whitlock G, Yang G, Offer A, Hui G, Peto R, Huang Z, Chen Z. Esophageal cancer and body mass index: Results from a prospective study of 220,000 men in China and a meta-analysis of published studies. *Int J Cancer.* 2008; 122: 1604-1610.

47. Kubo A, Corley DA. Body mass index and adenocarcinomas of the esophagus or gastric cardia: A systematic review and meta-analysis. *Cancer Epidemiol Biomarkers Prev.* 2006; 15: 872-878.

48. Corley DA, Kubo A, Zhao W. Abdominal obesity and the risk of esophageal and gastric cardia carcinomas. *Cancer Epidemiol Biomarkers Prev.* 2008; 17: 352-358.

49. Morgan MA, Lewis WG, Hopper AN, Escofet X, Harvard TJ, Brewster AE, Crosby TD, Roberts SA, Clark GW. Prognostic significance of body mass indices for patients undergoing esophagectomy for cancer. *Dis Esophagus.* 2007; 20: 29-35.

50. Ballard-Barbash R, Friedenreich C, Slattery M, Thune I. Obesity and body composition. In: Schottenfeld D, Fraumeni JF, eds. *Cancer Epidemiology and Prevention.* 3rd ed. New York: Oxford University Press; 2006: chap. 22.

51. Renehan AG, Roberts DL, Dive C. Obesity and cancer: Pathophysiological and biological mechanisms. *Arch Physiol Biochem.* 2008; 114: 71-83.

52. Doyle C, Kushi LH, Byers T, Courneya KS, Mark-Wahnefried W, Grant B, McTiernan A, Rock CL, Thompson C, Gansler T, Andrews KS. Nutrition and physical activity during and after cancer treatment: An American Cancer Society guide for informed choices. *CA Cancer J Clin.* 2006; 56: 323-353.

53. Friedenreich CM, Neilson HK, Lynch BM. State of the epidemiological evidence on physical activity and cancer prevention. *Eur J Cancer.* 2010; 46: 2593-2604.

54. Schmitz KH, Holtzman J, Courneya KS, Masse LC, Duval S, Kane R. Controlled physical activity trials in cancer survivors: A systematic review and metaanalysis. *Cancer Epidemiol Biomarkers Prev.* 2005; 14: 1588-1595.

55. Physical Activity Guidelines Advisory Committee. *Physical Activity Guidelines Advisory Committee Report, 2008.* 2008.

56. Courneya KS, Friedenreich CM. Physical activity and cancer: An introduction. In: Courneya KS, Friedenreich CM, eds. *Physical Activity and Cancer.* Berlin: Springer-Verlag, 2011: v. 186, chap. 1.

57. Moorman PG, Jones LW, Akushevich L, Schildkraut JM. Recreational physical activity and ovarian cancer risk and survival. *Ann Epidemiol.* 2011; 21: 178-187.

58. Cust AE. Physical activity and gynecologic cancer prevention. *Recent Results Cancer Res.* 2011; 186: 159-185.

59. Emaus A, Thune I. Physical activity and lung cancer prevention. *Recent Results Cancer Res.* 2011; 186: 101-133.
60. Terwee CB, Mokkink LB, van Poppel MN, Chinapaw MJ, van MW, de Vet HC. Qualitative attributes and measurement properties of physical activity questionnaires: A checklist. *Sports Med.* 2010; 40: 525-537.
61. Lee IM, Oguma Y. Physical activity. In: Schottenfeld D, Fraumeni JF, eds. *Cancer Epidemiology and Prevention*. 3rd ed. New York: Oxford University Press; 2006: chap. 23.
62. Wolin KY, Yan Y, Colditz GA, Lee IM. Physical activity and colon cancer prevention: A meta-analysis. *Br J Cancer.* 2009; 100: 611-616.
63. Huxley RR, Ansary-Moghaddam A, Clifton P, Czernichow S, Parr CL, Woodward M. The impact of dietary and lifestyle risk factors on risk of colorectal cancer: A quantitative overview of the epidemiological evidence. *Int J Cancer.* 2009; 125: 171-180.
64. Wolin KY, Tuchman H. Physical activity and gastrointestinal cancer prevention. *Recent Results Cancer Res.* 2011; 186: 73-100.
65. Meyerhardt JA, Heseltine D, Niedzwiecki D, Hollis D, Saltz LB, Mayer RJ, Thomas J, Nelson H, Whittom R, Hantel A, Schilsky RL, Fuchs CS. Impact of physical activity on cancer recurrence and survival in patients with stage III colon cancer: Findings from CALGB 89803. *J Clin Oncol.* 2006; 24: 3535-3541.
66. Meyerhardt JA, Giovannucci EL, Holmes MD, Chan AT, Chan JA, Colditz GA, Fuchs CS. Physical activity and survival after colorectal cancer diagnosis. *J Clin Oncol.* 2006; 24: 3527-3534.
67. Meyerhardt JA, Ogino S, Kirkner GJ, Chan AT, Wolpin B, Ng K, Nosho K, Shima K, Giovannucci EL, Loda M, Fuchs CS. Interaction of molecular markers and physical activity on mortality in patients with colon cancer. *Clin Cancer Res.* 2009; 15: 5931-5936.
68. Meyerhardt JA, Giovannucci EL, Ogino S, Kirkner GJ, Chan AT, Willett W, Fuchs CS. Physical activity and male colorectal cancer survival. *Arch Intern Med.* 2009; 169: 2102-2108.
69. Monninkhof EM, Elias SG, Vlems FA, van der Tweel I, Schuit AJ, Voskuil DW, van Leeuwen FE. Physical activity and breast cancer: A systematic review. *Epidemiology.* 2007; 18: 137-157.
70. Lynch BM, Neilson HK, Friedenreich CM. Physical activity and breast cancer prevention. *Recent Results Cancer Res.* 2011; 186: 13-42.
71. Abrahamson PE, Gammon MD, Lund MJ, Britton JA, Marshall SW, Flagg EW, Porter PL, Brinton LA, Eley JW, Coates RJ. Recreational physical activity and survival among young women with breast cancer. *Cancer.* 2006; 107: 1777-1785.
72. Borugian MJ, Sheps SB, Kim-Sing C, Van PC, Potter JD, Dunn B, Gallagher RP, Hislop TG. Insulin, macronutrient intake, and physical activity: Are potential indicators of insulin resistance associated with mortality from breast cancer? *Cancer Epidemiol Biomarkers Prev.* 2004; 13: 1163-1172.
73. Dal ML, Zucchetto A, Talamini R, Serraino D, Stocco CF, Vercelli M, Falcini F, Franceschi S. Effect of obesity and other lifestyle factors on mortality in women with breast cancer. *Int J Cancer.* 2008; 123: 2188-2194.
74. Enger SM, Bernstein L. Exercise activity, body size and premenopausal breast cancer survival. *Br J Cancer.* 2004; 90: 2138-2141.
75. Friedenreich CM, Gregory J, Kopciuk KA, Mackey JR, Courneya KS. Prospective cohort study of lifetime physical activity and breast cancer survival. *Int J Cancer.* 2009; 124: 1954-1962.
76. Holick CN, Newcomb PA, Trentham-Dietz A, Titus-Ernstoff L, Bersch AJ, Stampfer MJ, Baron JA, Egan KM, Willett WC. Physical ac-

tivity and survival after diagnosis of invasive breast cancer. *Cancer Epidemiol Biomarkers Prev.* 2008; 17: 379-386.

77. Holmes MD, Chen WY, Feskanich D, Kroenke CH, Colditz GA. Physical activity and survival after breast cancer diagnosis. *JAMA*. 2005; 293: 2479-2486.

78. Irwin ML, Smith AW, McTiernan A, Ballard-Barbash R, Cronin K, Gilliland FD, Baumgartner RN, Baumgartner KB, Bernstein L. Influence of pre- and postdiagnosis physical activity on mortality in breast cancer survivors: The health, eating, activity, and lifestyle study. *J Clin Oncol*. 2008; 26: 3958-3964.

79. Rohan TE, Fu W, Hiller JE. Physical activity and survival from breast cancer. *Eur J Cancer Prev*. 1995; 4: 419-424.

80. Sternfeld B, Weltzien E, Quesenberry CP, Jr., Castillo AL, Kwan M, Slattery ML, Caan BJ. Physical activity and risk of recurrence and mortality in breast cancer survivors: Findings from the LACE study. *Cancer Epidemiol Biomarkers Prev*. 2009; 18: 87-95.

81. Emaus A, Veierod MB, Tretli S, Finstad SE, Selmer R, Furberg AS, Bernstein L, Schlichting E, Thune I. Metabolic profile, physical activity, and mortality in breast cancer patients. *Breast Cancer Res Treat*. 2010; 121: 651-660.

82. Hellmann SS, Thygesen LC, Tolstrup JS, Gronbaek M. Modifiable risk factors and survival in women diagnosed with primary breast cancer: Results from a prospective cohort study. *Eur J Cancer Prev*. 2010; 19(5): 366-373.

83. West-Wright CN, Henderson KD, Sullivan-Halley J, Ursin G, Deapen D, Neuhausen S, Reynolds P, Chang E, Ma H, Bernstein L. Long-term and recent recreational physical activity and survival after breast cancer: The California Teachers Study. *Cancer Epidemiol Biomarkers Prev*. 2009; 18: 2851-2859.

84. Bertram LA, Stefanick ML, Saquib N, Natarajan L, Patterson RE, Bardwell W, Flatt SW, Newman VA, Rock CL, Thomson CA, Pierce JP. Physical activity, additional breast cancer events, and mortality among early-stage breast cancer survivors: Findings from the WHEL Study. *Cancer Causes Control*. 2011; 22: 427-435.

85. Keegan TH, Milne RL, Andrulis IL, Chang ET, Sangaramoorthy M, Phillips KA, Giles GG, Goodwin PJ, Apicella C, Hopper JL, Whittemore AS, John EM. Past recreational physical activity, body size, and allcause mortality following breast cancer diagnosis: Results from the breast cancer family registry. *Breast Cancer Res Treat*. 2010; 123: 531-542.

86. Zheng W, Shu XO, McLaughlin JK, Chow WH, Gao YT, Blot WJ. Occupational physical activity and the incidence of cancer of the breast, corpus uteri, and ovary in Shanghai. *Cancer*. 1993; 71: 3620-3624.

87. Moradi T, Nyren O, Bergstrom R, Gridley G, Linet M, Wolk A, Dosemeci M, Adami HO. Risk for endometrial cancer in relation to occupational physical activity: A nationwide cohort study in Sweden. *Int J Cancer*. 1998; 76: 665-670.

88. Terry P, Baron JA, Weiderpass E, Yuen J, Lichtenstein P, Nyren O. Lifestyle and endometrial cancer risk: A cohort study from the Swedish Twin Registry. *Int J Cancer*. 1999; 82: 38-42.

89. Colbert LH, Lacey JV, Jr., Schairer C, Albert P, Schatzkin A, Albanes D. Physical activity and risk of endometrial cancer in a prospective cohort study (United States). *Cancer Causes Control*. 2003; 14: 559-567.

90. Furberg AS, Thune I. Metabolic abnormalities (hypertension, hyperglycemia and overweight), lifestyle (high energy intake and physical inactivity) and endometrial cancer

risk in a Norwegian cohort. *Int J Cancer.* 2003; 104: 669-676.
91. Schouten LJ, Goldbohm RA, van den Brandt PA. Anthropometry, physical activity, and endometrial cancer risk: Results from the Netherlands Cohort Study. *J Natl Cancer Inst.* 2004; 96: 1635-1638.
92. Friberg E, Mantzoros CS, Wolk A. Physical activity and risk of endometrial cancer: A population-based prospective cohort study. *Cancer Epidemiol Biomarkers Prev.* 2006; 15: 2136-2140.
93. Friedenreich C, Cust A, Lahmann PH, Steindorf K, Boutron-Ruault MC, Clavel-Chapelon F, Mesrine S, Linseisen J, Rohrmann S, Pischon T, Schulz M, Tjonneland A, et al. Physical activity and risk of endometrial cancer: The European prospective investigation into cancer and nutrition. *Int J Cancer.* 2007; 121: 347-355.
94. Patel AV, Feigelson HS, Talbot JT, McCullough ML, Rodriguez C, Patel RC, Thun MJ, Calle EE. The role of body weight in the relationship between physical activity and endometrial cancer: Results from a large cohort of US women. *Int J Cancer.* 2008; 123: 1877-1882.
95. Gierach GL, Chang SC, Brinton LA, Lacey JV, Jr., Hollenbeck AR, Schatzkin A, Leitzmann MF. Physical activity, sedentary behavior, and endometrial cancer risk in the NIH-AARP Diet and Health Study. *Int J Cancer.* 2009; 124: 2139-2147.
96. Conroy MB, Sattelmair JR, Cook NR, Manson JE, Buring JE, Lee IM. Physical activity, adiposity, and risk of endometrial cancer. *Cancer Causes Control.* 2009; 20: 1107-1115.
97. Sturgeon SR, Brinton LA, Berman ML, Mortel R, Twiggs LB, Barrett RJ, Wilbanks GD. Past and present physical activity and endometrial cancer risk. *Br J Cancer.* 1993; 68: 584-589.
98. Levi F, La Vecchia C, Negri E, Franceschi S. Selected physical activities and the risk of endometrial cancer. *Br J Cancer.* 1993; 67: 846-851.
99. Hirose K, Tajima K, Hamajima N, Takezaki T, Inoue M, Kuroishi T, Kuzuya K, Nakamura S, Tokudome S. Subsite (cervix/endometrium)-specific risk and protective factors in uterus cancer. *Jpn J Cancer Res.* 1996; 87: 1001-1009.
100. Goodman MT, Hankin JH, Wilkens LR, Lyu LC, McDuffie K, Liu LQ, Kolonel LN. Diet, body size, physical activity, and the risk of endometrial cancer. *Cancer Res.* 1997; 57: 5077-5085.
101. Moradi T, Weiderpass E, Signorello LB, Persson I, Nyren O, Adami HO. Physical activity and postmenopausal endometrial cancer risk (Sweden). *Cancer Causes Control.* 2000; 11: 829-837.
102. Salazar-Martinez E, Lazcano-Ponce EC, Lira-Lira GG, Escudero-De los RP, Salmeron-Castro J, Larrea F, Hernandez-Avila M. Case-control study of diabetes, obesity, physical activity and risk of endometrial cancer among Mexican women. *Cancer Causes Control.* 2000; 11: 707-711.
103. Littman AJ, Voigt LF, Beresford SA, Weiss NS. Recreational physical activity and endometrial cancer risk. *Am J Epidemiol.* 2001; 154: 924-933.
104. Matthews CE, Xu WH, Zheng W, Gao YT, Ruan ZX, Cheng JR, Xiang YB, Shu XO. Physical activity and risk of endometrial cancer: A report from the Shanghai endometrial cancer study. *Cancer Epidemiol Biomarkers Prev.* 2005; 14: 779-785.
105. Friedenreich CM, Cook LS, Magliocco AM, Duggan MA, Courneya KS. Case-control study of lifetime total physical activity and endometrial cancer risk. *Cancer Causes Control.* 2010; 21: 1105-1116.
106. Pukkala E, Poskiparta M, Apter D, Vihko V. Life-long physical activity and cancer risk among Finnish female teachers. *Eur J Cancer Prev.* 1993; 2: 369-376.

107. Dosemeci M, Hayes RB, Vetter R, Hoover RN, Tucker M, Engin K, Unsal M, Blair A. Occupational physical activity, socioeconomic status, and risks of 15 cancer sites in Turkey. *Cancer Causes Control*. 1993; 4: 313-321.

108. Shu XO, Hatch MC, Zheng W, Gao YT, Brinton LA. Physical activity and risk of endometrial cancer. *Epidemiology*. 1993; 4: 342-349.

109. Olson SH, Vena JE, Dorn JP, Marshall JR, Zielezny M, Laughlin R, Graham S. Exercise, occupational activity, and risk of endometrial cancer. *Ann Epidemiol*. 1997; 7: 46-53.

110. Tavani A, Bravi F, Dal ML, Zucchetto A, Bosetti C, Pelucchi C, Montella M, Franceschi S, La VC. Physical activity and risk of endometrial cancer: An Italian case-control study. *Eur J Cancer Prev*. 2009; 18: 303-306.

111. Voskuil DW, Monninkhof EM, Elias SG, Vlems FA, van Leeuwen FE. Physical activity and endometrial cancer risk: A systematic review of current evidence. *Cancer Epidemiol Biomarkers Prev*. 2007; 16: 639-648.

112. Cust AE, Armstrong BK, Friedenreich CM, Slimani N, Bauman A. Physical activity and endometrial cancer risk: A review of the current evidence, biologic mechanisms and the quality of physical activity assessment methods. *Cancer Causes Control*. 2007; 18: 243-258.

113. von Gruenigen V, Courneya KS, Gibbons HE, Kavanagh MB, Waggoner SE, Lerner E. Feasibility and effectiveness of a lifestyle intervention program in obese endometrial cancer patients: A randomized trial. *Gynecol Oncol*. 2008; 109: 19-26.

114. Moore SC, Peters TM, Ahn J, Park Y, Schatzkin A, Albanes D, Ballard-Barbash R, Hollenbeck A, Leitzmann MF. Physical activity in relation to total, advanced, and fatal prostate cancer. *Cancer Epidemiol Biomarkers Prev*. 2008; 17: 2458-2466.

115. Leitzmann MF. Physical activity and genitourinary cancer prevention. *Recent Results Cancer Res*. 2011; 186: 43-71.

116. Friedenreich CM, McGregor SE, Courneya KS, Angyalfi SJ, Elliott FG. Case-control study of lifetime total physical activity and prostate cancer risk. *Am J Epidemiol*. 2004; 159: 740-749.

117. Orsini N, Bellocco R, Bottai M, Pagano M, Andersson SO, Johansson JE, Giovannucci E, Wolk A. A prospective study of lifetime physical activity and prostate cancer incidence and mortality. *Br J Cancer*. 2009; 101: 1932-1938.

118. Littman AJ, Kristal AR, White E. Recreational physical activity and prostate cancer risk (United States). *Cancer Causes Control*. 2006; 17: 831-841.

119. Kenfield SA, Stampfer MJ, Giovannucci E, Chan JM. Physical activity and survival after prostate cancer diagnosis in the health professionals follow-up study. *J Clin Oncol*. 2011; 29: 726-732.

120. McTiernan A. Mechanisms linking physical activity with cancer. *Nat Rev Cancer*. 2008; 8: 205-211.

121. Schmitz KH, Courneya KS, Matthews C, mark-Wahnefried W, Galvao DA, Pinto BM, Irwin ML, Wolin KY, Segal RJ, Lucia A, Schneider CM, von G, V, et al. American College of Sports Medicine roundtable on exercise guidelines for cancer survivors. *Med Sci Sports Exerc*. 2010; 42: 1409-1426.

122. Doll R, Peto R. The causes of cancer: Quantitative estimates of avoidable risks of cancer in the United States today. *J Natl Cancer Inst*. 1981; 66: 1191-1308.

123. Willett W. Foreword. The validity of dietary assessment methods for use in epidemiologic studies. *Br J Nutr*. 2009; 102 Suppl 1: S1-S2.

124. Kushi L, Giovannucci E. Dietary fat and cancer. *Am J Med.* 2002; 113 Suppl 9B: 63S-70S.
125. Kolonel LN, Nomura AM, Cooney RV. Dietary fat and prostate cancer: Current status. *J Natl Cancer Inst.* 1999; 91: 414-428.
126. Chlebowski RT, Blackburn GL, Thomson CA, Nixon DW, Shapiro A, Hoy MK, Goodman MT, Giuliano AE, Karanja N, McAndrew P, Hudis C, Butler J, et al. Dietary fat reduction and breast cancer outcome: Interim efficacy results from the Women's Intervention Nutrition Study. *J Natl Cancer Inst.* 2006; 98: 1767-1776.
127. Pierce JP, Natarajan L, Caan BJ, Parker BA, Greenberg ER, Flatt SW, Rock CL, Kealey S, Al-Delaimy WK, Bardwell WA, Carlson RW, Emond JA, et al. Influence of a diet very high in vegetables, fruit, and fiber and low in fat on prognosis following treatment for breast cancer: The Women's Healthy Eating and Living (WHEL) randomized trial. *JAMA.* 2007; 298: 289-298.
128. Berkow SE, Barnard ND, Saxe GA, Ankerberg-Nobis T. Diet and survival after prostate cancer diagnosis. *Nutr Rev.* 2007; 65: 391-403.
129. Chan JM, Gann PH, Giovannucci EL. Role of diet in prostate cancer development and progression. *J Clin Oncol.* 2005; 23: 8152-8160.
130. Nagle CM, Purdie DM, Webb PM, Green A, Harvey PW, Bain CJ. Dietary influences on survival after ovarian cancer. *Int J Cancer.* 2003; 106: 264-269.
131. Sun AS, Ostadal O, Ryznar V, Dulik I, Dusek J, Vaclavik A, Yeh HC, Hsu C, Bruckner HW, Fasy TM. Phase I/II study of stage III and IV non-small cell lung cancer patients taking a specific dietary supplement. *Nutr Cancer.* 1999; 34: 62-69.
132. Sun AS, Yeh HC, Wang LH, Huang YP, Maeda H, Pivazyan A, Hsu C, Lewis ER, Bruckner HW, Fasy TM. Pilot study of a specific dietary supplement in tumor-bearing mice and in stage IIIB and IV nonsmall cell lung cancer patients. *Nutr Cancer.* 2001; 39: 85-95.
133. IARC Working Group. *IARC Handbook of Cancer Prevention, Volume 8: Fruit and Vegetables.* Lyon, France: IARC Press; 2003.
134. Park Y, Hunter DJ, Spiegelman D, Bergkvist L, Berrino F, van den Brandt PA, Buring JE, Colditz GA, Freudenheim JL, Fuchs CS, Giovannucci E, Goldbohm RA, et al. Dietary fiber intake and risk of colorectal cancer: A pooled analysis of prospective cohort studies. *JAMA.* 2005; 294: 2849-2857.
135. Ryan-Harshman M, Aldoori W. Diet and colorectal cancer: Review of the evidence. *Can Fam Physician,* 2007; 53: 1913-1920.
136. Rock CL. Primary dietary prevention: Is the fiber story over? *Recent Results Cancer Res.* 2007; 174: 171-177.
137. Sansbury LB, Wanke K, Albert PS, Kahle L, Schatzkin A, Lanza E. The effect of strict adherence to a highfiber, high-fruit and -vegetable, and low-fat eating pattern on adenoma recurrence. *Am J Epidemiol.* 2009; 170: 576-584.
138. Meyerhardt JA, Niedzwiecki D, Hollis D, Saltz LB, Hu FB, Mayer RJ, Nelson H, Whittom R, Hantel A, Thomas J, Fuchs CS. Association of dietary patterns with cancer recurrence and survival in patients with stage III colon cancer. *JAMA.* 2007; 298: 754-764.
139. Hamajima N, Hirose K, Tajima K, Rohan T, Calle EE, Heath CW, Jr., Coates RJ, Liff JM, Talamini R, Chantarakul N, Koetsawang S, Rachawat D, et al. Alcohol, tobacco and breast cancer – Collaborative reanalysis of individual data from 53 epidemiological studies, including 58,515 women with breast cancer and

95,067 women without the disease. *Br J Cancer*. 2002; 87: 1234-1245.

140. Smith-Warner SA, Spiegelman D, Yaun SS, van den Brandt PA, Folsom AR, Goldbohm RA, Graham S, Holmberg L, Howe GR, Marshall JR, Miller AB, Potter JD, et al. Alcohol and breast cancer in women: A pooled analysis of cohort studies. *JAMA*. 1998; 279: 535-540.

141. Larsson SC, Giovannucci E, Wolk A. Folate and risk of breast cancer: A meta-analysis. *J Natl Cancer Inst*. 2007; 99: 64-76.

142. Wang XQ, Terry PD, Yan H. Review of salt consumption and stomach cancer risk: Epidemiological and biological evidence. *World J Gastroenterol*. 2009; 15: 2204-2213.

143. Williams JH, Phillips TD, Jolly PE, Stiles JK, Jolly CM, Aggarwal D. Human aflatoxicosis in developing countries: A review of toxicology, exposure, potential health consequences, and interventions. *Am J Clin Nutr*. 2004; 80: 1106-1122.

CAPÍTULO 4

Benefícios da Atividade Física Após um Diagnóstico de Câncer

Kristin L. Campbell, BSc PT, PhD

O conteúdo deste capítulo que consta nos tópicos do exame CET inclui:

- Conhecimento dos efeitos fisiológicos que podem ser melhorados pela prática de exercícios entre sobreviventes ao câncer.
- Conhecimento dos sintomas e dos atributos fisiológicos que podem ser melhorados pela prática de exercícios entre sobreviventes ao câncer.
- Conhecimento dos sistemas linfático, imunológico, cardíaco, neurológico e hematológico no que concerne a questões sobre o exercício que são específicas ao câncer.
- Conhecimento dos efeitos agudos e crônicos do exercício sobre regulação térmica e sintomas termorregulatórios/vasomotores negativos (por exemplo, ondas de calor) que muitos sobreviventes ao câncer sentem.

A compreensão do papel da atividade física após o diagnóstico de câncer foi bastante ampliada nos últimos 20 anos. Tradicionalmente, durante o tratamento de câncer e após seu término, as pessoas eram aconselhadas por seus médicos e familiares bem-intencionados a descansar e preservar energia. No entanto, hoje se entende que a atividade física pode ajudar a aliviar muitos dos efeitos do tratamento de câncer; assim, os sobreviventes deveriam ser estimulados a praticar atividade física, da maneira possível, tanto durante como após o tratamento.[1]

Inicialmente, muitas das pesquisas sobre os benefícios da atividade física para sobreviventes partiam da literatura da psicologia do exercício, tendo sido documentadas melhorias em qualidade de vida e sensação de bem-estar. Desde então, as pesquisas se expandiram de forma a abranger a consciência de que os sobreviventes podem ter os mesmos benefícios fisiológicos da atividade física que a população em geral. No entanto, os tratamentos contra o câncer – como cirurgia, quimioterapia, radioterapia e terapias hormonais – afetam, de fato, as respostas fisiológicas à atividade física, além de provocar efeitos colaterais específicos a essa população. Os profissionais da atividade física precisam compreender esses fatores característicos ao prescrever exercícios e monitorar a resposta a eles nos sobreviventes ao câncer.

As evidências que sustentam o benefício da atividade física após o diagnóstico de câncer são, sobretudo, de estudos com mulheres sobreviventes ao câncer de mama – tanto durante como após o tratamento (quimioterapia, radioterapia ou ambos) – e com sobreviventes ao câncer de próstata, além de poucas pesquisas sobre os sobreviventes ao câncer colônico e ginecológico. A resposta à atividade física de outros grupos de sobreviventes pode ser diferente, dependendo do local do câncer e do tratamento relacionado. O resumo dos dados usados para criar as diretrizes consensuais na "Mesa-Redonda sobre Diretrizes de Exercício para Sobreviventes ao Câncer do American College of Sports Medicine", de 2010, está separado por tipo de câncer (ver tabela 4.1).[1]

Os profissionais da atividade física devem buscar informações específicas sobre o tipo de tratamento e os efeitos colaterais associados a ele ao trabalhar com grupos específicos. Ademais, o momento relacionado ao(s) tratamento(s) pode alterar os tipos de exercício que os clientes podem praticar bem como suas respostas a ele. Os objetivos da intervenção de atividade física para indivíduos sob tratamento (por exemplo, cirurgia, quimioterapia, radioterapia ou uma combinação deles) são distintos daqueles para indivíduos que já terminaram o tratamento (mas podem ainda estar realizando tratamento hormonal). Além disso, a idade média de diagnóstico de câncer é entre 65 e 69 anos, o que exige familiaridade dos profissionais da atividade física com o trabalho com idosos.

Muitos sobreviventes ao câncer estarão descondicionados após cirurgia e tratamentos. Por isso, os profissionais da atividade física devem estar familiarizados a trabalhar com pessoas com baixa capacidade basal de exercício. Por fim, as pesquisas sobre o efeito benéfico da atividade física para sobreviventes ao câncer estiveram focadas em indivíduos durante ou após o tratamento de cânceres em estágios iniciais. O papel da atividade física em sobreviventes com câncer metastático ou em contextos paliativos está além da abrangência deste capítulo. O formulário de admissão ao centro de exercícios, na figura 4.1, foi incluído como exemplo de informações importantes sobre o cliente.

> **Mensagem a Lembrar**
> Embora sobreviventes ao câncer não esperem que os profissionais da atividade física sejam especialistas no tratamento da doença, estes devem compreender os aspectos básicos do seu tratamento, que em geral envolve cirurgia, quimioterapia e radioterapia. Os profissionais que trabalham com um grupo de câncer específico deveriam conhecer algumas questões particulares e os tratamentos mais comuns enfrentados por seus clientes.

Efeitos Fisiológicos da Prática de Exercícios

Os componentes de condicionamento físico relativos à saúde são condicionamento cardiorrespiratório, resistência muscular, força muscular, flexibilidade e composição corporal.[3] O objetivo da prática de exercícios é melhorar esses componentes. Ao desenvolver uma prescrição de exercícios, profissionais da atividade física devem considerar se o indivíduo ainda está sob tratamento ou se já o terminou. Foi provado que o exercício resulta em melhora ou manutenção de fatores fisiológicos e psicológicos durante tratamentos como quimioterapia e radioterapia. Entretanto, melhores resultados ocorrem, em geral, quando o exercício é realizado após o final do tratamento ativo.[4] Isso não deve despersuadir as pessoas de começar e manter um programa de exercício durante o tratamento, mas esclarecer as expectativas sobre os resultados esperados ajudará a alinhar os objetivos do sobrevivente e do profissional da atividade física.

Condicionamento Cardiorrespiratório

Evidências consistentes mostram que a prática de exercícios aeróbicos melhora o condicionamento cardiorrespiratório de sobreviventes ao câncer, sendo que as evidências mais sólidas são de estudos com sobreviventes ao câncer de mama (durante e após o tratamento de câncer) e de próstata.[1] No entanto, de modo geral, o efeito pode ser maior após o tratamento.[4-6] O condicionamento cardiorrespiratório pode ser mensurado com o pico de consumo de oxigênio ($\dot{V}O_2$pico) ou por meio de testes funcionais, como o teste de caminhada de 6 ou 12 minutos em câncer de mama,[4,7] câncer de próstata,[8] cânceres hematológicos[9] e sobreviventes a mais de um tipo de câncer.[6]

As prescrições de exercícios nesses estudos seguiram princípios básicos de fisiologia do exercício e usaram diversas prescrições de exercícios aeróbicos, conforme detalhado a seguir:

- frequência: dois a cinco dias por semana;
- intensidade: 50 a 75% da frequência cardíaca máxima obtida ou predita;
- tipo: inicialmente, caminhada com outras atividades aeróbicas;
- tempo: 10 a 60 minutos por sessão;
- duração do programa: 6 a 26 semanas.

Tabela 4.1 Resumo das evidências de segurança e eficácia da prática de exercícios por local de câncer

	Local do câncer						
	Mama (durante tratamento)	Mama (após tratamento)	Próstata	Cólon	Ginecológico	Hematológico (sem TCTH)	Hematológico (com TCTH)
Segurança	A	A	A	--	--	--	A
Condicionamento aeróbico	A	A	A	--	--	A	C
Força muscular	A	A	A	--	--	--	C
Flexibilidade	--	A	--	--	--	--	--
Composição corporal	B	B	B	--	--	--	C
Qualidade de vida	B	B	B	--	--	--	C
Fadiga	B	B	A	--	--	B	--
Outros fatores psicológicos	B (ansiedade)	B (depressão) B (ansiedade) B (imagem corporal)	--	--	--	--	--
Outros	--	A (função física) C (dor) A (segurança para início ou agravação de linfedema)	B (função física)	--	--	--	--

Análise das evidências com base nas categorias definidas pelo National Heart, Lung and Blood Institute.[2] A (dados sólidos de ensaios controlados randomizados); B (há poucos ensaios desse tipo ou seus resultados são inconsistentes); C (os resultados são de estudos não controlados, não aleatórios e/ou observacionais); -- (não há evidências suficientes).

Abreviação: TCTH = transplante de células-tronco hematopoiéticas

Adaptado, com permissão, de K. H. Schmitz et al., 2010, "American College of Sports Medicine Roundtable on Exercise Guidelines for Cancer Survivors", *Medicine and Science in Sports and Exercise* 42 (7): 1409-1426.

Figura 4.1 Formulário de Admissão ao Centro de Exercícios

Nome:..Data (dia/mês/ano):..........................

Data de nascimento (dia/mês/ano):..................................Idade:..

Contato de emergência

Nome:..Parentesco:..

Telefone: ....Celular:..

Histórico médico – Câncer

1. Qual foi a data de seu diagnóstico de câncer (mês/ano)? ....

2. Que tipo de câncer foi diagnosticado (por exemplo, mama, pulmão)? ....

3. Em que estágio estava o câncer?

   ( ) 0   ( ) I   ( ) II   ( ) III   ( ) IV   ( ) Indeterminado   ( ) Não sei

4. Caso se aplique, em que lado do corpo estava o câncer?

   ( ) Esquerdo   ( ) Direito   ( ) Ambos   ( ) Não se aplica

5. Que tipos de tratamento contra o câncer você recebeu ou receberá?

   Cirurgia   ( ) Não   ( ) Atual   ( ) Finalizado: data (mês/ano):............................

                                            ( ) Planejado: data (mês/ano): ....

   Quimioterapia   ( ) Não   ( ) Atual   ( ) Finalizado: data (mês/ano):............................

                                            ( ) Planejado: data (mês/ano): ....

   Radioterapia   ( ) Não   ( ) Atual   ( ) Finalizado: data (mês/ano):............................

                                            ( ) Planejado: data (mês/ano): ....

Tipo de cirurgia (caso saiba):..

6. Favor fornecer quaisquer outras informações sobre seu câncer ou seu tratamento (se souber):............

....

....

Histórico médico – Geral

7. Você tem alguma outra doença no momento? (Favor marcar todas que se aplicam)

   ( ) Hipertensão

   ( ) Diabetes

   ( ) Colesterol alto

   ( ) Artrite ou dor articular

   ( ) Outra (qual?):..

continua

continuação

8. Favor listar os medicamentos e suplementos que você está usando atualmente, inclusive os medicamentos que fazem parte de seu tratamento contra o câncer, como terapia hormonal. (Favor tentar lembrar os nomes tanto quanto puder e indicar a que se destinam) ....
....
....

9. Favor indicar quaisquer lesões passadas ou presentes e explicar como elas podem limitar sua atividade física (caso se aplique)..
....
....
....

Para uso da equipe: anotações clínicas

....
....
....
....
....
....

Informações gerais

10. Qual é seu principal objetivo ao iniciar um programa de exercícios?
    ( ) Condicionamento físico
    ( ) Alcançar um objetivo particular (por exemplo, iniciar uma atividade, participar de um evento)
    (Qual?) ....
    ....
    ( ) Perder peso
    ( ) Outro (Qual?) ....

11. Você prevê algum obstáculo ao início de um programa de exercícios?
    ( ) Falta de tempo
    ( ) Falta de prazer no exercício
    ( ) Falta de autodisciplina
    ( ) Falta de equipamento
    ( ) Fadiga ou mal-estar
    ( ) Clima
    ( ) Motivo financeiro
    ( ) Outras responsabilidades (por exemplo, família, emprego, voluntariado)
    ( ) Outro (Qual?) ....

continua

continuação

12. Você tem alguma preocupação com o exercício relacionada especificamente ao câncer?

   ( ) Tipo de exercício seguro durante ou após o tratamento

   ( ) Risco de infecção no centro de exercício ou em instalações públicas

   ( ) Risco de linfedema

   ( ) Conhecimento da equipe do centro de exercícios quanto ao trabalho com sobreviventes ao câncer

   ( ) Outra (Qual?) ....

13. Que tipos de atividade física você pratica atualmente ou praticou no passado?

....
....
....

Para uso da equipe: anotações gerais

....
....
....
....
....
....
....
....
....
....
....
....

De ACSM, 2012, *ACSM's guide to exercise and cancer survivorship* (Champaign, IL: Human Kinetics). Criado por S. Neil, A. Kirkham e K. Campbell.

Frequência e Intensidade

Embora até hoje haja ampla gama de prescrições de exercícios em pesquisas, além da diversidade de tipos de câncer e seus tratamentos, o que dificultou a criação de diretrizes de exercício específicas para cada tipo de câncer ou tratamento, a "Mesa-Redonda sobre Diretrizes de Exercício para Sobreviventes ao Câncer do American College of Sports Medicine", de 2010, oferece diretrizes consensuais.[1] Essas diretrizes para sobreviventes ao câncer estão de acordo com as "Diretrizes de Atividade Física para Norte-Americanos", de 2008, do U.S. Department of Health and Human Services (U.S. DHHS).[10] Os sobreviventes ao câncer são estimulados a seguir as diretrizes do U.S. DHHS para atividade aeróbica de 150 minutos por semana de intensidade moderada ou 75 minutos de exercício de intensidade vigorosa (ou combinação equivalente). No entanto, caso os sobreviventes ao câncer não consigam seguir essas recomendações por causa de seu estado de saúde, o U.S. DHHS e as diretrizes da mesa-redonda do ACSM recomendam que eles "devem ser tão ativos quanto possibilitem suas capacidade e condição" e, de modo geral, "evitar o sedentarismo".[1,10]

Momento

O momento da intervenção – durante ou após o tratamento contra o câncer – pode influenciar o grau de melhora do condicionamento cardiorrespiratório. As pesquisas atuais sugerem que, durante o tratamento, o exercício aeróbico ajude a manter o condicionamento cardiorrespiratório ou resulte em melhorias leves, se comparado ao declínio do condicionamento de indivíduos em grupos de controle que não se exercitem.

Em um recente ensaio controlado randomizado de exercício aeróbico em sobreviventes ao câncer de mama durante tratamento quimioterápico (três dias por semana, 45 minutos por sessão a 60 a 80% de $\dot{V}O_2$máx; duração média de 17 semanas), os indivíduos nos grupos de exercício aeróbico não apresentaram alteração no condicionamento cariorrespiratório, contra uma redução do $\dot{V}O_2$máx de aproximadamente 1,5 mL/kg/min (6%) no grupo de controle.[11] Em um ensaio controlado randomizado de exercício aeróbico em sobreviventes ao câncer de mama durante tratamento radioterápico (três a cinco vezes por semana, 20 a 45 minutos por sessão, 50 a 70% da frequência cardíaca máxima durante sete semanas), o grupo de exercício aeróbico apresentou aumento de 6% (3,2 mL/kg/min) no $\dot{V}O_2$máx, contra diminuição de 5% (-0,6 mL/kg/min) do grupo de controle de alongamento.[12]

Resultados semelhantes ocorreram entre sobreviventes ao câncer de próstata sob radioterapia com ou sem terapia de privação androgênica (ADT), com declínio no $\dot{V}O_2$máx de -1,4 mL/kg/min (-5%) no grupo de controle, contra manutenção nos grupos de exercício (+0,14 mL/kg/min, 0,5%, no grupo de resistência e +0,04 mL/kg/min, 0,1%, no grupo aeróbico).[13] A intervenção de exercício aeróbico foi realizada três vezes por semana, 15 a 45 minutos por sessão, a 50 a 75% de $\dot{V}O_2$máx durante 24 semanas.

> **Mensagem a Lembrar**
> Durante o tratamento, sobreviventes ao câncer são incentivados a continuar suas atividades físicas normais, mas pode ser necessário reduzir a duração e/ou a intensidade do exercício dependendo de como eles estiverem se sentindo. Uma boa regra pode ser, no caso de um cliente acostumado a correr maratonas, ter como objetivo de exercício correr 5 a 10 km durante o tratamento.

Esse "apagamento" dos efeitos negativos do tratamento adjuvante contra o câncer (isto é, quimioterapia, radioterapia ou ambos) como resultado do exercício aeróbico (isto é, nenhuma ou pequena melhora no grupo de exercício e declínio no grupo de controle) também foi observado em outros estudos que mediram o condicionamento cardiorrespiratório usando o teste de caminhada de 12 minutos, com melhora de +38 a +328 metros nos grupos de exercício aeróbico, contra redução ou aumento menor nos grupos de controle (-91 a +42 metros).[14-18] No entanto, essa resposta pode ser diferente de acordo com o tipo de tratamento, especialmente se ele incluir quimioterapia.

Em um ensaio controlado randomizado que envolveu sobreviventes ao câncer de mama em exercícios aeróbicos no início do tratamento (com ou sem quimioterapia), o $\dot{V}O_2$máx esperado se manteve relativamente inalterado em mulheres sob quimioterapia, enquanto entre as que não fizeram esse tratamento houve melhora (1 e 3 mL/kg/min nos grupos sem e com supervisão, respectivamente).[19] Ademais, evidências recentes em sobreviventes a cânceres variados[20] e a linfomas[21] mostram que programas aeróbicos altamente estruturados que incluem intervalos de maior intensidade podem ser seguros para indivíduos sob quimioterapia, além de resultar em maiores aumentos de condicionamento cardiorrespiratório – 10% em 9 semanas nos sobreviventes a cânceres variados e aumento de 4 a 5 mL/kg/min em 12 semanas nos sobreviventes a linfomas.

O declínio observado no condicionamento cardiorrespiratório causado pelo tratamento de câncer foi atribuído a fatores como níveis reduzidos de atividade física, anemia, taquicardia, desidratação e disfunção cardíaca. Os profissionais da atividade física podem achar o Registro Semanal de Exercício e Energia (figura 4.2) útil, principalmente ao trabalhar com clientes sob tratamento de câncer. Essa ferramenta permite que os clientes acompanhem seu nível de fadiga ao longo do tempo, bem como durante as sessões de exercício. O profissional da atividade física pode utilizar essa informação para ajustar a prescrição de exercícios.

> **Mensagem a Lembrar**
> Os clientes que ainda estejam sob tratamento ativo podem ter tolerância reduzida ao exercício em dias específicos (por exemplo, no dia do tratamento ou nos dias seguintes a uma sessão de tratamento). Pode ser necessário modificar temporariamente a prescrição de exercícios nesses dias. Também vale lembrar que, conforme avança o tratamento, a tolerância ao exercício pode diminuir por causa de efeitos acumulados.

Em contrapartida, melhorias mais significativas no condicionamento aeróbico foram observadas em intervenções após o tratamento de câncer. Ensaios controlados randomizados em sobreviventes ao câncer após o tratamento revelaram melhorias no condicionamento aeróbico (medido em $\dot{V}O_2$máx) variando entre 2,2 e 7,3 mL/kg/min no grupo de exercício (7 a 19%), contra os grupos de controle que apresentaram pequena variação ou declínio de até 1,7 mL/kg/min, ou 6%.[22-27] Da mesma forma, melhoras foram observadas durante testes de caminhada de 6 minutos, 1 milha ou 2 quilômetros e em testes de bicicleta ergométrica.

Especificidade de Treinamento

O método de prescrição utilizado em pesquisas de intervenção de exercícios aeróbicos em populações com câncer variou amplamente. Os princípios de treinamento, como especificidade, sobrecarga, progressão e nível de condicionamento inicial, não foram aplicados de maneira universal. Algumas intervenções usaram programas de caminhada em casa com objetivos voltados para frequência (isto é, dias da semana) e duração (isto é, minutos por semana),[17] enquanto outros foram ajustados com base em testes de condicionamento aeróbico para determinar as cargas específicas.[2]

As primeiras pesquisas com exercícios aeróbicos para sobreviventes ao câncer foram focadas na segurança. Isso pode explicar a grande variedade de abordagens da prescrição de exercícios e os diversos resultados das intervenções. Hoje, está estabelecido que a prática de exercícios por sobreviventes ao câncer é, de modo geral, segura, como indicado pelas diretrizes do ACSM de 2010.[1] O foco das pesquisas deveria, agora, voltar-se para prescrições de exercícios desenvolvidas especificamente para obter respostas ao treinamento e fiéis a intervenções que incluam informações sobre intensidade e duração, em vez de apenas documentar a aderência. A intensidade do programa de exercícios deve ser suficientemente grande para estimular com segurança as respostas de condicionamento cardiorrespiratório e a condição funcional. As avaliações basais de condicionamento cardiorrespiratório podem facilitar a criação das prescrições de exercício mais adequadas e eficazes para sobreviventes. As diretrizes do ACSM de 2010 fornecem informações sobre avaliações médicas pré-exercício, e testes de exercício para sobreviventes ao câncer apoiam a segurança do exercício aeróbico para essa população.

Em resumo, níveis de atividade física, como o condicionamento cardiorrespiratório e a capacidade funcional, tendem a diminuir com o tratamento de câncer, principalmente quimioterapia. O objetivo geral do exercício durante o tratamento pode ser manter o condicionamento cardiorrespiratório ou a capacidade funcional em vez de melhorá-los. O período após o término do tratamento pode ser melhor para focar a melhora do condicionamento cardiorrespiratório. As recomendações específicas para criar programas de exercício adequados são apresentadas no capítulo 6. No entanto, são necessárias mais pesquisas para determinar métodos mais efetivos para sobreviventes ao câncer.

> **Mensagem a Lembrar**
> Após o tratamento de câncer, alguns sobreviventes podem querer retomar rapidamente suas atividades físicas anteriores ao diagnóstico. Após o tratamento, que geralmente demora de 6 a 12 meses, recuperar o condicionamento físico leva tempo. Para evitar a sensação de frustração ou a fadiga excessiva dos clientes durante muitos dias após a sessão de exercício, o profissional da atividade física deve iniciar o programa de exercícios de seu cliente lentamente (começando com 10 a 15 minutos por sessão) e garantir a consistência (três a cinco dias por semana) enquanto monitora a resposta e ajusta a prescrição caso necessário.

Figura 4.2 Registro semanal de exercício e energia

Nome:.. Data (dia/mês – dia/mês/ano): ....

Em cada seção, favor marcar o quadrado adequado diariamente.

Número de horas de sono esta noite	Segunda-feira	Terça-feira	Quarta-feira	Quinta-feira	Sexta-feira	Sábado	Domingo
12+							
10-11							
8-9							
6-7							
4-5							
< 4							

Como você descreveria a qualidade de seu sono esta noite?

Muito profundo							
Normal							
Agitado							
Má com interrupções							
Não dormi							

Você precisou de algum tipo de ajuda para dormir?

Sim/Não							
Qual?							

Como você descreveria a severidade da fadiga que você está sentindo hoje? (0 = Nenhuma; 10 = Severa)

0 – 10							

Como você descreveria seu interesse em atividades físicas hoje?

Muito alto							
Bom							
Baixo							
Nenhum							

Comentários:..
....
....
....
....

continua

continuação
Registro de exercício em casa

	Segunda-feira	Terça-feira	Quarta-feira	Quinta-feira	Sexta-feira	Sábado	Domingo
Atividade	Caminhada Bicicleta Outro:	Caminhada Bicicleta Outro:	Caminhada Bicicleta Outro:	Caminhada Bicicleta Outro:	Caminhada Bicicleta Outro:	Caminhada Bicicleta Outro:	Caminhada Bicicleta Outro:
Tempo (minutos)							
Frequência cardíaca média							
PSE* (6-20)							
Comentários							

	Segunda-feira	Terça-feira	Quarta-feira	Quinta-feira	Sexta-feira	Sábado	Domingo
Atividade	Caminhada Bicicleta Outro:	Caminhada Bicicleta Outro:	Caminhada Bicicleta Outro:	Caminhada Bicicleta Outro:	Caminhada Bicicleta Outro:	Caminhada Bicicleta Outro:	Caminhada Bicicleta Outro:
Tempo (minutos)							
Frequência cardíaca média							
PSE* (6-20)							
Comentários							

*Escala de percepção subjetiva de esforço
De ACSM, 2012, *ACSM's guide to exercise and cancer survivorship* (Champaign, IL: Human Kinetics).
Adaptado de T. Bompa, 2009, *Periodization training: Theory and Methodology* e Escala de Fadiga de Piper.

Força e Resistência Musculares

O treinamento de força demonstrou eficácia ao melhorar força e resistência musculares de sobreviventes ao câncer,[28] sendo a maioria das pesquisas relativas ao câncer de mama,[11, 29] próstata[30], e cabeça e pescoço.[31, 32] A força muscular é medida em 1 repetição máxima (1 RM) ou 6 a 7 repetições máximas para estimar 1 RM. Já a resistência muscular é medida pelo número de repetições de determinado peso em um tempo definido. Avaliar a força e a resistência musculares basais é importante para desenvolver o programa mais adequado e eficaz nesse contexto.

As pesquisas sobre o assunto utilizaram uma variedade de prescrições de resistência,[28] como será apresentado a seguir:

- frequência: 1 a 5 sessões por semana (em geral, 2 ou 3);
- número de exercícios: diversos números envolvendo grandes grupos musculares (em geral, 5 a 9);
- séries: 1 a 3 séries;
- repetições: 8 a 12 repetições;
- intensidade: 25 a 85% de 1 RM;
- duração do programa: 3 a 52 semanas.

As diretrizes de mesa-redonda do ACSM, de 2010, para exercícios de treinamento de força para sobreviventes ao câncer também estão de acordo com as "Diretrizes de Atividade Física para Norte-Americanos" do U.S. DHHS, de 2008.[1] Os sobreviventes ao câncer devem seguir as diretrizes do U.S. DHHS de duas ou três sessões semanais com exercícios para os principais grupos musculares,[10] de acordo com suas capacidades.

Evidências sólidas dos benefícios do treinamento de força foram observadas em sobreviventes ao câncer de mama e de próstata durante e após o tratamento da doença.[1] O papel do treinamento de força após a cirurgia de câncer de mama é controverso; tradicionalmente, os médicos aconselham que não sejam levantados mais de 4,5 kg e que as atividades repetitivas com os membros superiores sejam limitadas.[33,34] Essas limitações se destinavam a reduzir o risco de linfedema na extremidade superior, inchaço que pode afetar o braço e o tronco após a cirurgia e o tratamento de câncer de mama. Resultados de pesquisas recentes sugeriram que o treinamento de força progressivo melhora força e resistência musculares e capacidade funcional sem aumentar o risco de linfedema na extremidade superior[11, 29] ou acentuar linfedemas preexistentes.[35]

Schmitz et al. (2009)[35] estudaram sobreviventes ao câncer de mama com linfedema preexistente. O grupo de exercício apresentou aumento de força, medida em 1 RM, de 29,4% para o supino (contra 4,1% nos controles) e 32,5% para o *leg press* (contra 7,6% nos controles). No grupo de exercício foi observada melhora significativa nos sintomas de linfedema. Além disso, a agravação do linfedema foi insignificante no grupo de exercício, que também teve menos agravações que o grupo de controle. A mensagem central desse estudo foi respeitar a forma correta do exercício e progredi-lo lentamente. Para tanto, o estudo incluiu supervisão por instrutores treinados nas primeiras 13 semanas. Além disso, a intensidade começou baixa e progrediu lentamente, sendo aumentada minimamente, a fim de reduzir os riscos de agravar o linfedema. Ademais, os participantes usaram mangas de compressão durante as sessões de exercício de força e os sintomas de agravação (isto é, inchaço, sensação de peso) foram monitorados de perto.

O treinamento de força também é recomendado para sobreviventes ao câncer de próstata sob terapia de privação androgênica, que reduz os níveis de testosterona. A redução de massa e força musculares associada ao tratamento pode comprometer a função física, especialmente em homens idosos.[30,36-38] Em um estudo que comparou um programa de exercícios de força por 12 semanas a um grupo de controle sob tratamento de ADT, o grupo de exercício apresentou um aumento significativo de força (1 RM) e resistência (número de repetições de 70% de 1 RM) musculares nas partes superior e inferior do corpo, quando comparado ao grupo de controle,[36] com 11% de melhora no supino sentado de 1 RM (contra 1% nos controles) e 37% de melhora no *leg press* de 1 RM (contra 7% nos controles).

O treinamento de força também foi estudado em sobreviventes ao câncer de cabeça e pescoço. Esse tipo de treinamento nessa população pode ser especialmente importante por causa da disfunção no ombro, uma complicação amplamente reconhecida das cirurgias de dissecção do pescoço normalmente realizadas. A disfunção no ombro se deve a dano ou ressecção dos nervos espinhais acessórios e músculos circundantes, como o trapézio. Um pequeno ensaio controlado randomizado comparou um programa padrão de atendimento por 12 semanas com exercícios de amplitude de movimento, alongamento e fortalecimento dos ombros com faixas de resistência a um programa progressivo de força de 12 semanas baseado em testes individuais de força basal. Os dois grupos aumentaram a força e a resistência musculares, mas o programa progressivo e individualizado teve maiores resultados em 1 RM para a remada sentada (37% contra 15% no grupo de atendimento padrão) e o supino (45% contra 24% no grupo de atendimento padrão).[32]

Momento

A maioria dos programas de treinamento de força para indivíduos com câncer foi realizada após o tratamento e mostrou benefícios.[28] No entanto, as pesquisas sobre os benefícios do treinamento de força durante o tratamento quimioterápico são limitadas. Durante a quimioterapia, um aumento de força foi observado em sobreviventes ao câncer de mama selecionados aleatoriamente para um programa de exercícios de força em comparação com um grupo com programa de exercícios aeróbicos e um grupo de controle (o único a manter seu estilo de vida habitual).[11] Além disso, o grupo de resistência nesse estudo apresentou índice de término de quimioterapia melhor do que os dos grupos de exercício aeróbico e de controle. Apresentar um melhor índice de término de quimioterapia significa que os indivíduos tiveram maior probabilidade de receber as doses prescritas no tratamento de acordo com o cronograma, em vez de serem necessários atrasos comuns na intervenção quimioterápica. Um índice de término de quimioterapia melhor é um resultado que pode ser de especial interesse para a comunidade de oncologia clínica (isto é, os oncologistas), pois completar a dose de quimioterapia prescrita está relacionado a melhores resultados clínicos. A melhoria na força das partes superior e inferior do corpo também foi observada em sobreviventes ao câncer de próstata que participaram de um programa de resistência durante radioterapia[13] e terapia de privação androgênica.[36]

Especificidade de Treinamento

Como no caso das intervenções aeróbicas, também existem questões de especificidade para programas de resistência. Os testes basais não são amplamente utilizados. Uma abordagem genérica da prescrição de exercícios de força que não considera a força basal pode resultar em uma prescrição fácil demais (e que, portanto, resulta em melhora menos significativa) ou difícil demais (limitando as melhorias e, possivelmente, aumentando o risco de lesão).

O teste de 1 repetição máxima (1 RM) foi recentemente usado com sobreviventes ao câncer de mama, próstata, e cabeça e pescoço para determinar a prescrição adequada de um programa de exercícios.[32,35,36] Essa informação foi, então, utilizada para desenvolver a prescrição de diversas formas. A intensidade inicial para os sobreviventes ao câncer de cabeça e pescoço foi estabelecida em 25 a 30% de 1 RM e progrediu para 60 a 70% de 1 RM. O protocolo incluiu exercícios de um e dois membros (braços), porque a força foi reduzida desproporcionalmente no lado que recebeu tratamento – cirurgia ou radioterapia.[32] Esse estudo envolveu homens e mulheres, tornando a abordagem individualizada ainda mais importante do que em estudos com um único sexo. Para os sobreviventes ao câncer de mama com ou sem linfedema, o objetivo do programa feito por Schmitz et al. (2009)[35] foi progredir lentamente para evitar uma lesão aguda do braço. Foi sugerido que os danos ao braço podem ser um fator de risco de linfedema (ver capítulo 6). Os autores não definiram um limite máximo de carga.

A supervisão é outro fator-chave para a especificidade do treinamento de força. Supervisão inicial ou durante todo o estudo pode garantir que os clientes usem a forma correta e façam uma progressão adequada. É mais difícil monitorar a forma certa e a progressão adequada da força de programas em casa, o que pode limitar os ganhos em força e resistência dos clientes.

Por fim, fidelidade e conformidade com a intensidade e a progressão prescritas não foram bem documentadas na literatura, o que limita a capacidade de determinar o efeito geral esperado de programas de força para sobreviventes ao câncer. São necessárias mais pesquisas para continuar o desenvolvimento de programas de resistência praticáveis e eficazes nesse contexto.

Flexibilidade

Uma redução na amplitude de movimento após cirurgia de câncer é frequente, e o tratamento para recobrá-la é normalmente realizado por fisioterapeutas. Nesse sentido, é importante pensar no papel da flexibilidade na recuperação de tratamentos de sobreviventes da doença. Atualmente, há poucas pesquisas sobre o efeito de intervenções de exercícios na flexibilidade de sobreviventes ao câncer, mas as evidências disponíveis mostram aumento da flexibilidade das partes superior e inferior do corpo com intervenções.[6]

Além disso, outras pesquisas recentes analisaram o papel da ioga como parte da prescrição de atividade física para sobreviventes, principalmente ao câncer de mama.[39] A maioria dos estudos com ioga focaram qualidade de vida, fadiga e benefícios psicológicos. No entanto, a melhora em distâncias no teste do banco de Wells foram observadas em um primeiro estudo sobre ioga em sobreviventes ao câncer de mama após tratamento ativo.[40] De modo geral, esse componente do condicionamento físico até hoje não foi o foco das pesquisas sobre exercício para sobreviventes da doença.

Composição Corporal

As questões sobre composição corporal diferem quanto ao tipo de câncer e de tratamento. O ganho de peso é comum após o diagnóstico de câncer de mama, sobretudo em tratamentos com quimioterapia e radioterapia.[41] Parece que esse ganho de peso vem da combinação de redução do nível habitual de atividade física, aceleração da menopausa em mulheres antes pré-menopáusicas e possível efeito colateral de terapias hormonais, como os inibidores de aromatase.[42,43] Estudos sobre perda de peso em sobreviventes ao câncer de mama após o tratamento mostraram algum sucesso em curto prazo em combinações de aconselhamento dietético individual ou em grupo, e de programas comercialmente disponíveis, com ou sem exercícios. Intervenções de exercícios em sobreviventes ao câncer de mama sem componente alimentar ou perda de peso esperada resultaram em manutenção do peso, mas sem perda ou redução de IMC.[4] São necessárias mais informações para determinar o método mais eficaz de perda de peso para essa população por causa dos fatores específicos que contribuem para o ganho de peso. Ademais, o objetivo de alcançar um peso corporal saudável é normalmente postergado até o término do tratamento adjuvante.

Aumentos significativos de massa gorda e reduções de massa muscular magra foram observados de forma consistente em estudos prospectivos com homens sob terapia de privação androgênica, com aumento das chances ligado à maior duração da terapia.[44] Diminuições de força e função associada, como a velocidade de caminhada de 4 metros, têm consequências para a função física geral e o aumento concomitante de massa gorda pode causar maior risco de desenvolver síndromes metabólicas e doenças cardiovasculares.[44]

Seis estudos de intervenção com sobreviventes ao câncer de próstata apresentaram melhora no controle do peso e prevenção de aumento de massa gorda, com manutenção ou aumento de massa magra,[13,30,36,45-47] enquanto outros cinco estudos de intervenção não mostraram benefícios.[38,48-51] Um ensaio controlado randomizado com três grupos comparou os efeitos de uma intervenção de

24 semanas (grupo de atendimento normal, grupo de exercícios de força e grupo de exercícios aeróbicos) em homens com câncer de próstata, a maioria dos quais estava recebendo terapia de privação androgênica. Além de melhorar a força, a intervenção de exercícios de força também preveniu contra o aumento de gordura corporal (medida por absortometria com raios X de dupla energia) observado nos outros dois grupos. A massa magra não foi mensurada.[13] Isso sugere que o treinamento de força pode ser bastante benéfico para homens sob terapia de privação androgênica como tratamento para câncer de próstata no sentido de prevenir ou minimizar as alterações de composição corporal comumente observadas em relação a esse tratamento.

Por fim, a perda de peso e a caquexia (atrofia muscular) podem ser problemas para sobreviventes de outros tipos de câncer, como o de pulmão. Foi sugerido que o treinamento de força sozinho, ou combinado com o apoio nutricional, tem efeitos benéficos para reduzir a atrofia muscular, mas atualmente poucas pesquisas foram realizadas em sobreviventes ao câncer com caquexia.[52, 53]

Benefícios Psicológicos da Prática de Exercícios

Os aspectos psicológicos mais abordados em pesquisas sobre atividade física em sobreviventes ao câncer são qualidade de vida e fadiga. Vamos analisar esses dois aspectos mais profundamente.

Qualidade de Vida

A melhora na qualidade de vida foi observada em intervenções de exercícios em sobreviventes ao câncer de mama durante e após o tratamento,[4] medida pela versão geral da escala de avaliação funcional da terapia de câncer (FACT-G, na sigla em inglês) e pela escala específica de câncer de mama (FACT-B, na sigla em inglês). No entanto, em outras análises da literatura, vê-se que a melhora na qualidade de vida é maior ou apenas presente em intervenções após o tratamento ativo do câncer.[1] Durante o tratamento, principalmente a quimioterapia, os níveis de qualidade de vida parecem variar consideravelmente entre os indivíduos, o que pode ser responsável pela falta de melhora observada na qualidade de vida com intervenções de exercício comparadas a intervenções após o tratamento.[11]

Contudo, foram observadas melhorias na qualidade de vida em sobreviventes ao câncer de próstata que participaram de intervenções de exercícios durante o tratamento.[8] O treinamento de força amenizou o declínio da qualidade de vida, em comparação com o grupo de controle de estilo de vida normal, em dois recentes ensaios controlados randomizados com homens sob radioterapia com ou sem ADT[13] ou sob ADT exclusivamente.[38] No câncer de próstata, a qualidade de vida foi estreitamente ligada à função física. O treinamento de força pode ajudar a manter massa muscular e preservar a função física.[37]

Em estudos observacionais, também foram notadas relações diretas entre atividade física e qualidade de vida em outros grupos de sobreviventes ao câncer – a saber, mieloma múltiplo, câncer de cérebro, ovário, endométrio, bexiga, pulmão, cólon e reto e linfoma não Hodgkin.[54] Todavia, são necessários ensaios controlados randomizados nessas diversas populações para uma compreensão mais profunda da relação entre atividade física e qualidade de vida.

Fadiga

A fadiga é um efeito colateral comum do tratamento de câncer e pode continuar quando terminado. Observou-se diminuição da fadiga com o exercício em sobreviventes ao câncer,[5] especificamente ao câncer de mama.[4] No entanto, esses efeitos parecem ser mais fortes em intervenções realizadas após o tratamento.[4,5] De sete ensaios controlados randomizados com intervenções de exercícios destinados a reduzir a fadiga durante a quimioterapia, quatro relataram efeito significativo e três, inclusive o maior desses ensaios, não apresentaram efeitos.[1] Em intervenções de exercícios que avaliaram a fadiga em sobreviventes ao câncer de mama após o tratamento, dos nove ensaios controlados randomizados, quatro relataram fadiga reduzida, quatro não observaram efeito sobre a fadiga e um relatou piora da fadiga.[1]

Em contrapartida, foi indicado que tanto o treinamento de força como o exercício aeróbico amenizam o aumento de fadiga observado em sobreviventes ao câncer de próstata. Ensaios clínicos de exercício relataram uma redução da fadiga em sobreviventes ao câncer de próstata submetidos à terapia de privação androgênica (dois ensaios controlados randomizados), radioterapia (um ensaio controlado randomizado) ou ambos (um ensaio controlado randomizado), mas não foram observados efeitos em um ensaio controlado randomizado de exercícios de baixa intensidade feitos em casa.[1] A etiologia da fadiga relacionada ao câncer não é totalmente compreendida. A anemia e outros fatores devem ser controlados clinicamente. No entanto, além desses fatores, baixos níveis de energia podem levar a níveis mais baixos de atividade física, resultando em descondicionamento. Isso forma um círculo vicioso. O objetivo de intervenções de atividade física relacionadas à fadiga é manter ou melhorar a função física – quando possível – e limitar o descondicionamento ligado a ela.

Prescrições de atividade física para indivíduos com fadiga considerável podem exigir diversas alterações, inclusive as seguintes:
- progressão mais lenta, dividindo a atividade física em diversas pequenas porções ao longo do dia;
- prática da atividade física em momentos do dia em que o indivíduo tem mais energia;
- monitoramento cuidadoso dos níveis de fadiga ao longo do tempo com ajustes à prescrição caso a fadiga piore.

Outros Fatores Psicossociais

Há menos evidências quanto ao efeito da atividade física sobre outros fatores psicológicos, como ansiedade, depressão, autoestima, felicidade e imagem corporal. Algumas melhoras foram identificadas; no entanto, há fracas evidências de ensaios controlados – randomizados ou não – para intervenções durante e após o tratamento.[55]

Em um ensaio controlado randomizado (o primeiro a focar adultos com linfoma), uma intervenção de exercício por 12 semanas resultou em melhora da qualidade de vida, redução da fadiga, maior sensação de felicidade e menor sensação de depressão em comparação ao grupo de controle. Essas melhoras se mantiveram seis meses após a intervenção.[21] Ademais, elas foram semelhantes em pacientes que recebiam quimioterapia e indivíduos que já haviam terminado o tratamento ativo. Em um ensaio controlado randomizado de três grupos com sobreviventes ao câncer de mama durante a quimioterapia, observou-se aumento de autoestima nos grupos de exercício aeróbico e de exercício de força, quando comparados ao controle.[11] Esse estudo também mostrou que a melhora de fatores psicossociais pode estar associada à preferência do exercício. Apenas as pessoas que relataram preferência por treinamento de força antes da distribuição e, então, foram selecionadas no grupo de resistência melhoraram a qualidade de vida. São necessárias mais pesquisas sobre o efeito da preferência de um tipo de exercício.

De modo geral, a atividade física pode ser útil para amenizar o declínio da qualidade de vida observado no tratamento de câncer e intervenções de exercícios após o tratamento podem ter resultados melhores. Algumas melhorias em outros fatores psicossociais foram observadas, mas não de modo universal. Elas podem ser diferentes em diferentes populações de pacientes, momentos de tratamento, métodos de medição, entre outros.

> **Mensagem a Lembrar**
> Sobreviventes ao câncer podem sentir depressão ou estresse considerável. Ao prescrever um programa de exercícios, os profissionais da atividade física precisam incentivar seus clientes ou ser mais acessíveis a eles no início do programa. Um telefonema de acompanhamento, por exemplo, para um cliente que falta a uma sessão de exercício pode ser justificado.

Questões sobre Exercícios Específicos em casos de Câncer para o Sistema Corporal

O efeito de tratamentos contra o câncer sobre diversos sistemas corporais está bem documentado (ver capítulo 2). Ele pode influenciar a maneira como os sobreviventes respondem ao exercício e os tipos de exercício adequados.

Sistema Linfático

O sistema linfático pode ser perturbado por cirurgia de dissecção de linfonodo ou radioterapia. O resultado desse processo é a drenagem inadequada do fluido linfático, o que pode causar inchaço na região afetada. Os linfedemas de extremidades superiores e tronco após cirurgia de câncer de mama são os tipos mais conhecidos de linfedema, mas cirurgia no abdômen (por exemplo, para o câncer de ovário), na virilha ou na perna e cirurgia de cabeça e pescoço podem causar linfedemas nessas regiões.

A linfa é propelida pela contração rítmica de músculos lisos nas paredes dos vasos linfáticos maiores. Para aumentar o fluxo, o sistema também depende de "bombas auxiliares", como contração muscular esquelética e respiração – que aumentam com a atividade física. Assim sendo, considera-se que o exercício auxilia o fluxo linfático. O músculo esquelético funciona como uma bomba e pode melhorar a função linfática em mulheres com linfedema de extremidades superiores. Foi demonstrado que a atividade das extremidades superiores aumenta o fluxo linfático em controles saudáveis, mulheres com câncer de mama e mulheres com linfedema relacionado a câncer de mama.[56-58] Atividades físicas regulares (resistência, aeróbica ou ambas) podem ajudar o sistema linfático a lidar com os estresses de atividades diárias e de surtos de atividade, embora o mecanismo não seja claro.[35, 58] Lane et al. (2007)[58] sugerem que a atividade física regular pode resultar no desenvolvimento de novos vasos linfáticos que ajudam a drenar o fluido linfático do braço, mas são necessárias mais pesquisas nessa área.

Em sobreviventes ao câncer de mama, sete ensaios controlados randomizados sobre exercícios aeróbicos ou de resistência para a parte superior do corpo relataram que a intervenção não contribuiu para desenvolvimento ou piora da doença.[1] O maior desses ensaios testou a segurança do levantamento de peso em sobreviventes ao câncer de mama com linfedema. O grupo de exercício teve menos aumentos ou agravamento de linfedema (isto é, 14% comparados a 29% no grupo de controle). Os indivíduos no grupo de controle também precisaram de mais tratamento médico para esses agravamentos (195 tratamentos, contra 77 no grupo de exercício).[35]

Sugeriu-se o uso de luvas de compressão durante o exercício para prevenir o desenvolvimento de linfedema nas extremidades superiores. Embora nenhuma pesquisa sustente que isso é benéfico, usar uma luva de compressão pode estimular sobreviventes ao câncer de mama que estejam preocupadas sobre possíveis linfedemas a participar do exercício. Em mulheres com linfedema preexistente, foi defendido o uso de luvas de compressão durante o exercício.[35] Em um pequeno estudo piloto que analisou o volume do membro superior após um pequeno surto de atividade, os indivíduos com linfedema que usaram uma luva de compressão no braço afetado tiveram menos aumento de volume no membro afetado do que no não afetado. Isso sugere que a luva amenizou o aumento normal de volume do membro que ocorre com o exercício. Isso pode ajudar a aliviar o estresse sobre o sistema linfático do braço afetado.[59] São necessárias mais pesquisas sobre o papel das luvas de compressão durante a atividade física.

Muito menos se sabe acerca dos efeitos do exercício em linfedemas na extremidade inferior ou na face e, até hoje, não há evidências de que exercícios aeróbicos ou de resistência reduzem o risco de linfedema ou agravam linfedemas existentes nessas regiões. Uma compreensão mais profunda do papel do exercício em linfedemas de extremidade inferior pode ser especialmente relevante para sobreviventes a cânceres ginecológicos e para outros que tenham tido linfonodos removidos ou recebido radioterapia em linfonodos da virilha.[1]

> **Mensagem a Lembrar**
> Muitos sobreviventes ao câncer de mama se preocupam com o desenvolvimento de linfedemas. Os profissionais da atividade física devem questionar seus clientes sobre quaisquer sintomas novos de peso, dor ou inchaço no braço do lado da cirurgia. Se houver novos sintomas, os clientes devem consultar um médico ou especialista em linfedema antes de continuar o treinamento de força.

Sistema Imunológico

A supressão imunológica é comum no tratamento de câncer, principalmente na quimioterapia. Algumas pessoas temem que o exercício, sobretudo de maior intensidade, possa agravar a imunossupressão e, assim, atrasar o cronograma de tratamento e aumentar a suscetibilidade à infecção. A relação em J invertido entre a intensidade de treinamento e a função imunológica sugere uma redução desta por causa do *overtraining*, do exercício exaustivo ou de ambos em atletas.[60] No entanto, as pesquisas a respeito do efeito do exercício sobre o sistema imunológico de sobreviventes ao câncer são limitadas.

Dois ensaios controlados randomizados analisaram o efeito do exercício sobre a função imunológica em sobreviventes ao câncer de mama após o tratamento. Um deles não apresentou diferença na concentração de linfócitos no sangue ou na atividade citotóxica de células *natural killers* (NK) após uma intervenção mista (com exercícios aeróbicos e de força) de oito semanas,[61] ao passo que o outro relatou melhora significativa na atividade das células NK após uma intervenção aeróbica de 15 semanas.[62]

A função imunológica é especialmente importante para os indivíduos submetidos a altas doses de quimioterapia e transplante de células-tronco hematopoiéticas (TCTH) como parte do tratamento de câncer. Evidências iniciais de um ensaio controlado não randomizado sugerem que um programa de exercício aeróbico e resistência de três meses após o transplante não colaborou para uma recuperação mais rápida de parâmetros imunológicos, mas também não atrapalhou o processo em comparação com o grupo de controle.[63] Quando ensaios controlados randomizados e outros tipos de estudo também são considerados, os resultados gerais foram desiguais, sem alterações na função imunológica ou sem melhora de alguns aspectos dessa função (por exemplo, atividade citotóxica de células NK, função monocítica, proporção de granulócitos em circulação e duração da neutropenia) com treinamento aeróbico ou de força durante ou após o tratamento.[6,7,28,64] No entanto, a maioria das intervenções se focou em exercícios de intensidade moderada. Assim sendo, há poucas pesquisas sobre o efeito de maiores volume e intensidade da atividade física em sobreviventes ao câncer, sendo que ambos os fatores foram relacionados à imunossupressão em atletas.

> **Mensagem a Lembrar**
> Sobretudo durante o tratamento, os sobreviventes ao câncer são fortemente aconselhados a evitar situações que os exponham ao risco de infecção. Os profissionais da atividade física devem garantir que o local da prática de exercícios esteja limpo e que as medidas de controle de infecção – limpar o equipamento depois do uso de um cliente e evitar que os sobreviventes tenham contato com pessoas com resfriados e tosses – sejam seguidas à risca. Se o programa é realizado em uma academia pública, períodos reservados aos sobreviventes ao câncer evitarão interações com o público em geral.

Sistema Cardiovascular

Os sobreviventes ao câncer podem ter maior risco de desenvolver ou piorar doenças crônicas preexistentes, a exemplo da doença cardiovascular (DCV), como resultado de estilo de vida sedentário antes do diagnóstico ou diminuição na atividade física após o tratamento. Ademais, atualmente há a preocupação de que tratamentos hormonais – como o de inibidores de aromatase em sobreviventes ao câncer de mama e a terapia de privação androgênica em sobreviventes ao câncer de próstata – podem causar resistência à insulina, síndrome metabólica e níveis de colesterol prejudiciais. O aumento do risco de síndrome metabólica também está sendo documentado nos sobreviventes a cânceres infantis.

Os pesquisadores que realizam intervenções de atividade física aeróbica em sobreviventes ao câncer de mama observaram melhora dos fatores de risco de DCV, como o condicionamento cardiorrespiratório[4,5,7,55] e os níveis de proteína C-reativa – indicador de inflamação sistêmica – no sangue,[65] com tendência à redução da frequência cardíaca de repouso e da pressão arterial sistólica.[65] Embora essas descobertas possam ter consequências para o risco de doença cardiovascular em sobreviventes ao câncer, são necessárias mais pesquisas sobre o papel do exercício para neutralizar esses efeitos colaterais.

O tratamento contra o câncer também pode provocar efeitos nocivos ao próprio coração. Observa-se que os agentes quimioterápicos usados com frequência, principalmente antraciclinas, são cardiotóxicos (isto é, são nocivos ao coração e à sua função), causando danos ao miocárdio e, assim, afetando a contratilidade do órgão. Além disso, as terapias biológicas mais recentes como o trastuzumab (ou Herceptin) também estão relacionadas ao aumento da cardiotoxicidade. É comum serem realizados ecocardiogramas antes, durante e depois do tratamento quimioterápico para monitorar os efeitos dessas drogas sobre a função cardíaca, sobretudo a fração de ejeção do ventrículo esquerdo (FEVE) (isto é, a porcentagem de sangue expelida pelo ventrículo esquerdo durante a contração sistólica).[66] A incidência de cardiotoxicidade com antraciclinas é relatada como menos de 10%, com maior risco entre idosos (mais de 65 anos) e indivíduos submetidos a doses mais elevadas dos agentes.[67]

Os profissionais da atividade física devem observar se seus clientes receberam tratamentos contra o câncer que podem afetar sua função cardíaca. Além disso, alguns clientes podem estar cientes que sua função cardíaca foi afetada pelo tratamento; no entanto, a cardiotoxicidade normalmente é assintomática. Embora isso não seja proibitivo para a prática de exercícios, os profissionais da atividade física devem identificar os sinais de insuficiência cardíaca e individualizar as intervenções de exercício para esses casos.

Houve poucas pesquisas relativas à capacidade da atividade física de neutralizar a cardiotoxicidade induzida pelo tratamento. Embora a atividade física aeróbica tenha sido eficaz em reverter o remodelamento do ventrículo esquerdo em pacientes com insuficiência cardíaca, um estudo recente sobre atividade aeróbica em mulheres com câncer de mama sob trastuzumab adjuvante não conseguiu demonstrar redução dimensional ou funcional (isto é, fração de ejeção) dessa região cardíaca.[68] De modo geral, são necessárias mais pesquisas para que se compreenda melhor o papel da atividade física na diminuição de fatores de risco de DCV e neutralização de cardiotoxicidade induzida pelo tratamento em sobreviventes ao câncer de mama.

Sistema Nervoso

O efeito neurológico mais comum do tratamento contra o câncer é a neuropatia periférica induzida por quimioterapia. Apesar de o mecanismo não ser bem compreendido, algumas drogas quimioterápicas podem causar danos aos nervos periféricos. Isso normalmente ocorre em nervos sensoriais e começa nos nervos mais longos (isto é, os dos pés e dos dedos dos pés).[69] A seguir, estão listados alguns sintomas comuns:

- dormência ou redução de sensitividade;
- sensação de dor, como queimação ou formigamento;
- aumento de sensibilidade a estímulos não dolorosos.

Não há evidências de que a atividade física possa melhorar esses sintomas. As neuropatias periféricas nos pés podem prejudicar o equilíbrio como resultado de redução da sensação ou propriocepção e podem aumentar o risco de quedas durante a prática de exercícios. As neuropatias também afetam as mãos e os dedos das mãos e podem tornar difícil e doloroso segurar objetos pesados. Dependendo da agressividade de uma neuropatia, pode ser necessário que os exercícios sejam individualizados. Os sobreviventes ao câncer com neuropatias nos pés devem ter cuidado ao realizar atividades de sustentação do peso (por exemplo, caminhar na esteira ergométrica). Bicicletas ergométricas, *steppers* e ergômetros reclinados são boas modalidades de exercício para pessoas com perda de equilíbrio, perda de capacidade sensorial ou dor nas extremidades inferiores. Os sobreviventes ao câncer com neuropatias severas nas mãos e nos dedos podem precisar de acompanhamento ao levantar peso.

Além disso, indivíduos com câncer primário no cérebro, metástase no cérebro ou tumor que afete a medula espinhal (por exemplo, compressão da medula espinhal) podem ter prejudicada a capacidade de praticar atividades físicas. Pessoas nessas condições podem ter o equilíbrio, o processamento cognitivo e a deambulação afetados, com consequente risco de queda. Essa questão está além da abrangência deste capítulo.

Sistema Hematológico

Acredita-se que o exercício físico promova melhora da resposta hematológica, a exemplo do nível de hemoglobina elevado; contudo, as respostas observadas são heterogêneas na população como um todo. A anemia (isto é, deficiência na quantidade de hemoglobina que carrega oxigênio nas células vermelhas do sangue) é um efeito colateral comum do tratamento de câncer e pode provocar fadiga e reduzir a função física. A neutropenia (isto é, a redução de neutrófilos, que são as células brancas do sangue, importantes no combate a infecções) é outro efeito colateral comum de tratamentos contra o câncer, além da redução do nível de plaquetas (trombopenia). A prática de exercícios pode ter um papel junto a essas questões hematológicas em sobreviventes ao câncer; no entanto, as pesquisas, hoje, são limitadas.

Dimeo et al. (2006)[70] compararam indivíduos que recebiam altas doses de quimioterapia e transplante de células-tronco; um grupo usou bicicletas ergométricas acopladas a suas camas (30 minutos por dia) e o outro grupo não realizou exercícios. O grupo de exercício apresentou redução da duração de neutropenia e trombopenia, bem como menos dias de internação hospitalar. Em um pequeno ensaio controlado randomizado durante tratamento radioterápico, sobreviventes ao câncer de mama na intervenção com exercícios aeróbicos apresentaram aumento de 6,3% no $\dot{V}O_2$máx, contra 4,6% de redução em indivíduos no grupo de controle só com alongamento. O grupo de exercício também apresentou aumento da contagem de células vermelhas, hematócrito e hemoglobina, enquanto no grupo de controle foi observada redução dessas medições.[71]

Um pequeno ensaio controlado randomizado com sobreviventes ao câncer de mama após o tratamento não mostrou alteração da concentração de hemoglobinas – ou hematócrito – durante uma intervenção de oito semanas com exercícios aeróbicos e de força em comparação com o controle.[25] Parece justificada a necessidade de mais pesquisas sobre o papel do exercício em fatores hematológicos e na relação que essas respostas possam ter com decisões relativas ao tratamento (bem como resultados fisiológicos e psicológicos).

Efeitos de Medicamentos ou Tratamentos contra o Câncer sobre a Criação de um Programa de Exercícios

Os sobreviventes ao câncer podem enfrentar desafios adicionais na realização de programas de exercícios relacionados especificamente ao tratamento de câncer ou a medicamentos contínuos que frequentemente são prescritos a eles após quimioterapia ou radioterapia. Três questões das quais os especialistas do exercício devem estar cientes envolvem (1) sintomas termorregulatórios (ou vasomotores) associados a mudanças repentinas nos níveis hormonais; (2) efeitos musculoesqueléticos que podem provocar dores nas articulações; e (3) questões de saúde óssea e possível aumento do risco de osteopenia e osteoporose.

Sintomas Termorregulatórios ou Vasomotores

As ondas de calor são um efeito colateral comum de mudanças abruptas nos níveis hormonais (isto é, a menopausa precoce em mulheres sob tratamento para o câncer de mama ou a ablação clínica ou cirúrgica em homens sob tratamento para o câncer de próstata). Trata-se de sensações repentinas de calor, suor súbito e mudança na coloração da pele (para rosa ou vermelho). A terapia de reposição hormonal é bastante eficaz no alívio de sintomas vasomotores relacionados à menopausa, mas é contraindicada para sobreviventes ao câncer de mama.[72]

As pesquisas sobre o papel da atividade física no alívio desses sintomas são limitadas. Estudos observacionais com indivíduos sem câncer sugerem que mulheres fisicamente mais ativas relatam menos ondas de calor.[73] No entanto, estudos com intervenção de exercício em mulheres pós-menopáusicas apresentaram resultados contraditórios,[74] sendo que alguns relataram aumento da severidade das ondas de calor no grupo de exercício em comparação ao grupo de controle.[75]

Esse aumento dos sintomas foi atribuído a uma elevação da temperatura corporal durante o exercício e maior redução dos níveis sistêmicos do hormônio feminino estrógeno como consequência da perda de peso durante o estudo. Mulheres pós-menopáusicas convertem outros hormônios esteroides em estrógeno no tecido adiposo. A perda de gordura corporal pode levar a uma maior redução dos níveis de estrógeno, agravando as ondas de calor. As pesquisas sobre ondas de calor em homens – causadas pela redução de testosterona com a idade ou como consequência da ADT – são muito limitadas e não há estudos de intervenção com atividade física.

Os profissionais da atividade física devem explicar a seus clientes os efeitos negativos que a alta temperatura ambiente, a umidade relativa e a vestimenta pesada podem ter sobre a resposta e a tolerância ao exercício e às ondas de calor.[76] Acredita-se que a temperatura ambiente contribua para a frequência e a agressividade das ondas de calor, de modo que o acesso a ventiladores ou a ar-condicionado pode ser útil para neutralizar a elevação da temperatura corporal associada à atividade física. Além disso, roupas e materiais folgados que permitam a circulação de ar em torno da pele também podem ser úteis.

Efeitos Musculoesqueléticos

A artralgia, ou dor nas articulações, é um efeito colateral bastante relatado em muitos tipos de tratamento contra o câncer, inclusive com drogas quimioterápicas (como taxanos, ciclofosfamidas e cisplatina), fatores estimuladores de colônias de microorganismos (usados para tratar a neutropenia) e terapias hormonais (especialmente inibidores de aromatase como anastrozol, letrozol e exemestano, amplamente utilizados no tratamento de câncer de mama). A causa das dores nas articulações com esses agentes não é bem compreendida; no entanto, no caso dos inibidores de aromatase, a deficiência estrogênica resultante é considerada uma causa, e isso está sendo estudado. Os tratamentos farmacêuticos, com drogas anti-inflamatórias não esteroides (isto é, ibuprofeno) para aliviar a dor, têm sido usados com frequência, mas têm efeitos colaterais.[77] Em populações não cancerosas (isto é, indivíduos com osteoartrite ou fibromialgia), foi mostrado que o exercício alivia a dor nas articulações, embora o mecanismo não seja claro.[78] Como consequência, sugere-se a prática de exercícios como possível tratamento da dor articular relacionada ao câncer; no entanto, ainda não há dados de ensaios aleatórios. Ao prescrever exercícios para indivíduos com dor articular relacionada ao câncer, profissionais da atividade física devem usar as prescrições genéricas de treinamento aeróbico e de força para esses casos. Também devem monitorar as respostas de seus clientes aos exercícios e adaptar adequadamente a dose (isto é, volume e intensidade) e o tipo de atividade para não piorar a dor articular. Além disso, pelo fato de a dor articular poder ser consequência de uma metástase óssea, um novo princípio de dor articular deve ser examinado antes de dar continuidade à prática de exercícios.

Saúde Óssea

A perda óssea é uma preocupação potencial para sobreviventes ao câncer (sobretudo para sobreviventes a cânceres de mama e de próstata sob tratamento hormonal). A densidade mineral óssea é menor em homens sob terapia de privação androgênica para câncer de próstata do que em controles de mesma idade. A gravidade da perda óssea aumenta com a duração da terapia de privação androgênica.[44] A menopausa precoce e a terapia hormonal provocam o aumento dos níveis de osteoporose e osteopenia em sobreviventes ao câncer de mama.[79,80] Os tratamentos farmacêuticos para amenizar a perda óssea, como bifosfonatos, embora altamente eficazes, estão associados a efeitos colaterais como indigestão. As atividades de sustentação do peso têm papel importante durante a vida na saúde óssea por promover aumento da densidade mineral óssea. Sobrecargas mecânicas aplicadas aos ossos estimulam a preservação dos minerais existentes e a aposição de novos minerais ósseos. Ademais, melhorando a força muscular e a função física, o exercício pode ajudar na prevenção de quedas em indivíduos com osteopenia ou osteoporose.[81]

Dois ensaios controlados randomizados em sobreviventes ao câncer de mama mostraram que a atividade aeróbica de intensidade moderada atenuou a perda óssea na medula ou em todo o corpo identificada no grupo de controle de atendimento normal.[14, 82] Dois recentes ensaios controlados randomizados analisaram os efeitos do exercício comparado ou adicionado ao tratamento com bifosfonato.[83,84] Em um ensaio controlado randomizado de 24 meses, sobreviventes ao câncer de mama pós-menopáusicas (n = 249) foram distribuídas em dois grupos: um recebeu apenas medicamento (uma combinação de um bifosfonato chamado risedronato com cálcio e vitamina D); o outro medicamento e treinamento de força desenvolvida para trabalhar coluna, quadril e antebraço. Foram observadas melhoras na densidade mineral óssea em ambos os grupos. Houve maior aumento no grupo de medicamento com treinamento de força em comparação com o grupo que recebeu apenas medicamento, mas esse aumento não foi estatisticamente significativo.[84] O segundo estudo foi um ensaio controlado randomizado de 12 meses em mulheres sob quimioterapia para câncer de mama (n = 62); um grupo recebeu ácido zoledrônico (um bifosfonato intravenoso) e o outro realizou um programa de atividade física aeróbica em casa (principalmente caminhada). Além disso, todos os participantes receberam cálcio e vitamina D.[83] O grupo que recebeu bifosfonato manteve a densidade óssea, enquanto o grupo de atividade aeróbica apresentou declínios significativos. No entanto, a fidelidade à intervenção prescrita, à escolha do tipo de intervenção e à intensidade da atividade física nesses ensaios podem ter sido insuficientes para provocar uma resposta esquelética. A maioria dos outros estudos que relataram resultados relativos à saúde óssea não escolheram intervenções focadas especificamente nesse aspecto, mas o analisaram como resultado secundário.

O papel da atividade física – unicamente ou combinada a medicamentos – na promoção da saúde óssea é um campo importante de pesquisas futuras. Os resultados preliminares sugerem que exercícios de sustentação do peso possam melhorar a saúde óssea em sobreviventes a cânceres de mama e de próstata. Na ausência de descobertas conclusivas em sobreviventes ao câncer, os profissionais da atividade física devem seguir as recomendações definidas no posicionamento do ACSM sobre saúde óssea.[85]

Resumo

Pesquisas sugerem que a atividade física é, em geral, segura e eficaz para sobreviventes ao câncer. O(s) objetivo(s) da atividade física prescrita e de outras prescrições associadas pode(m) diferir conforme o momento do tratamento, o tipo de câncer e dos efeitos colaterais agudos ou de longo prazo do tratamento. No entanto, de modo geral, os sobreviventes ao câncer podem ter benefícios fisiológicos e psicológicos à saúde sendo fisicamente ativos. Promover a atividade física entre a população de sobreviventes é especialmente importante porque os níveis de atividade tendem a diminuir com o diagnóstico. No entanto, são necessárias mais pesquisas para (1) determinar métodos ideais de exame e prescrição para sobreviventes; (2) compreender o papel da atividade física em outros tipos de câncer, além dos cânceres de mama e de próstata; e (3) abordar o papel da atividade física nos efeitos colaterais agudos e de longo prazo conforme os tratamentos contra o câncer continuem a evoluir.

Referências

1. Schmitz KH, Courneya KS, Matthews C, Demark-Wahnefried W, Galvao DA, Pinto BM, et al. American College of Sports Medicine roundtable on exercise guidelines for cancer survivors. *Med Sci Sports Exerc.* 2010; 42(7): 1409-1426.
2. Clinical guidelines on the identification, evaluation, and treatment of overweight and obesity in adults: The evidence report. National Institutes of Health. *Obes Res.* 1998; 6 Suppl 2: 51S-209S.
3. Thompson WR, Gordon NF, Pescatello LS, eds. *ACSM's Guidelines for Exercise Testing and Prescription.* 8th ed. Baltimore: Wolters Kluwer Lippincott Williams & Wilkins; 2009.
4. McNeely ML, Campbell KL, Rowe BH, Klassen TP, Mackey JR, Courneya KS. Effects of exercise on breast cancer patients and survivors: A systematic review and meta-analysis. *CMAJ.* 2006; 175(1): 34-41.
5. Conn VS, Hafdahl AR, Porock DC, McDaniel R, Nielsen PJ. A meta-analysis of exercise interventions among people treated for cancer. *Support Care Cancer.* 2006; 14(7): 699-712.
6. Speck RM, Courneya KS, Masse LC, Duval S, Schmitz KH. An update of controlled physical activity trials in cancer survivors: A systematic review and metaanalysis. *J Cancer Surviv.* 2010; e-pub.
7. Markes M, Brockow T, Resch KL. Exercise for women receiving adjuvant therapy for breast cancer. *Cochrane Database Syst Rev.* 2006; (4): CD005001.
8. Thorsen L, Courneya KS, Stevinson C, Fossa SD. A systematic review of physical activity in prostate cancer survivors: Outcomes, prevalence, and determinants. *Support Care Cancer.* 2008; 16(9): 987-997.
9. Liu RD, Chinapaw MJ, Huijgens PC, van Mechelen W. Physical exercise interventions in haematological cancer patients, feasible to conduct but effectiveness to be established: A systematic literature review. *Cancer Treat Rev.* 2009; 35(2): 185-192.
10. Committee. PAGA. Physical Activity Guidelines Advisory Committee Report. In: *Services* UDHHS, ed. Washington, DC; 2008.
11. Courneya KS, Segal RJ, Mackey JR, Gelmon K, Reid RD, Friedenreich CM, et al. Effects of aerobic and resistance exercise in breast cancer patients receiving adjuvant chemotherapy: A multicenter randomized controlled trial. *J Clin Oncol.* 2007; 25(28): 4396-4404.
12. Drouin JS, Armstrong H, Krause S, Orr J, Birk TJ, Hryniuk WM. Effects of aerobic exercise training on peak aerobic capacity, fatigue and psychological factors during radiation for breast cancer. *Rehab Oncol.* 2005; 23(1): 11-17.
13. Segal RJ, Reid RD, Courneya KS, Sigal RJ, Kenny GP, Prud'Homme DG, et al. Randomized controlled trial of resistance or aerobic exercise in men receiving radiation therapy for prostate cancer. *J Clin Oncol.* 2009; 27(3): 344-351.
14. Schwartz AL, Winters-Stone K, Gallucci B. Exercise effects on bone mineral density in women with breast cancer receiving adjuvant chemotherapy. *Oncol Nurs Forum.* 2007; 34(3): 627-633.
15. Campbell A, Mutrie N, White F, McGuire F, Kearney N. A pilot study of a supervised group exercise programme as a rehabilitation treatment for women with breast cancer receiving adjuvant treatment. *Eur J Oncol Nurs.* 2005; 9(1): 56-63.
16. Mock V, Burke MB, Sheehan P, Creaton EM, Winningham ML, McKenney-Tedder S, et al.

A nursing rehabilitation program for women with breast cancer receiving adjuvant chemotherapy. *Oncology Nursing Forum.* 1994; 21(5): 899-907; discussion 908.

17. Mock V, Frangakis C, Davidson NE, Ropka ME, Pickett M, Poniatowski B, et al. Exercise manages fatigue during breast cancer treatment: A randomized controlled trial. *Psycho-Oncology.* 2005; 14(6): 464-477.

18. Mutrie N, Campbell AM, Whyte F, McConnachie A, Emslie C, Lee L, et al. Benefits of supervised group exercise programme for women being treated for early stage breast cancer: Pragmatic randomised controlled trial. *BMJ.* 2007; 334(7592): 517.

19. Segal R, Evans W, Johnson D, Smith J, Colletta S, Grayton J, et al. Structured exercise improved physical functioning in women with stage I and II breast cancer: Results of a randomized controlled trial. *J Clin Oncol.* 2001; 19(3): 657-665.

20. Adamsen L, Quist M, Andersen C, Moller T, Herrstedt J, Kronborg D, et al. Effect of a multimodal high intensity exercise intervention in cancer patients undergoing chemotherapy: A randomised controlled trial. *BMJ.* 2009; 339: b3410.

21. Courneya KS, Sellar CM, Stevinson C, McNeely ML, Peddle CJ, Friedenreich CM, et al. Randomized controlled trial of the effects of aerobic exercise on physical functioning and quality of life in lymphoma patients. *J Clin Oncol.* 2009; 27(27): 4605-4612.

22. Burnham TR, Wilcox A. Effects of exercise on physiological and psychological variables in cancer survivors. *Med Sci Sports Exerc.* 2002; 34(12): 1863-1867.

23. Courneya KS, Mackay JR, Bell GJ, Jones LW, Field CJ, Fairey AS. Randomized controlled trial of exercise training in postmenopausal breast cancer survivors: Cardiopulmonary and quality of life outcomes. *J Clin Oncol.* 2003; 21(9): 1660-1668.

24. Daley AJ, Crank H, Saxton JM, Mutrie N, Coleman R, Roalfe A. Randomized trial of exercise therapy in women treated for breast cancer. *J Clin Oncol.* 2007; 25(13): 1713-1721.

25. Herrero F, San Juan AF, Fleck SJ, Balmer J, Perez M, Canete S, et al. Combined aerobic and resistance training in breast cancer survivors: A randomized, controlled pilot trial. *Int J Sports Med,* 2006; 27(7): 573-580.

26. Rogers LQ, Hopkins-Price P, Vicari S, Pamenter R, Courneya KS, Markwell S, et al. A randomized trial to increase physical activity in breast cancer survivors. *Med Sci Sports Exerc.* 2009; 41(4): 935-946.

27. Thorsen L, Skovlund E, Stromme SB, Hornslien K, Dahl AA, Fossa SD. Effectiveness of physical activity on cardiorespiratory fitness and health-related quality of life in young and middle-aged cancer patients shortly after chemotherapy. *J Clin Oncol.* 2005; 23(10): 2378-2388.

28. De Backer IC, Schep G, Backx FJ, Vreugdenhil G, Kuipers H. Resistance training in cancer survivors: A systematic review. *Int J Sports Med.* 2009; 30(10): 703-712.

29. Cheema B, Gaul CA, Lane K, Fiatarone Singh MA. Progressive resistance training in breast cancer: A systematic review of clinical trials. *Breast Cancer Res Treat.* 2008; 109(1): 9-26.

30. Galvao DA, Nosaka K, Taaffe DR, Spry N, Kristjanson LJ, McGuigan MR, et al. Resistance training and reduction of treatment side effects in prostate cancer patients. *Med Sci Sports Exerc.* 2006; 38(12): 2045-2052.

31. McNeely ML, Parliament M, Courneya KS, Seikaly H, Jha N, Scrimger R, et al. A pilot study of a randomized controlled trial to evaluate the effects of progressive resistance exercise training on shoulder dysfunction

caused by spinal accessory neurapraxia/neurectomy in head and neck cancer survivors. *Head Neck.* 2004; 26(6): 518-530.
32. McNeely ML, Parliament MB, Seikaly H, Jha N, Magee DJ, Haykowsky MJ, et al. Effect of exercise on upper extremity pain and dysfunction in head and neck cancer survivors: A randomized controlled trial. *Cancer.* 2008; 113(1): 214-222.
33. Harris SR, Niesen-Vertommen SL. Challenging the myth of exercise-induced lymphedema following breast cancer: A series of case reports. *Journal of Surgl Oncol.* 2000; 74: 95-99.
34. Lane K, Jespersen D, McKenzie DC. The effect of a whole body exercise programme and dragon boat training on arm volume and arm circumference in women treated for breast cancer. *Eur J Cancer Care (Engl).* 2005; 14(4): 353-358.
35. Schmitz KH, Ahmed RL, Troxel A, Cheville A, Smith R, Lewis-Grant L, et al. Weight lifting in women with breast-cancer-related lymphedema. *N Engl J Med.* 2009; 361(7): 664-673.
36. Galvao DA, Taaffe DR, Spry N, Joseph D, Newton RU. Combined resistance and aerobic exercise program reverses muscle loss in men undergoing androgen suppression therapy for prostate cancer without bone metastases: A randomized controlled trial. *J Clin Oncol.* 2010; 28(2): 340-347.
37. Galvao DA, Taaffe DR, Spry N, Newton RU. Exercise can prevent and even reverse adverse effects of androgen suppression treatment in men with prostate cancer. *Prostate Cancer Prostatic Dis.* 2007; 10(4): 340-346.
38. Segal RJ, Reid RD, Courneya KS, Malone SC, Parliament MB, Scott CG, et al. Resistance exercise in men receiving androgen deprivation therapy for prostate cancer. *J Clin Oncol.* 2003; 21(9): 1653-1659.
39. Smith KB, Pukall CF. An evidence-based review of yoga as a complementary intervention for patients with cancer. *Psycho-Oncology.* 2009; 18(5): 465-475.
40. Culos-Reed SN, Carlson LE, Daroux LM, Hately- Aldous S. A pilot study of yoga for breast cancer survivors: Physical and psychological benefits. *Psycho-Oncology.* 2006; 15(10): 891-897.
41. Ingram C, Brown JK. Patterns of weight and body composition change in premenopausal women with early stage breast cancer: Has weight gain been overestimated? *Cancer Nurs.* 2004; 27(6): 483-490.
42. Garreau JR, Delamelena T, Walts D, Karamlou K, Johnson N. Side effects of aromatase inhibitors versus tamoxifen: The patients' perspective. *Am J Surg.* 2006; 192(4): 496-498.
43. Ingram C, Courneya KS, Kingston D. The effects of exercise on body weight and composition in breast cancer survivors: An integrative systematic review. *Oncol Nurs Forum.* 2006; 33(5): 937-947; quiz 948-950.
44. Harle LK, Maggio M, Shahani S, Braga-Basaria M, Basaria S. Endocrine complications of androgendeprivation therapy in men with prostate cancer. *Clin Adv Hematol Oncol.* 2006; 4(9): 687-696.
45. Culos-Reed SN, Robinson JW, Lau H, Stephenson L, Keats M, Norris S, et al. Physical activity for men receiving androgen deprivation therapy for prostate cancer: Benefits from a 16-week intervention. *Support Care Cancer.* 2010; 18(5): 591-599.
46. Demark-Wahnefried W, Clipp EC, Lipkus IM, Lobach D, Snyder DC, Sloane R, et al. Main outcomes of the FRESH START trial: A sequentially tailored, diet and exercise mailed print intervention among breast and prostate cancer survivors. *J Clin Oncol.* 2007; 25(19): 2709-2718.

47. Morey MC, Snyder DC, Sloane R, Cohen HJ, Peterson B, Hartman TJ, et al. Effects of home-based diet and exercise on functional outcomes among older, overweight long-term cancer survivors: RENEW: A randomized controlled trial. *JAMA.* 2009; 301(18): 1883-1891.

48. Carmack Taylor CL, Demoor C, Smith MA, Dunn AL, Basen-Engquist K, Nielsen I, et al. Active for Life After Cancer: A randomized trial examining a lifestyle physical activity program for prostate cancer patients. *Psycho-Oncology* 2006; 15(10): 847-862.

49. Culos-Reed SN, Robinson JL, Lau H, O'Connor K, Keats MR. Benefits of a physical activity intervention for men with prostate cancer. *J Sport Exerc Psychol.* 2007; 29(1): 118-127.

50. Demark-Wahnefried W, Clipp EC, Morey MC, Pieper CF, Sloane R, Snyder DC, et al. Lifestyle intervention development study to improve physical function in older adults with cancer: Outcomes from Project LEAD. *J Clin Oncol.* 2006; 24(21): 3465-3473.

51. Windsor PM, Nicol KF, Potter J. A randomized, controlled trial of aerobic exercise for treatment-related fatigue in men receiving radical external beam radiotherapy for localized prostate carcinoma. *Cancer.* 2004; 101(3): 550-557.

52. Mourtzakis M, Bedbrook M. Muscle atrophy in cancer: A role for nutrition and exercise. *Appl Physiol Nutr Metab.* 2009; 34(5): 950-956.

53. Little JP, Phillips SM. Resistance exercise and nutrition to counteract muscle wasting. *Appl Physiol Nutr Metab.* 2009; 34(5): 817-828.

54. Speed-Andrews AE, Courneya KS. Effects of exercise on quality of life and prognosis in cancer survivors. *Curr Sports Med Rep.* 2009; 8(4): 176-181.

55. Schmitz KH, Holtzman J, Courneya KS, Masse LC, Duval S, Kane R. Controlled physical activity trials in cancer survivors: A systematic review and metaanalysis. *Cancer Epidemiol Biomarkers Prev.* 2005; 14(7): 1588-1595.

56. Lane K, Worsley D, McKenzie D. Exercise and the lymphatic system: Implications for breast-cancer survivors. *Sports Med.* 2005; 35(6): 461-471.

57. Lane K, Worsley D, McKenzie DC. Lymphoscintigraphy to evaluate the effects of dynamic and isometric exercise on radioisotope clearance from the hands of healthy females. *Canadian J Appl Physiol.* 2003; 28(Suppl): S74.

58. Lane KN, Dolan LB, Worsley D, McKenzie DC. Upper extremity lymphatic function at rest and during exercise in breast cancer survivors with and without lymphedema compared with healthy controls. *J Appl Physiol.* 2007; 103(3): 917-925.

59. McNeely ML, Campbell KL, Courneya KS, Mackay JR. Effect of acute exercise on upper-limb volume in breast cancer survivors: A pilot study. *Physiotherapy Canada.* 2009; 61(4): 244-251.

60. Woods JA, Davis JM, Smith JA, Nieman DC. Exercise and cellular innate immune function. *Med Sci Sports Exerc.* 1999; 31(1): 57-66.

61. Nieman DC, Cook VD, Henson DA, Suttles J, Rejeski WJ, Ribisl PM, et al. Moderate exercise training and natural killer cell cytotoxic activity in breast cancer patients. *Int J Sports Med.* 1995; 16(5): 334-337.

62. Fairey AS, Courneya KS, Field CJ, Bell GJ, Jones LW, Mackey JR. Randomized controlled trial of exercise and blood immune function in postmenopausal breast cancer survivors. *J Appl Physiol.* 2005; 98(4): 1534-1540.

63. Hayes SC, Rowbottom D, Davies PS, Parker TW, Bashford J. Immunological changes after cancer treatment and participation in an exercise program. *Med Sci Sports Exerc.* 2003; 35(1): 2-9.

64. Fairey AS, Courneya KS, Field CJ, Mackey JR. Physical exercise and immune system function in cancer survivors: A comprehensive review and future directions. *Cancer.* 2002; 94(2): 539-551.
65. Fairey AS, Courneya KS, Field CJ, Bell GJ, Jones LW, Martin BS, et al. Effect of exercise training on C-reactive protein in postmenopausal breast cancer survivors: A randomized controlled trial. *Brain Behav Immun.* 2005; 19(5): 381-388.
66. Pai VB, Nahata MC. Cardiotoxicity of chemotherapeutic agents: Incidence, treatment and prevention. *Drug Saf.* 2000; 22(4): 263-302.
67. Bird BR, Swain SM. Cardiac toxicity in breast cancer survivors: Review of potential cardiac problems. *Clin Cancer Res.* 2008; 14(1): 14-24.
68. Haykowsky MJ, Mackey JR, Thompson RB, Jones LW, Paterson DI. Adjuvant trastuzumab induces ventricular remodeling despite aerobic exercise training. *Clin Cancer Res.* 2009; 15(15): 4963-4967.
69. Wickham R. Chemotherapy-induced peripheral neuropathy: A review and implications for oncology nursing practice. *Clin J Oncol Nurs.* 2007; 11(3): 361-376.
70. Dimeo F, Fetscher S, Lange W, Mertelsmann R, Keul J. Effects of aerobic exercise on the physical performance and incidence of treatment-related complications after high-dose chemotherapy. *Blood.* 1997; 90(9): 3390-3394.
71. Drouin JS, Young TJ, Beeler J, Byrne K, Birk TJ, Hryniuk WM, et al. Random control clinical trial on the effects of aerobic exercise training on erythrocyte levels during radiation treatment for breast cancer. *Cancer.* 2006; 107(10): 2490-2495.
72. Kontos M, Agbaje OF, Rymer J, Fentiman IS. What can be done about hot flushes after treatment for breast cancer? *Climacteric.* 2010; 13(1): 4-21.
73. Daley A, MacArthur C, Mutrie N, Stokes-Lampard H. Exercise for vasomotor menopausal symptoms. *Cochrane Database Syst Rev.* 2007; (4): CD006108.
74. Lindh-Astrand L, Nedstrand E, Wyon Y, Hammar M. Vasomotor symptoms and quality of life in previously sedentary postmenopausal women randomised to physical activity or estrogen therapy. *Maturitas.* 2004; 48(2): 97-105.
75. Aiello EJ, Yasui Y, Tworoger SS, Ulrich CM, Irwin ML, Bowen D, et al. Effect of a yearlong, moderateintensity exercise intervention on the occurrence and severity of menopause symptoms in postmenopausal women. *Menopause.* 2004; 11(4): 382-388.
76. Loprinzi CL, Wolf SL, Barton DL, Laack NN. Symptom management in premenopausal patients with breast cancer. *Lancet Oncol.* 2008; 9(10): 993-1001.
77. Burstein HJ. Aromatase inhibitor-associated arthralgia syndrome. *Breast.* 2007; 16(3): 223-234.
78. Fransen M, McConnell S. Exercise for osteoarthritis of the knee. *Cochrane Database Syst Rev.* 2008; (4): CD004376.
79. Winters-Stone KM, Nail L, Bennett JA, Schwartz A. Bone health and falls: Fracture risk in breast cancer survivors with chemotherapy-induced amenorrhea. *Oncol Nurs Forum.* 2009; 36(3): 315-325.
80. Chen Z, Maricic M, Pettinger M, Ritenbaugh C, Lopez AM, Barad DH, et al. Osteoporosis and rate of bone loss among postmenopausal survivors of breast cancer. *Cancer.* 2005; 104(7): 1520-1530.
81. Winters-Stone KM, Schwartz A, Nail LM. A review of exercise interventions to improve bone health in adult cancer survivors. *J Cancer Surviv.* 2010; 4(3): 187-201.
82. Irwin ML, Alvarez-Reeves M, Cadmus L, Mierzejewski E, Mayne ST, Yu H, et al. Exer-

cise improves body fat, lean mass, and bone mass in breast cancer survivors. *Obesity*. 2009; 17(8): 1534-1541.

83. Swenson KK, Nissen MJ, Anderson E, Shapiro A, Schousboe J, Leach J. Effects of exercise vs bisphosphonates on bone mineral density in breast cancer patients receiving chemotherapy. *J Support Oncol*. 2009; 7(3): 101-107.

84. Waltman NL, Twiss JJ, Ott CD, Gross GJ, Lindsey AM, Moore TE, et al. The effect of weight training on bone mineral density and bone turnover in postmenopausal breast cancer survivors with bone loss: A 24-month randomized controlled trial. *Osteoporos Int*. 2010; 21(8): 1361-1369.

85. Kohrt WM, Bloomfield SA, Little KD, Nelson ME, Yingling VR. American College of Sports Medicine Position Stand: Physical activity and bone health. *Med Sci Sports Exerc*. 2004; 36(11): 1985-1996.

CAPÍTULO 5

Teste de Condicionamento Cardiorrespiratório em Clientes Diagnosticados com Câncer

Lee W. Jones, PhD, e Claudio Battaglini, PhD

O conteúdo deste capítulo que consta nos tópicos do exame CET inclui:

- Capacidade de obter o histórico básico relativo ao diagnóstico de câncer (por exemplo, informações quanto a tipo, estágio) e ao tratamento (por exemplo, informações sobre cirurgias e terapias sistêmicas e dirigidas).
- Conhecimento e capacidade de reconhecer efeitos negativos agudos, crônicos e tardios dos tratamentos de câncer.
- Capacidade de obter o histórico médico de outros problemas de saúde (por exemplo, neurológicos, cardiovasculares, musculoesqueléticos, pulmonares) que podem ocorrer concomitantemente a efeitos negativos do tratamento e interagir com eles.
- Conhecimento e capacidade de discutir sobre sistemas fisiológicos afetados pelo tratamento contra o câncer e a maneira como isso afetaria os principais componentes do condicionamento físico, incluindo equilíbrio, agilidade, velocidade, flexibilidade, resistência e força.
- Conhecimento da maneira como o câncer e seus tratamentos podem afetar equilíbrio, agilidade, velocidade, flexibilidade, resistência e força em sobreviventes ao câncer e capacidade de escolher/alterar e interpretar testes desses elementos do condicionamento físico.
- Conhecimento da maneira como o câncer e seus tratamentos afetam a composição corporal de sobreviventes ao câncer e capacidade de escolher/alterar e interpretar testes de composição corporal para essa população.

- Conhecimento das categorias de pacientes que precisem de autorização médica antes de testes ou prescrição de exercícios.
- Conhecimento de contraindicações relativas e absolutas a testes de exercício relativas ao câncer.
- Conhecimento dos efeitos conjuntos do envelhecimento e do tratamento contra o câncer sobre a capacidade de realizar exercícios, escolha de modalidades de teste adequadas e interpretação dos resultados.

As pesquisas e o interesse médico no papel da atividade física e da prática estruturada de exercícios para sobreviventes ao câncer aumentaram consideravelmente na última década (como descrito no capítulo 4). Ademais, o exercício está sendo reconhecido como componente integral para administrar as questões e preocupações específicas enfrentadas pelo número cada vez maior de sobreviventes ao câncer nos Estados Unidos. Esse interesse crescente traz consigo maior necessidade de avaliação do condicionamento cardiorrespiratório dessa população. Entre os que são diagnosticados com câncer, a medição objetiva do condicionamento cardiorrespiratório também está ganhando cada vez mais reconhecimento.[1] Os testes de condicionamento cardiorrespiratório em clientes diagnosticados com câncer podem ser usados para o seguinte:

- avaliar os efeitos cardiorrespiratórios de tratamentos médicos associados ao diagnóstico de câncer.
- prescrever e criar regimes de exercício precisos para clientes diagnosticados com câncer.
- avaliar a eficácia dos regimes de prática de exercícios sobre o condicionamento cardiorrespiratório.

Diversos termos são empregados para referir o condicionamento cardiorrespiratório, como *capacidade de exercício*, *potência aeróbica*, *condicionamento cardiorrespiratório* e *tolerância ao exercício*; em geral, esses termos são intercambiáveis.

O condicionamento cardiorrespiratório reflete a capacidade integrativa dos componentes do sistema cardiopulmonar (isto é, coração, pulmões e sistema circulatório) de levar oxigênio aos músculos esqueléticos metabolicamente ativos.[2] Em cenários de pesquisa e de clínica, o condicionamento cardiorrespiratório é normalmente avaliado com protocolos de teste de exercício máximo (por exemplo, teste de exercício cardiopulmonar [TEC] e testes de carga), ao passo que em cenários não clínicos o condicionamento cardiorrespiratório é avaliado com testes submáximos (por exemplo, testes de caminhada, testes de frequência cardíaca esperada para a idade).[3] O condicionamento cardiorrespiratório é um importante indicador de saúde em humanos e tem sido consistentemente relacionado à morbidade e à longevidade em indivíduos saudáveis, bem como nos que sofrem de doenças crônicas, como doenças cardiovasculares, diabetes tipo 2 e doenças respiratórias.[4-8]

Aplicação de Testes de Condicionamento Cardiorrespiratório

Diversos passos importantes devem ser seguidos ao se administrar testes de condicionamento cardiorrespiratório. Esta seção lança um olhar sobre esses passos – especificamente, sobre a sequência de procedimentos de teste, a escolha e a utilidade dos testes.

Sequência de Procedimentos de Teste

Há muitos fatores a serem considerados ao avaliar o condicionamento cardiorrespiratório de um sobrevivente ao câncer. Entre as considerações mais importantes estão as características demográficas e clínicas do cliente, suas necessidades e seus desejos, o ambiente e o equipamento disponível.[1] Os profissionais da atividade física devem se certificar de avaliar a presença e o grau de efeitos colaterais atuais que possam afetar o resultado dos testes, como fadiga, anemia, neuropatia, dor, falta de ar, doença cardíaca induzida por radioterapia, problemas cardiovasculares gerais e cardiomiopatia causada por certas quimioterapias (sobretudo, antraciclinas) e terapias dirigidas (por exemplo, Herceptin). Tais profissionais também devem ter cuidado ao comparar sobreviventes ao câncer a padrões por idade para evitar desencorajar os clientes. Sempre é aconselhável encaminhar os clientes a seus oncologistas ou clínicos gerais para triagem inicial de comorbidade cardiovascular ou genérica. Ademais, clientes com históricos médicos fora do comum (por exemplo, hipertensão, doenças cardíacas) devem ser supervisionados por um médico durante um teste de carga clássico para garantir a segurança ideal dos testes e da prática de exercícios. Apesar de todas essas advertências, é possível fornecer linhas gerais dos testes de exercício.

> **Mensagem a Lembrar**
> Dado que este pode ser o primeiro teste de condicionamento cardiorrespiratório que os clientes realizam, podem ser esperados efeitos consideráveis de aprendizagem. Em outras palavras, os clientes vão invariavelmente registrar marcas mais altas de condicionamento físico em uma segunda avaliação, porque estão mais confortáveis com os procedimentos do teste. É importante realizar dois testes basais para garantir medições mais precisas do condicionamento físico anterior à prática de exercícios (e a prescrição de exercícios subsequente).

A consulta de testes deve começar com uma avaliação dos parâmetros fisiológicos de repouso, como frequência cardíaca e pressão arterial. Em seguida, o peso corporal e a altura, bem como a composição corporal (se for adequado), devem ser registrados de acordo com as diretrizes padrão. Por fim, após um período de aquecimento inicial (aproximadamente cinco minutos), a avaliação do condicionamento cardiorrespiratório (qualquer que seja o teste mais adequado) pode começar. O profissional da atividade física deve realizar as avaliações fisiológicas *apenas* após o paciente ter preenchido um questionário de atividade física como o Questionário de Prontidão para Atividade Física (PAR-Q, na sigla em inglês; figura 5.1) ou PARmed-X (na sigla em inglês).

> **Mensagem a Lembrar**
> A terapia contra o câncer pode alterar significativamente a resposta da frequência cardíaca ao exercício. Assim, profissionais da atividade física devem incluir parâmetros que forneçam avaliações complementares de esforço ou carga de exercício, como pressão arterial, percepção subjetiva de esforço e saturação de oxigênio.

Analisar detalhadamente o histórico médico do cliente antes de escolher um teste para avaliar o condicionamento cardiorrespiratório vai maximizar a segurança. Como ocorre com outras doenças crônicas, os clientes com câncer são submetidos a exames médicos e físicos abrangentes no momento do diagnóstico e antes do início da terapia (caso seja adequado). Assim sendo, o oncologista provavelmente terá uma compreensão profunda de quaisquer grandes complicações ou outras comorbidades que possam ser potenciais contraindicações à avaliação do condicionamento cardiorrespiratório. Por isso, obter aprovação do oncologista para avaliação cardiorrespiratória deve, em muitos casos, contornar a necessidade de avaliações adicionais. Os sobreviventes ao câncer normalmente são mais velhos e apresentam uma gama diversificada de complicações cardiovasculares ou musculoesqueléticas (ou ambas). Desse modo, a triagem antes do exercício e o uso adequado de modalidades de teste são críticos para maximizar a segurança deles, bem como a interpretação precisa dos resultados de sobreviventes ao câncer mais velhos.[9-11]

A seguir, apresenta-se uma sequência de procedimentos de teste de condicionamento cardiorrespiratório:

1. Questionário de triagem pré-atividade (por exemplo, PAR-Q ou PARmed-X) e outros questionários para avaliar o histórico médico.
2. Frequência cardíaca de repouso.
3. Pressão arterial de repouso.
4. Avaliação antropométrica (por exemplo, peso corporal, circunferência).
5. Teste de condicionamento cardiorrespiratório (por exemplo, teste de carga, teste de caminhada de 6 minutos).

Além de maximizar a segurança dos testes de exercício, os profissionais da atividade física devem garantir que seus clientes não tenham comportamentos que influenciem os resultados do próprio teste de condicionamento cardiorrespiratório. Por exemplo, deve-se pedir aos clientes que evitem comportamentos (por exemplo, ingerir bebidas cafeinadas, fumar, fazer exercícios) que possam alterar as respostas de frequência cardíaca e pressão arterial ao exercício.[3] Não é necessário pedir que se abstenham de medicamentos que possam alterar esses parâmetros porque os testes de exercício não são usados objetivando diagnóstico em clientes com câncer. Para isso, os profissionais da atividade física devem conhecer bem os medicamentos específicos para câncer e genéricos que podem afetar a resposta ao exercício. Um questionário ao principal médico do cliente para perguntar sobre medicamentos que possam estar sendo administrados e que possam alterar a resposta ao exercício facilitaria esse processo. Veja a figura 5.2 para um exemplo de um questionário desse tipo.

Mensagem a Lembrar

Em razão de os sobreviventes ao câncer em geral serem mais velhos, terem recebido alguma forma de terapia agressiva e poderem apresentar uma ampla gama de condições comórbidas, eles podem se sentir intimidados por um teste de condicionamento cardiorrespiratório. Assim, pode ser necessário que os profissionais da atividade física reservem um tempo para descrever amplamente os procedimentos do teste e dar o estímulo e a confiança adequados antes, durante e depois dos testes.

Figura 5.1

Questionário de Prontidão para Atividade Física -PAR-Q (atualizado em 2002)

PAR-Q e VOCÊ

(Questionário para pessoas entre 15 e 69 anos)

Praticar atividade física regularmente é divertido e saudável, e cada vez mais pessoas estão se tornando ativas todos os dias. Ser mais ativo é muito seguro para a maioria dos indivíduos. No entanto, algumas pessoas devem consultar seu médico antes de se tornarem muito mais fisicamente ativas.

Se você planeja se tornar muito mais fisicamente ativo do que é agora, comece respondendo às sete perguntas no quadro abaixo. Se você tem entre 15 e 69 anos, o PAR-Q vai dizer a você se é necessário consultar seu médico antes de começar. Se você tem mais de 69 anos e não está acostumado a ser muito ativo, consulte seu médico.

O bom senso é seu melhor guia para responder a essas questões. Por favor, leia-as com atenção e responda com honestidade: marque SIM ou NÃO.

SIM	NÃO		
☐	☐	1.	Seu médico alguma vez falou que você tem uma doença cardíaca e que você só deve fazer atividade física recomendada por um médico?
☐	☐	2.	Você sente dores no peito quando faz atividade física?
☐	☐	3.	No último mês, você sentiu dores no peito sem estar fazendo atividade física?
☐	☐	4.	Você perde o equilíbrio por causa de vertigem ou perde a consciência?
☐	☐	5.	Você tem algum problema ósseo ou articular (por exemplo, nas costas, no joelho ou no quadril) que poderia ser agravado por uma mudança no seu nível de atividade?
☐	☐	6.	Seu médico está atualmente prescrevendo remédios (por exemplo, diuréticos) para pressão arterial ou problema cardíaco?
☐	☐	7.	Você sabe de alguma outra razão para não fazer atividade física?

Se você respondeu:

SIM a uma ou mais perguntas

Converse com seu médico por telefone ou pessoalmente ANTES de se tornar muito mais fisicamente ativo ou ANTES de realizar uma avaliação física. Conte a ele sobre o PAR-Q e fale sobre as perguntas a que você respondeu SIM.

- Você pode ter condições de realizar a atividade que desejar – desde que comece devagar e vá aumentando gradualmente. Ou você pode ter que limitar suas atividades àquelas seguras para você. Converse com seu médico sobre os tipos de atividade que você deseja fazer e siga seu conselho.
- Descubra que programas comunitários são seguros e saudáveis para você.

NÃO para todas as perguntas

Se você respondeu NÃO honestamente a todas as perguntas do PAR-Q, você pode estar razoavelmente certo de que pode:

- começar a se tornar muito mais fisicamente ativo – comece devagar e vá aumentando gradualmente. Essa é a maneira mais segura e fácil.
- realizar uma avaliação física – essa é uma ótima maneira de determinar seu condicionamento físico básico para poder planejar a melhor forma de viver ativamente. Também é altamente recomendado que você avalie sua pressão arterial. Se ela for mais alta que 14,4/9,4, consulte seu médico antes de se tornar muito mais fisicamente ativo.

DEIXE PARA DEPOIS SE TORNAR MUITO MAIS FISICAMENTE ATIVO:

- Se você não está se sentindo bem por causa de uma doença temporária como resfriado ou febre – espere até se sentir melhor; ou
- Se você está ou pode estar grávida – consulte seu médico antes de se tornar muito mais ativa.

FAVOR NOTAR: Se houver alguma alteração em sua saúde que mudaria uma das respostas para SIM, relate a seu profissional da atividade física ou da saúde. Pergunte se é necessário alterar seu plano de atividade física.

Uso Informado do PAR-Q: a Canadian Society for Exercise Physiology, Health Canada, e seus agentes não são responsáveis por indivíduos que realizam atividade física. Em caso de dúvida após o preenchimento do questionário, consulte seu médico antes da atividade física.

Não são permitidas alterações. É permitido fotocopiar o PAR-Q, mas apenas se todo o formulário for utilizado.

ATENÇÃO: Caso o PAR-Q seja entregue a um indivíduo antes de iniciar um programa de atividade física ou uma avaliação física, esta seção pode ser utilizada com propósito legal ou administrativo.

"Eu li, compreendi e preenchi esse questionário. Todas as minhas dúvidas foram esclarecidas satisfatoriamente".

NOME _____

ASSINATURA _____ DATA _____

ASSINATURA DO RESPONSÁVEL _____ TESTEMUNHA _____
(ou TUTOR no caso de menores de idade)

ATENÇÃO: Esta autorização para atividade física é válida por 12 meses a partir da data de preenchimento e é invalidada caso seu estado se altere de modo que a resposta a qualquer das sete questões passe a ser SIM.

© Canadian Society for Exercise Physiology www.csep.ca/forms

De ACSM, 2012, *ACSM's guide to exercise and cancer survivorship* (Champaign, IL: Human Kinetics). De Questionário de Prontidão para Atividade Física (PAR-Q) © 2002. Reimpresso com permissão da Canadian Society for Exercise Physiology. www.csep.ca/forms.asp

Figura 5.2 Lista de medicamentos

Nome:..

Favor indicar todos os medicamentos que você toma atualmente de maneira regular e fornecer as seguintes informações:

Medicamentos específicos ao câncer

Se você está atualmente sob radioterapia, favor marcar o quadro na tabela abaixo e indicar a dose e o cronograma.

	Medicamento	Nome	Dose e cronograma	Data de início	Data de término
( )	Quimioterapia				
( )	Imunoterapia				
( )	Terapia hormonal				
( )	Outra terapia contra o câncer				
( )	Radioterapia				

Outros medicamentos e suplementos

Favor se certificar e incluir remédios de venda livre como Tylenol, aspirina e vitaminas na linha "Outros remédios".

Teste basal: ....Data/horário:..

	Medicamento	Nome	Dose e cronograma	Data de início	Data de término
( )	Remédio para o coração				
( )	Remédio para pressão arterial				
( )	Remédio para respiração e pulmões				
( )	Remédio para diabetes				
( )	Remédio para úlceras				
( )	Remédio para artrite				
( )	Outros remédios				
( )	Suplementos				

continua

continuação

Teste de acompanhamento: ....Data/horário:..

	Medicamento	Nome	Dose e cronograma	Data de início	Data de término
( )	Remédio para o coração				
( )	Remédio para pressão arterial				
( )	Remédio para respiração e pulmões				
( )	Remédio para diabetes				
( )	Remédio para úlceras				
( )	Remédio para artrite				
( )	Outros remédios				
( )	Vitaminas e suplementos				

Anotações do profissional da atividade física: ....

....

....

....

....

....

....

....

....

....

....

Nome do profissional da atividade física (Favor, imprimir): ....

Assinatura do profissional da atividade física: ....

Data: ....

De ACSM, 2012, *ACSM's guide to exercise and cancer survivorship* (Champaign, IL: Human Kinetics).

Escolha e Utilidade dos Testes

Há diversos métodos disponíveis para avaliar o condicionamento cardiorrespiratório de clientes com câncer (tabela 5.1). Esta seção discute o uso de exames laboratoriais como o teste de exercício cardiopulmonar, e também de testes não laboratoriais, inclusive o teste de caminhada de 6 minutos. Esta seção também apresenta os diversos parâmetros a serem considerados ao escolher uma modalidade de teste para avaliar o condicionamento cardiorrespiratório de um cliente diagnosticado com câncer.

> **Mensagem a Lembrar**
> Em razão de os clientes com câncer serem em geral mais velhos e terem recebido tratamentos que podem afetar seu equilíbrio, os profissionais da atividade física devem escolher a modalidade mais adequada de teste de exercício de condicionamento cardiorrespiratório e ter ao menos dois fisiologistas do exercício certificados em cada teste.

A primeira grande consideração que deve ser feita é a escolha entre um teste de exercício cardiorrespiratório máximo (com medição de trocas gasosas direta ou estimada) ou submáximo. Os testes cardiorrespiratórios máximos podem ser divididos em duas categorias: (1) medição direta de consumo de oxigênio por um teste de exercício cardiopulmonar incremental com medição de trocas gasosas (figura 5.3) ou (2) medição estimada do consumo de oxigênio usando fórmulas padrão a partir da carga mais alta alcançada na esteira ou bicicleta ergométrica (figura 5.4). Ambos os tipos de testes máximos exigem que o cliente atinja a fadiga volicional ou limitação sintomática e ambos fornecem uma marcação precisa do condicionamento cardiorrespiratório. É importante esclarecer que testes cardiorrespiratórios máximos não são utilizados para efeito de diagnóstico cardíaco ou pulmonar em oncologia.[1] Uma vez escolhido o teste máximo, é imprescindível que ele seja realizado em ambiente clínico com equipamento e equipe adequados.

Os testes submáximos estimam o condicionamento cardiorrespiratório com base na carga alcançada a determinada frequência cardíaca submáxima predeterminada. A decisão de realizar testes de exercício máximos ou submáximos deve ser tomada após uma consideração detalhada de diversos fatores, inclusive o objetivo do teste (pesquisa ou reabilitação), o ambiente e a população do paciente. Esses fatores serão examinados detalhadamente nas seções seguintes.

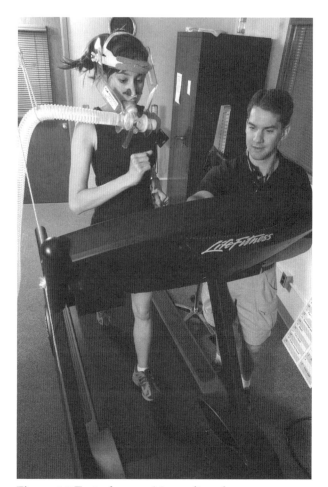

Figura 5.3 Teste de exercício cardiopulmonar com medição de trocas gasosas.

Tabela 5.1 Modalidades de teste de exercício

	Máximo	
	TECP	Teste de Carga
Medição direta de $\dot{V}O_2$	Sim	Não
Medição estimada de $\dot{V}O_2$	Não	Sim, estimada a partir da maior carga atingida durante o teste.
Equipamento	Sistema de medição de gás expirado; Bicicleta ergométrica ou esteira motorizada controlados eletronicamente; Eletrocardiograma de 12 derivações; Oxímetro de pulso; Monitoramento de pressão arterial.	Bicicleta ergométrica ou esteira motorizada controlados eletronicamente; Eletrocardiograma de 12 derivações; Oxímetro de pulso; Monitoramento de pressão arterial.
Custo	Relativamente caro	Razoável
Duração do teste	8-12 minutos	8-20 minutos
Descrição do teste	Exercício incremental com análise de gás expirado até fadiga volicional ou limitação sintomática.	Exercício incremental até fadiga volicional ou limitação sintomática.

	Submáximos		
	FC predita pela idade	Teste de caminhada de 6 ou 12 minutos	Teste de carga constante*
Medição direta de $\dot{V}O_2$	Não	Não	Não
Medição estimada de $\dot{V}O_2$	Sim, estimada a partir da carga atingida em uma FC predefinida (70-85% $FC_{máx}$).	Sim, estimada a partir da resposta da pressão arterial e da frequência cardíaca durante o teste.	Não
Equipamento	Bicicleta ergométrica ou esteira motorizada controlados eletronicamente; Monitor de frequência cardíaca; Oxímetro de pulso; Cronômetro.	Corredor de 30 metros; Monitor de frequência cardíaca; Oxímetro de pulso; Cronômetro.	Bicicleta ergométrica ou esteira motorizada controlados eletronicamente; Monitor de frequência cardíaca; Oxímetro de pulso; Cronômetro.
Custo	Razoável	Barato	Barato
Duração do teste	8-20 minutos	6 ou 12 minutos	5-30 minutos
Descrição do teste	Exercício incremental até atingir FC predefinida (70-85% de $FC_{máx}$).	Sujeito caminha a maior distância possível em 6 ou 12 minutos.	Sujeito pedala tanto quanto possível a uma carga predefinida (50-70% $carga_{máx}$) medida durante o TECP incremental.

*Pode ser realizado apenas após um TECP (teste de exercício cardiopulmonar).

Adaptado de L. W. Jones et al., 2008, "Cardiorespiratory exercise testing in clinical oncology research: systematic review and practice recommendations", *Lancet Oncology* 9(8): 757-765.

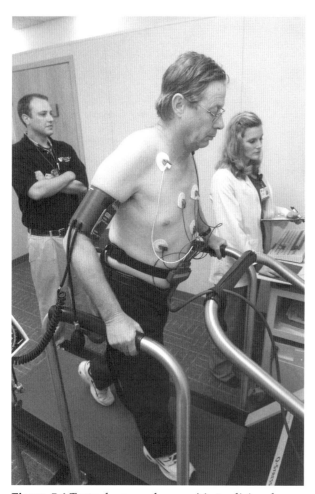

Figura 5.4 Teste de carga de exercício tradicional.

Objetivo dos Testes

Os testes de condicionamento cardiorrespiratório são usados, sobretudo, para pesquisa no cenário oncológico. No entanto, a reabilitação de câncer com exercícios é cada vez mais um componente reconhecido do tratamento clínico da doença.[12] Assim, é provável que a necessidade de testes de condicionamento cardiorrespiratório fora das aplicações predominantes de pesquisa aumente na próxima década.

Em clientes com câncer, os testes de condicionamento cardiorrespiratório são usados principalmente para fornecer (1) uma determinação objetiva do consumo pico de oxigênio ($\dot{V}O_2$pico) ou uma estimativa submáxima do condicionamento cardiorrespiratório e (2) uma prescrição de prática de exercícios e avaliação do condicionamento cardiorrespiratório após a reabilitação pelo exercício. Nos dois casos, recomendam-se testes de exercício cardiopulmonar para avaliar o $\dot{V}O_2$pico, porque ele fornece a avaliação mais precisa do condicionamento cardiorrespiratório (figura 5.3). Caso não estejam disponíveis testes de exercício cardiopulmonar, estimar o $\dot{V}O_2$pico por meio de testes de carga é uma ótima alternativa (figura 5.4). Tanto os testes de exercício cardiopulmonar como os testes tradicionais de carga são confiáveis para identificar e detectar condições cardiovasculares não diagnosticadas, o que testes submáximos de condicionamento cardiorrespiratório não fazem. É importante mencionar que os procedimentos de testes de exercício cardiopulmonar exigem calibração regular dos equipamentos para garantir que os dados do teste sejam confiáveis e válidos.

Apesar das vantagens dos testes de condicionamento cardiorrespiratório, os testes submáximos (sem medição de trocas gasosas) também são um método válido de avaliar o condicionamento cardiorrespiratório de clientes com câncer. Esses testes podem ser realizados em laboratórios controlados, ambientes clínicos ou em campo (fora de ambientes laboratoriais ou clínicos). Os testes de campo incluem os testes de frequência cardíaca predita pela idade e os testes de caminhada de 6 ou 12 minutos; a realização desses testes é relativamente fácil e barata. Eles podem ser adequados para pacientes frágeis ou idosos ou em lugares onde não haja supervisão médica para a realização de diversos testes em ambiente não clínico.[1] Contudo, o pesquisador ou o médico devem ser cautelosos ao interpretar os resultados deles. Os testes submáximos se baseiam em uma extrapolação do condicionamento cardiorrespiratório da taxa de trabalho alcançada em determinada frequência cardíaca submáxima. Assim, há potencial significativo para erros por causa do desvio padrão de 10 a 12 batimentos cardíacos por minuto na frequência cardíaca máxima de indivíduos normais, bem como dos erros decorrentes da idade na determinação da frequência cardíaca máxima.[3] Pode haver variações ainda maiores em pacientes diagnosticados com câncer que tenham sido tratados com terapias ou outros medicamentos que possam afetar o controle de frequência cardíaca.[13-15]

Os testes submáximos também podem ser utilizados para avaliar a capacidade funcional em termos de distância percorrida ou tempo até a fadiga. Por exemplo, os testes de caminhada de 6 ou 12 minutos fornecem avaliação simples, segura, barata e objetiva, que pode ser realizada em diversos ambientes de pesquisa e clínica. No entanto, eles foram originalmente concebidos para avaliar a capacidade funcional de clientes com estado funcional severamente comprometido, como indivíduos com insuficiência cardíaca crônica ou doença pulmonar obstrutiva crônica (DPOC). Assim sendo, esses tipos de teste podem não ser sensíveis o suficiente para avaliar os efeitos em clientes diagnosticados com câncer em estágio inicial ou clientes sem comorbidades. Entre esses clientes, pode ocorrer um efeito-teto, porque tais testes não conseguem produzir um esforço suficiente para detectar se há alterações no condicionamento cardiorrespiratório.[1] Para informações e diretrizes práticas sobre a realização precisa de um teste de caminhada de 6 minutos, por favor visite www.thoracic.org/statements/resources/pfet/sixminute.pdf.

O mais importante na escolha do teste de condicionamento físico adequado é se certificar de que ele serve aos objetivos do cliente. Por exemplo, se o cliente é iniciante na prática de exercícios e tem como objetivo começar um programa de caminhada, então um teste de caminhada de 6 minutos é muito mais adequado do que um teste máximo de esteira ergométrica.

Ambiente

É preciso considerar cuidadosamente o ambiente em que será realizado o teste de condicionamento cardiorrespiratório. Os dois grandes tipos de ambiente são as instalações clínicas (laboratório) e as não clínicas (campo). Em razão de os testes máximos de exercício cardiopulmonar serem relativamente caros e exigirem uma equipe especializada, bem como supervisão médica e do equipamento, os testes submáximos podem ser desejáveis no ambiente não clínico. Contudo, sem supervisão médica adequada, mesmo os testes submáximos devem ser realizados apenas por clientes com baixo risco de eventos adversos relacionados ao exercício. Idealmente, os testes de condicionamento cardiorrespiratório realizados em ambientes clínicos deveriam usar testes de exercício cardiopulmonar, pois eles fornecem informações abrangentes e mais precisas sobre a situação do condicionamento cardiorrespiratório.

População do Paciente

Os clientes com câncer variam amplamente em termos de prognóstico, demografia, tratamentos médicos e extensão de doenças comórbidas. Assim, os profissionais da atividade física devem ponderar minuciosamente sobre a situação de cada cliente para escolher o teste de condicionamento cardiorrespiratório mais adequado. De modo geral, é provável que os testes de exercício cardiopulmonar sejam o melhor método de avaliar o condicionamento cardiorrespiratório da maioria dos clientes com câncer.

De modo literal, centenas de terapias são utilizadas em oncologia. Infelizmente, os pesquisadores não compreendem bem a maneira como essas terapias afetam os componentes do condicionamento cardiorrespiratório.[2] Dado que o teste de exercício cardiopulmonar proporciona a avaliação mais segura e sólida do condicionamento cardiorrespiratório, a escolha desse teste parece prudente. Deve-se fazer considerações especiais sobre clientes que estejam sob algum tipo de terapia contra o câncer no mesmo período, principalmente aqueles submetidos à quimioterapia ou à radioterapia, ou ambas, já que elas podem afetar negativamente diversos componentes orgânicos que determinam a resposta cardiorrespiratória ao exercício.

Segurança dos Testes de Exercício

A segurança é uma consideração vital a se fazer na hora de escolher testes para avaliar o condicionamento cardiorrespiratório em clientes com câncer. Infelizmente, não foram realizadas análises que determinassem a segurança de diversos tipos de testes cardiorrespiratórios disponíveis para pessoas com a doença.[9] Ainda assim, pesquisas anteriores indicaram que testes de exercício máximos e submáximos são, em sua maioria, procedimentos seguros para essa população.[1] Apesar disso, muitos clientes com câncer recebem terapias médicas intensivas que podem aumentar o risco de complicações relacionadas ao exercício. Assim, os profissionais da atividade física devem fazer uso de rígidos procedimentos de qualificação e teste. Mais especificamente, a segurança de testes de condicionamento cardiorrespiratório depende, em última instância, de dois fatores: (1) critérios de qualificação e seleção de clientes e (2) aplicação e metodologia do teste.

Critérios de Qualificação e Seleção de Clientes

As contraindicações absolutas e relativas disponíveis a testes de condicionamento cardiorrespiratório publicadas pelo ACSM, bem como por outras organizações (por exemplo, a American Thoracic Society), são adequadas a clientes com câncer. No entanto, devem ser acrescentadas a essas contraindicações a presença de metástases esqueléticas e viscerais e de anemias não tratadas (tabela 5.2).

Como mencionado anteriormente, por motivo de segurança, os clientes devem ser autorizados a realizar testes de condicionamento cardiorrespiratório por seu oncologista ou clínico geral. As informações que os profissionais da atividade física devem ter incluem, dentre outras, diagnóstico médico, estágio da doença, tratamentos anteriores ou atuais, perfil da atividade física, testes laboratoriais adequados (por exemplo, hemoglobina [80-110 mg/dL], hemograma completo), estabelecimento de contraindicações ao exercício e aprovação de um oncologista ou clínico geral. A maior parte dessas informações pode ser obtida em visitas de rotina ao oncologista ou no histórico médico do cliente.

Um perfil da atividade física vai auxiliar o profissional dessa área a escolher um protocolo (máximo ou submáximo) e uma modalidade (esteira ou bicicleta ergométrica) de teste de exercício cardiorrespiratório adequados. Em ambientes não clínicos, os clientes devem ter autorização médica ou preencher um questionário de triagem pré-exercício (por exemplo, PAR-Q, PARmed-X) antes do teste.

Aplicação e Metodologia do Teste

Uma vez que o profissional da atividade física determinou se o teste cardiorrespiratório é adequado ao cliente, a consideração seguinte a ser feita é garantir a aplicação correta e segura do teste escolhido. A seleção dos equipamentos de exercício e dos protocolos de teste adequados, bem como o monitoramento da resposta do paciente ao exercício têm papel fundamental para garantir um teste bem-sucedido.

Dois tipos de equipamento de exercício podem ser utilizados para avaliar o condicionamento cardiorrespiratório de clientes com câncer: a esteira ergométrica (ver figura 5.4) e a bicicleta ergométrica (ver figura 5.5). Na maioria dos ambientes laboratoriais, utiliza-se a esteira em testes máximos. Caso não haja esteiras disponíveis, recomenda-se o uso da bicicleta ergométrica.

As esteiras movidas a motor proporcionam intensidade de exercício progressivamente maior por meio da combinação de velocidade e grau (inclinação) de acordo com o protocolo escolhido. Os testes de exercício realizados na esteira têm a vantagem de a caminhada ser uma atividade mais natural e familiar para a maior parte das pessoas do que a pedalada.

Tabela 5.2 Contraindicações absolutas e relativas aos testes de exercício

Absolutas	Relativas
Infarto agudo do miocárdio (3-5 dias)	Estenose da coronária esquerda principal ou equivalente
Angina instável	Cardiopatia estenótica valvar moderada
Arritmias não controladas provocando sintomas ou comprometimento hemodinâmico	Hipertensão arterial em repouso grave não tratada (> 200 mmHg sistólica, > 120 mmHg diastólica)
Desmaio	Taquiarritmia ou bradiarritmia
Endocardite ativa	Bloqueio atrioventricular de alto grau
Miocardite ou pericardite agudas	Cardiomiopatia hipertrófica
Estenose aórtica severa sintomática	Hipertensão pulmonar significativa
Insuficiência cardíaca incontrolável	Gravidez avançada ou complicada
Embolia ou infarto pulmonar agudos	Anomalias eletrólitas
Trombose nas extremidades inferiores	Deficiência ortopédica que comprometa o desempenho do exercício
Aneurisma dissecante suspeitado	Anemia não tratada (taxa de hemoglobina entre 8 e 11 gm/dL)
Asma não controlada	
Edema pulmonar	
Dessaturação em repouso e em ar ambiente ≤ 85%	
Insuficiência respiratória	
Disturbio não cardiopulmonar agudo que pode afetar o desempenho do exercício ou ser agravado por ele (isto é, infecção, insuficiência renal, tireotoxicose)	
Deficiência mental levando à incapacidade de cooperação	
Evidências de metástases viscerais ou esqueléticas extensivas, ou ambas	

Adaptado de American Thoracic Society/American College of Chest Physicians, 2003, "ATS/ACCP Statement on cardiopulmonary exercise testing". *American Journal of Respiratory and Critical Care Medicine* 167(2): 211-77.

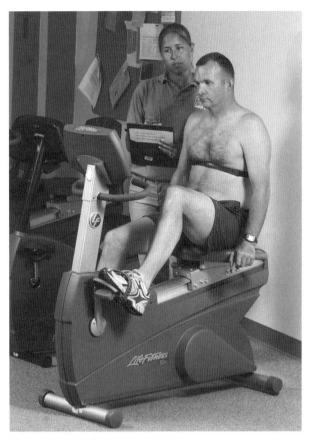

Figura 5.5 Bicicleta ergométrica.

Realizar testes de exercício na esteira ergométrica pode proporcionar maior resposta fisiológica, fornecendo uma avaliação mais precisa do condicionamento cardiorrespiratório e aumentando a possibilidade de revelar possíveis sintomas cardíacos subjacentes. Obviamente, a segurança é a maior prioridade. As principais desvantagens do teste de exercício na esteira são a dificuldade de quantificar a taxa externa de trabalho e as exigências de coordenação e equilíbrio. Esse último ponto é uma consideração importante no caso de clientes idosos e daqueles que enfrentam toxicidades relacionadas ao tratamento de câncer e que podem afetar o equilíbrio e a coordenação. Essas toxicidades também podem alterar as respostas de frequência cardíaca e de pressão sanguínea ao exercício.

Em contrapartida, os testes de condicionamento cardiorrespiratório aplicados na bicicleta ergométrica oferecem as seguintes vantagens:

- é menos provável que elementos de movimento e de som sejam introduzidos na medição da resposta ao exercício;
- exige menos coordenação e equilíbrio do que a caminhada na esteira;
- a taxa de trabalho é quantificável.

Há diversas opções de protocolo para garantir a avaliação precisa do consumo de oxigênio. A maior parte desses protocolos pode ser utilizada na bicicleta ou na esteira ergométrica. Em geral, eles podem ser distribuídos em duas amplas categorias de acordo com a aplicação da carga:

- incrementos constantes (todos os clientes são submetidos aos mesmos incrementos de carga);
- incrementos individualizados (incrementos variáveis de carga de acordo com as características do cliente).

Protocolos individualizados são recomendados para clientes com câncer por causa da ampla variação esperada que resulta de diferenças de tipo de câncer, tratamento, demografia e presença de outras comorbidades. Devem ser realizados múltiplos testes em um único cliente durante um período prolongado de tempo, no mesmo equipamento, à mesma hora do dia e, de preferência, aplicados pelo mesmo profissional da atividade física.

> **Mensagem a Lembrar**
> Por causa do fato de um teste cardiorrespiratório ser uma experiência nova para a maioria dos clientes com câncer, recomenda-se um telefonema de acompanhamento no dia seguinte ao teste para garantir que eles estão se sentindo bem e não apresentam sinais ou sintomas inesperados.

Para maximizar a segurança do cliente durante testes máximos ou submáximos, é crucial que vários parâmetros fisiológicos sejam avaliados antes, durante e após o exame de condicionamento cardiorrespiratório (tabela 5.1). Além disso, as respostas fisiológicas ao exercício serão muito informativas no momento de criar uma prescrição de prática de exercícios específica ao cliente (caso seja adequado).

Claramente, o nível (grau) de monitoramento fisiológico será determinado pelo tipo de teste de exercício escolhido: máximo ou submáximo. Por exemplo, recomenda-se o monitoramento de frequência cardíaca, pressão arterial, oximetria de pulso e eletrocardiograma para todos os clientes antes, durante e após testes de exercício máximo.[3] Monitorar os clientes com esses dispositivos permitirá que sejam detectadas, em seu início, anomalias e complicações relacionadas ao exercício que possam determinar a interrupção do teste, além de fornecer informações detalhadas sobre a resposta do paciente a diversas intensidades de exercício.

Respostas submáximas durante um teste de exercício cardiopulmonar máximo também podem fornecer dados valiosos para determinar a causa de baixo condicionamento cardiorrespiratório e auxiliar na prescrição individualizada de exercícios. Além disso, frequência cardíaca e oximetria de pulso (capacidade do coração de transportar O_2 por batimento) fornecem informações relativas à resposta cardiovascular ao exercício. No entanto, eletrocardiogramas e acompanhamento médico não são exigidos durante testes de exercício submáximo em pacientes assintomáticos dentro de seus níveis normais de exercício. Apesar disso, mesmo durante avaliações não clínicas com os testes de caminhada de 6 ou 12 minutos, monitoramento de frequência cardíaca e oximetria de pulso é aconselhável, bem como o monitoramento de pressão arterial antes e depois do exercício.

Resumo

Há diversos testes disponíveis para determinar o condicionamento cardiorrespiratório de clientes com câncer. A escolha de um teste de condicionamento cardiorrespiratório deve ser pautada por vários fatores, inclusive as características médicas e demográficas do cliente, além do ambiente em que será realizado o teste e do equipamento disponível. Essas considerações são cruciais para a avaliação segura, praticável e precisa do condicionamento cardiorrespiratório de clientes com câncer. Quando aplicados corretamente, os testes de condicionamento cardiorrespiratório podem ser uma ferramenta valiosa na avaliação cardiovascular e funcional abrangente de clientes com câncer, bem como na criação e no monitoramento de prescrições de exercícios.

Referências

1. Jones LW, Eves ND, Haykowsky M, Joy AA, Douglas PS. Cardiorespiratory exercise testing in clinical oncology research: Systematic review and practice recommendations. *Lancet Oncol.* 2008; 9(8): 757-765.
2. Jones LW, Eves ND, Haykowsky M, Freedland SJ, Mackey JR. Exercise intolerance in cancer and the role of exercise therapy to reverse dysfunction. *Lancet Oncol.* 2009; 10(6): 598-605.
3. ATS/ACCP statement on cardiopulmonary exercise testing. *Am J Respir Crit Care Med.* 2003; 167(2): 211- 277.
4. Kavanagh T, Mertens DJ, Hamm LF, et al. Prediction of long-term prognosis in 12,169 men referred for cardiac rehabilitation. *Circulation.* 2002; 106(6): 666-671.
5. Myers J, Prakash M, Froelicher V, Do D, Partington S, Atwood JE. Exercise capacity and mortality among men referred for exercise testing. *N Engl J Med.* 2002; 346(11): 793-801.

6. Gulati M, Black HR, Shaw LJ, et al. The prognostic value of a nomogram for exercise capacity in women. *N Engl J Med.* 2005; 353(5): 468-475.
7. Blair SN, Kampert JB, Kohl HW, 3rd, et al. Influences of cardiorespiratory fitness and other precursors on cardiovascular disease and all-cause mortality in men and women. *Jama.* 1996; 276(3): 205-210.
8. Warburton DE, Nicol CW, Bredin SS. Health benefits of physical activity: The evidence. *CMAJ.* 2006; 174(6): 801-809.
9. Jones LW, Eves ND, Mackey JR, et al. Safety and feasibility of cardiopulmonary exercise testing in patients with advanced cancer. *Lung Cancer.* 2007; 55(2): 225-232.
10. Jones LW, Haykowsky M, Peddle CJ, et al. Cardiovascular risk profile of patients with HER2/neupositive breast cancer treated with anthracyclinetaxane-containing adjuvant chemotherapy and/or trastuzumab. *Cancer Epidemiol Biomarkers Prev.* 2007; 16(5): 1026-1031.
11. Jones LW, Haykowsky M, Pituskin EN, et al. Cardiovascular reserve and risk profile of postmenopausal women after chemoendocrine therapy for hormone receptor-positive operable breast cancer. *Oncologist.* 2007; 12(10): 1156-1164.
12. Brown JK, Byers T, Doyle C, et al. Nutrition and physical activity during and after cancer treatment: An American Cancer Society guide for informed choices. *CA Cancer J Clin.* 2003; 53(5): 268-291.
13. Zachariae R, Paulsen K, Mehlsen M, Jensen AB, Johansson A, von der Maase H. Chemotherapyinduced nausea, vomiting, and fatigue–The role of individual differences related to sensory perception and autonomic reactivity. *Psychother Psychosom.* 2007; 76(6): 376-384.
14. Meinardi MT, van Veldhuisen DJ, Gietema JA, et al. Prospective evaluation of early cardiac damage induced by epirubicin-containing adjuvant chemotherapy and locoregional radiotherapy in breast cancer patients. *J Clin Oncol.* 2001; 19(10): 2746-2753.
15. Morrow GR, Hickok JT, DuBeshter B, Lipshultz SE. Changes in clinical measures of autonomic nervous system function related to cancer chemotherapyinduced nausea. *J Auton Nerv Syst.* 1999; 78(1): 57-63.

CAPÍTULO 6

Prescrição de Exercícios e Adaptação de Programas

Com Base em Cirurgia, Tratamentos e Efeitos Colaterais

Kathryn Schmitz, PhD, MPH

O conteúdo deste capítulo que consta nos tópicos do exame CET inclui:

- Conhecimento das diretrizes atuais da American Cancer Society para a prática de exercícios por sobreviventes ao câncer.
- Conhecimento da maneira como tratamentos contra o câncer afetam a capacidade de sobreviventes da doença realizarem exercícios e de como adaptar programas adequadamente.
- Capacidade de descrever os benefícios e riscos da prática de exercícios para o sobrevivente ao câncer.
- Capacidade de reconhecer contraindicações relativas e absolutas de iniciar ou retomar um programa de exercícios e conhecimento de quando é necessário encaminhar um participante a um profissional da saúde adequado.
- Conhecimento, técnica e capacidade de alterar a prescrição ou o programa de exercícios com base em:
    a. estado de saúde atual;
    b. tempo desde o diagnóstico com ou sem tratamento adjuvante;
    c. tipo de terapias atuais (por exemplo, não nadar durante a radioterapia);
    d. tipo de procedimentos cirúrgicos (por exemplo, curativos ou reconstrutivos) e quão recentes eles são;
    e. amplitude de movimento;
    f. presença de implantes;

g. amputações/fusões;
h. efeitos do tratamento sobre todos os elementos do condicionamento físico (agilidade, velocidade, coordenação, flexibilidade, força e capacidade aeróbica);
i. considerações hematológicas (por exemplo, anemia, neutropenia);
j. presença de cateter venoso central (PIC ou Port);
k. efeitos adversos atuais do tratamento, tanto agudos como crônicos;
l. indivíduos que podem estar sob o risco aumentado de efeitos tardios adversos, que poderiam elevar o risco relacionado à prática de exercícios (por exemplo, insuficiência cardíaca).

- Conhecimento do potencial de exagerar no treinamento do sobrevivente ao câncer.
- Conhecimento e capacidade de usar proteção solar adequada em exercícios ao ar livre.
- Compreensão de que o tratamento de câncer pode acelerar o declínio funcional relacionado ao envelhecimento, sobretudo entre idosos, e de que pode ser necessário ajustar o programa de exercícios adequadamente.
- Conhecimento dos 18 hábitos de redução de riscos da Rede Nacional de Linfedema (NLN, na sigla em inglês) e das diretrizes para o exercício.
- Conhecimento dos elementos dos sistemas linfático, neurológico e imunológico de sobreviventes ao câncer que podem precisar de exames mais detalhados realizados por médicos ou profissionais da saúde antes da realização de atividade física.

Como apontado nos capítulos 2 e 4, a experiência de ser diagnosticado com câncer e passar por tratamento tem como consequência inúmeras alterações fisiológicas e psicológicas. O objetivo deste capítulo é focar nas alterações prejudiciais no que tange à prescrição de exercícios. Este capítulo ajudará os profissionais da atividade física a responderem as seguintes perguntas:

- Quais são as recomendações para a prescrição de exercícios para o público geral? Elas devem ser alteradas no caso de sobreviventes ao câncer?
- Que conhecimentos sobre um sobrevivente ao câncer são necessários para criar uma prescrição de exercícios individualizada? Por exemplo:

- De que maneira o tratamento com um remédio quimioterápico cardiotóxico altera a prescrição de exercícios para um indivíduo?
- De que maneira um profissional da atividade física faz alterações na prescrição de exercícios para os sobreviventes sob o risco de metástases ósseas, osteoporose ou ambos?
- Que formas de exercício são recomendadas e o que deve ser evitado no caso de indivíduos com neuropatia periférica resultante de quimioterapia?
- De que maneira uma prescrição de exercícios deve ser alterada no caso de indivíduos que foram submetidos à remoção de linfonodos e desenvolveram linfedema como consequência?

Neste capítulo, os termos *atividade física* e *exercício* são intercambiáveis. Porém, tecnicamente, o termo *atividade física* é mais abrangente, incluindo diversas formas de movimento, dentre as quais figura o exercício.

Promoção da Saúde e Redução do Risco de Doenças

Para alterar um programa de exercícios para uma população específica, precisamos começar por algo que pode ser modificado: as recomendações para o público geral. Esta seção apresenta em linhas gerais as diretrizes atuais para a prescrição de exercícios do American College of Sports Medicine, publicada em parceria com a American Heart Association, além das orientações sobre exercício da American Cancer Society e do U.S. Department of Health and Human Services.

As Diretrizes para Atividade Física dos Norte-Americanos desenvolvidas pelo U.S. Department of Health and Human Services (U.S. DHHS) indicam que quando indivíduos com doenças crônicas – como o câncer – não têm condições de praticar a recomendação por causa de seu estado de saúde, eles "deveriam praticar atividade física tanto quanto possível considerando suas capacidades e condições". Recomenda-se explicitamente "evitar a inatividade" e foi declarado de forma clara que "algum exercício é melhor que nenhum". A principal diretriz para a atividade aeróbica do

---

Prescrição de exercícios para adultos do ACSM/AHA

Atividade Aeróbica

- Realizar exercícios cardiovasculares de intensidade moderada durante 30 minutos por dia, cinco dias por semana, ou de intensidade alta durante 20 minutos por dia, três dias por semana;
- O exercício de intensidade moderada é um esforço suficiente para elevar sua frequência cardíaca e iniciar a transpiração, mas sendo possível manter uma conversa;
- Deve-se destacar que, para perder peso ou manter a perda de peso, podem ser necessários 60 a 90 minutos de exercício.

Atividades de Treinamento de Força

- Realizar 8 a 10 exercícios de treinamento de força com 8 a 12 repetições de cada um deles, duas vezes por semana.
- Para idosos (65 anos ou mais), adicionam-se as seguintes recomendações:
  - Se um profissional da saúde disse que você está sob risco de quedas, realize exercícios de equilíbrio;
  - Tenha um plano de exercício;
  - Tanto atividades aeróbicas como de fortalecimento muscular são cruciais para o envelhecimento saudável;
  - Praticar exercícios aeróbicos de intensidade moderada significa realizar esforço de intensidade de nível 6 em uma escala de 1 a 10 (sendo 10 a intensidade mais alta);
  - Você deve ter condições de manter uma conversa durante o exercício.

Adaptado de Haskell et al., 2007[2], M. E. Nelson et al., 2007.[3]

Diretrizes para Atividade Física do U.S. Department of Health and Human Services

Adultos (entre 18 e 64 anos de idade)

- Os adultos devem praticar exercícios aeróbicos por no mínimo 150 minutos por semana em intensidade moderada ou 75 minutos por semana em alta intensidade ou uma combinação equivalente de exercícios aeróbicos de intensidade moderada e alta. As atividades aeróbicas devem ser realizadas em episódios de 10 minutos, de preferência distribuídos durante a semana.
- Pode haver benefícios adicionais ao aumentar para 5 horas (300 minutos) por semana de exercícios aeróbicos de intensidade moderada ou 2 horas e 30 minutos (150 minutos) por semana de exercícios de alta intensidade ou uma combinação equivalente dos dois.
- Os adultos também devem realizar atividades de fortalecimento muscular envolvendo todos os principais grupos musculares em 2 ou mais dias por semana.

Idosos (65 anos ou mais)

- Os idosos devem seguir as diretrizes para os adultos. Caso não seja possível por causa de doenças crônicas limitantes, devem ser tão fisicamente ativos quanto permitirem suas capacidades, evitar o sedentarismo, além de realizar exercícios que mantenham ou melhorem o equilíbrio caso estejam sob risco de quedas.
- Para todas as pessoas, pouca atividade é melhor que nenhuma. Praticar exercícios é seguro para quase todos, e os benefícios à saúde proporcionados pelo exercício são muito maiores que os riscos. Os indivíduos sem doenças crônicas diagnosticadas (como diabetes, doenças cardíacas ou osteoartrite) e sem sintomas (por exemplo, dor ou pressão no peito, tontura ou dor articular) não precisam consultar um profissional da saúde sobre a prática de exercícios.

Adultos com Deficiências

- Devem seguir as diretrizes para adultos.
- Caso não seja possível, esses indivíduos devem ser tão fisicamente ativos quanto permitirem suas capacidades e evitar o sedentarismo.

Fonte: U.S. Department of Health and Human Services, 2008.

U.S. DHHS é focada em atividade semanal de 150 minutos de exercício de intensidade moderada, 75 minutos de exercício de alta intensidade ou uma combinação dos dois. A orientação relativa ao treinamento de força é realizar duas ou três sessões por semana que incluam exercícios para os principais grupos musculares. As diretrizes sobre flexibilidade, tanto do ACSM/AHA quanto do U.S. DHHS para idosos, são alongar os principais grupos musculares e tendões nos dias em que são realizados outros exercícios.[1-3] Para mais detalhes sobre as prescrições gerais de exercícios para a saúde de adultos, veja os quadros das páginas 125 e 126. Além desses dois conjuntos específicos de diretrizes, a American Cancer Society recomenda que adultos pratiquem ao menos 30 minutos de exercícios de intensidade moderada a alta, além de suas atividades habituais, em cinco ou mais dias da semana. As diretrizes da ACS também afirmam que 45 a 60 minutos de exercícios intencionais cinco vezes por semana são ainda melhores do que apenas 30 minutos para prevenir o câncer.[4,5] As recomendações da ACS, do ACSM/AHA e do U.S. DHHS sobre exercício para promoção da saúde de adultos têm muito em comum. Elas também são a base para quaisquer alterações em orientações de exercício para populações específicas como os sobreviventes ao câncer.

Os objetivos dessas recomendações são os seguintes:

- promover a saúde geral;
- reduzir o risco de doenças crônicas como diabetes, doenças cardiovasculares, osteoporose e câncer;
- promover a independência funcional de adultos;
- melhorar o condicionamento cardiorrespiratório, metabólico e musculoesquelético.

Há muitos outros objetivos possíveis para a prática de exercícios. As especificidades de uma prescrição de exercícios devem ser determinadas conforme a saúde basal e o condicionamento físico do indivíduo, bem como com base em seus objetivos. Por exemplo, a prescrição de exercícios e o grau de supervisão adequados a um jovem de 18 anos, saudável e condicionado, com o objetivo de correr competitivamente em nível universitário, são bastante diferentes da prescrição de exercícios para um idoso de 70 anos com sobrepeso que deseja voltar a jogar tênis após viver sedentário durante 45 anos.

Mensagem a Lembrar
Criar prescrições de exercícios adaptadas especificamente às necessidades particulares dos sobreviventes ao câncer exige conhecimento das diretrizes de prescrição de exercícios para o público geral. As prescrições de exercícios do U.S. DHHS e do ACSM/AHA para o público geral constituem a base a partir da qual todas as adaptações são feitas para qualquer população específica, inclusive sobreviventes ao câncer. Uma mensagem importante para todas as populações é evitar a inatividade.

Alterações na Prescrição de Exercícios para Lidar com Necessidades Individuais

A definição de *sobrevivente ao câncer* varia de acordo com a fonte. O U.S. National Cancer Institute o define como alguém que foi diagnosticado com câncer; o termo é empregado por toda a vida do indivíduo.[6] A definição é útil a muitos propósitos, mas ao prescrever exercícios para essa população, pode ser útil distinguir entre pacientes com câncer que ainda estão sob tratamento e pacientes que já terminaram o tratamento.

As diretrizes do U.S. DHHS para evitar o sedentarismo a fim de melhorar a saúde e reduzir o peso de doenças crônicas[1] são ótimos conselhos para o sobrevivente ao câncer, mesmo durante o tratamento. Mas é evidente que são necessários mais detalhes além de evitar o sedentarismo. Ademais, o aconselhamento quanto à prescrição de exercícios adequada provavelmente varia entre as experiências relativas ao câncer (por exemplo, durante ou após o tratamento).

A primeira orientação publicada sobre a prática de exercícios entre sobreviventes da doença foi organizada pela American Cancer Society (ACS), em 2003.[7] Ela difere em alguns pontos das orientações da ACS apresentadas no início deste capítulo. Resumidamente, os sobreviventes são orientados a manter suas atividades diárias normais durante o tratamento e voltar às recomendações sobre a *prevenção* do câncer (apresentadas anteriormente) assim que for seguro, mesmo sob tratamentos adjuvantes como quimioterapia e radioterapia. No entanto, como já foi mencionado no capítulo 2, vários efeitos adversos associados a diagnóstico, cirurgia e tratamento de câncer podem interferir na capacidade de praticar atividade física regularmente, sobretudo durante o tratamento ativo. As diretrizes publicadas pela ACS e seus conselhos no *website* www.cancer.org descrevem muitas maneiras de o tratamento contra o câncer alterar o que seria adequado e seguro em termos de programas de exercício.

Historicamente, os médicos aconselharam os indivíduos com doenças crônicas (inclusive câncer) a repousar, não fazer esforço e reduzir a prática de exercícios. Isso ainda é aconselhável se a realização de movimentos provoca dor intensa, frequência cardíaca acelerada ou falta de ar. Contudo, é cada vez mais reconhecido que o exercício não só é seguro e possível durante e após o tratamento, mas também pode melhorar a função física e a qualidade de vida.[8,9] Ademais, os riscos associados à *inatividade* física são significativos, incluindo perda de função, força e amplitude de movimento, além de trazer consequências psicossociais negativas. Praticar exercícios regularmente é considerado uma forma eficaz de contrabalançar os efeitos negativos do tratamento de câncer (por exemplo, linfedema, ganho de peso, fadiga, perda de função física).[8-10] Algumas equipes de tratamento clínico contra o câncer já seguem essa linha de maneira bem ativa.

Como ocorre com a população geral, os objetivos de um programa de exercícios para um indivíduo sob tratamento de câncer variam de acordo com seu histórico de saúde, condicionamento físico e níveis de atividade anteriores ao diagnóstico e de seus objetivos de condicionamento físico e atividade. Para um jovem atlético, evitar a perda de resistência aeróbica e prevenir cardiotoxicidades de longo prazo podem ser o foco principal de um programa de exercícios durante e após o tratamento de câncer. Para um idoso com diversos problemas de saúde, manter a mobilidade funcional para viver de forma independente pode ser o foco. O fato de o câncer atingir pessoas de diversas idades e com uma variedade tão ampla de históricos de saúde e condicionamento físico torna a criação de prescrições de exercícios que serão seguros, eficazes e agradáveis para cada sobrevivente um desafio. E a criação do programa deve considerar o seguinte:

- histórico anterior de exercício;
- o que o indivíduo é fisicamente capaz de realizar enquanto está em tratamento ou recuperação;
- quaisquer problemas ou limites físicos resultantes do tratamento.

A ACS recomenda que os sobreviventes consultem seu médico para garantir que o programa de exercícios não afetará a eficácia do tratamento. Infelizmente, há poucas evidências empíricas relativas a efeitos específicos que o exercício pode ter sobre o tratamento contra o câncer. Como consequência, é provável que os médicos embasem seu conselho considerando sua opinião pessoal e sua experiência clínica, bem como seu objetivo principal de proteger o paciente de qualquer possível estresse além do tratamento de câncer.

Em junho de 2009, o American College of Sports Medicine reuniu uma mesa-redonda para desenvolver para teste e prescrição de exercícios específicos para sobreviventes ao câncer as primeiras diretrizes do ACSM.[8] As conclusões da equipe de especialistas estão resumidas em dois quadros nas páginas a seguir. O processo de desenvolvimento dessas diretrizes teve início com uma análise da literatura científica revisada por pares para compreender a segurança e a eficácia do exercício entre sobreviventes durante e após o tratamento. As evidências são analizadas no capítulo 4 e brevemente reiteradas na próxima seção deste capítulo. A partir do pano de fundo para as diretrizes analisado anteriormente, a equipe decidiu adotar muitas das recomendações existentes tanto do ACSM/AHA como do U.S. DHHS, em especial essas duas palavras: *evitar sedentarismo*.

A equipe recomenda, de modo geral, que os sobreviventes sigam as diretrizes do ACSM/AHA e do U.S. DHHS para atividade aeróbica, treinamento de força, exercícios de equilíbrio e atividades de flexibilidade de acordo com a idade. As diretrizes do ACSM para prescrição de exercícios para sobreviventes ao câncer e as adaptações recomendadas às diretrizes de atividade física do U.S. DHHS estão apresentadas nos dois quadros nas páginas seguintes. Muitos efeitos adversos do tratamento de câncer afetarão o grau que os sobreviventes terão condições de seguir essas diretrizes, assim como a segurança de cada uma dessas recomendações. Mais adiante neste capítulo, analisamos os diversos riscos dos exercícios aos sobreviventes e como eles podem tornar necessário alterar prescrições de exercícios. Na próxima seção, de qualquer forma, resumimos os riscos e os benefícios da prática de exercícios para o sobrevivente ao câncer.

Prescrição de exercícios para sobreviventes ao câncer

Este quadro é pertinente aos sobreviventes dos seguintes tipos de câncer: mama, próstata, cólon, hematológico (sem TCTH) em adultos, TCTH em adultos e ginecológico.

Objetivos da prescrição de exercícios
1. Recuperar e melhorar função física, capacidade aeróbica, força e flexibilidade.
2. Melhorar imagem corporal e qualidade de vida.
3. Melhorar composição corporal.
4. Melhorar consequências cardiorrespiratórias, endócrinas, neurológicas, musculares, cognitivas e psicossociais.
5. Potencialmente reduzir ou retardar recidiva ou segundo câncer primário.
6. Melhorar a capacidade de suportar física e psicologicamente a contínua ansiedade quanto à recidiva ou segundo câncer primário.
7. Reduzir, atenuar ou prevenir efeitos tardios e de longo prazo de tratamento de câncer.
8. Melhorar a capacidade fisiológica e psicológica de suportar quaisquer tratamentos de câncer, atuais ou futuros.

continua

continuação

Contraindicações gerais ao início de um programa de exercícios comum a todos os tipos de câncer

Espere o tempo adequado para a recuperação após a cirurgia. O número de semanas para recuperação cirúrgica pode ser até oito. Não prescreva exercícios para indivíduos que estejam sofrendo fadiga, anemia ou ataxia. Siga as diretrizes do ACSM para prescrição de exercícios relativos a contraindicações cardiovasculares e pulmonares ao início de um programa de exercícios. No entanto, o potencial para uma ocorrência cardiopulmonar adversa pode ser maior entre sobreviventes ao câncer quando comparados a outros indivíduos de mesma faixa etária, por causa da toxicidade da radioterapia e da quimioterapia e dos efeitos tardios e de longo prazo da cirurgia de câncer.

Contraindicações ao início de um programa de exercícios específicas ao câncer

- Mama: as mulheres com problemas imediatos no braço ou nos ombros como consequência de tratamento contra o câncer de mama devem procurar atendimento médico para solucionar essas questões antes de praticar exercícios com a parte superior do corpo.
- Próstata: nenhuma.
- Cólon: recomenda-se autorização de um médico a pacientes com ostomia antes de praticar esportes de contato (risco de choque) e treinamento de força (risco de hérnia).
- Hematológico (sem TCTH) em adultos: nenhuma.
- TCTH em adultos: nenhuma.
- Ginecológico: mulheres com inchaço ou inflamação no abdômen, na virilha ou na extremidade inferior devem procurar atendimento médico para solucionar essas questões antes de praticar exercícios com a parte inferior do corpo.

Motivos relativos ao câncer para interromper um programa de exercícios

Atenção: as diretrizes gerais do ACSM para a interrupção do exercício continuam válidas para esta população.

- Mama: as alterações em sintomas no braço/ombro ou inchaço devem fazer o paciente reduzir ou evitar exercícios com a parte superior do corpo até depois de avaliações e de tratamento médicos solucionarem a questão.
- Próstata: nenhuma.
- Cólon: hérnia, infecção sistêmica relacionada à ostomia.
- Hematológico (sem TCTH) em adultos: nenhuma.
- TCTH em adultos: nenhuma.
- Ginecológico: as alterações como inchaço ou inflamação do abdômen, virilha ou extremidades inferiores devem fazer o paciente reduzir ou evitar exercícios com a parte inferior do corpo até depois de avaliações e de tratamento médicos solucionarem a questão.

continuação

Riscos gerais de lesão comuns a todos os tipos de câncer

Os pacientes com metástases ósseas podem precisar de alterações em seu programa de exercícios quanto à intensidade, duração e tipo por causa do maior risco de fraturas ósseas. O risco de infecção é mais alto em pacientes que estejam, no momento, sob tratamento quimioterápico ou radioterápico ou que tenham função imunológica comprometida após o tratamento. São necessários cuidados para reduzir o risco de infecção em centros de atividade física frequentados por sobreviventes ao câncer. Os pacientes com doenças metastáticas ósseas conhecidas precisarão de alterações ou maior supervisão para evitar fraturas. Os pacientes com problemas cardíacos (como consequência do câncer ou não) precisarão de alterações e, talvez, maior supervisão para garantir segurança.

Risco de lesão específica ao câncer, procedimentos de emergência

- Mama: os braços e os ombros devem ser exercitados, mas recomenda-se uma abordagem proativa de prevenção de lesões, dada a alta incidência de morbidade de braço e ombro em sobreviventes ao câncer de mama. As mulheres com linfedema devem usar vestimentas de compressão bem ajustadas durante o exercício. Esteja ciente do risco de fraturas entre os indivíduos com tratamento de terapia hormonal, diagnóstico de osteoporose ou metástases ósseas.
- Próstata: esteja ciente do risco de fraturas entre pacientes com tratamento de ADT, diagnóstico de osteoporose ou metástases ósseas.
- Cólon: recomenda-se evitar pressão intra-abdominal excessiva em pacientes com ostomias.
- Hematológico (sem TCTH) em adultos: pacientes com mieloma múltiplo devem ser tratados caso estejam osteoporóticos.
- TCTH em adultos: nenhuma.
- Ginecológico: a parte inferior do corpo deve ser exercitada, mas recomenda-se uma abordagem proativa de prevenção de lesões, em virtude do potencial para inchaço ou inflamação da extremidade inferior nessa população. As mulheres com linfedema devem usar vestimentas de compressão bem ajustadas durante o exercício. Esteja ciente do risco de fraturas entre os indivíduos com tratamento de terapia hormonal, diagnóstico de osteoporose ou metástases ósseas.

TCTH = transplante de células-tronco hematopoiéticas.

Adaptado, com permissão, de K. H. Schmitz et al., 2010, "Diretrizes de mesa-redonda do ACSM para exercício de sobreviventes ao câncer", *Medicine and Science in Sports and Exercise* 42(7): 1409-26.

Análise das Diretrizes de Exercício do U.S. DHHS (PAGs)* para norte-americanos e alterações necessárias a sobreviventes ao câncer

Este quadro é pertinente aos sobreviventes dos seguintes tipos de câncer: mama, próstata, cólon, hematológico (sem TCTH) em adultos, TCTH em adultos e ginecológico.

Declaração geral

Evite o sedentarismo; retome as atividades diárias normais assim que possível após a cirurgia. Mantenha as atividades diárias normais e se exercite tanto quanto possível durante e após tratamentos não cirúrgicos. Os indivíduos com doenças ósseas metastáticas conhecidas precisarão de alterações para evitar fraturas. Já os indivíduos com problemas cardíacos (como consequência do câncer ou não) precisarão de alterações e, talvez, maior supervisão para garantir segurança.

Prática de exercícios aeróbicos (volume, intensidade, progressão)

- Mama: as recomendações são as mesmas das diretrizes do PAGs para norte-americanos de acordo com a faixa etária.
- Próstata: as recomendações são as mesmas das diretrizes do PAGs para norte-americanos de acordo com a faixa etária.
- Cólon: as recomendações são as mesmas das diretrizes do PAGs para norte-americanos de acordo com a faixa etária.
- Hematológico (sem TCTH) em adultos: as recomendações são as mesmas das diretrizes do PAGs para norte-americanos de acordo com a faixa etária.
- TCTH em adultos: podem se exercitar todos os dias, recomenda-se menor intensidade e mais lenta progressão de intensidade.
- Ginecológico: as recomendações são as mesmas das diretrizes do PAGs para norte-americanos de acordo com a faixa etária. As mulheres com obesidade mórbida podem precisar de supervisão adicional e alterações no programa.

Observações específicas ao câncer sobre prescrições de exercícios aeróbicos

- Mama: esteja ciente do risco de fraturas.
- Próstata: esteja ciente do maior potencial para fraturas.
- Cólon: recomenda-se autorização de um médico a pacientes com ostomia antes de praticar esportes de contato (risco de choque).
- Hematológico (sem TCTH) em adultos: nenhuma.
- TCTH em adultos: é necessário ter cuidado para não exagerar o treinamento, dados os efeitos imunológicos do exercício intenso.
- Ginecológico: caso haja neuropatia periférica, uma bicicleta ergométrica pode ser preferível a exercícios de sustentação do peso.

continua

continuação

Treinamento de força (volume, intensidade, progressão)
- Mama: recomendações alteradas. Ver abaixo.
- Próstata: as recomendações são as mesmas do PAGs de acordo com a idade.
- Cólon: recomendações alteradas. Ver abaixo.
- Hematológico (sem TCTH) em adultos: as recomendações são as mesmas do PAGs de acordo com a idade.
- TCTH em adultos: as recomendações são as mesmas do PAGs de acordo com a idade.
- Ginecológico: recomendações alteradas. Ver abaixo.

Observações específicas ao câncer sobre prescrições de treinamento de força
- Mama: comece com um programa supervisionado de ao menos 16 sessões e carga muito baixa; aumente a carga com pequenos incrementos. Não há limite superior para a quantidade de peso até a qual os sobreviventes possam progredir. Fique atento a sintomas nos braços e ombros, inclusive linfedema, e reduza a carga ou interrompa exercícios específicos de acordo com a resposta sintomática. Caso haja interrupção, reduza o nível de resistência em 2 semanas para cada semana sem exercícios (por exemplo, uma interrupção nos exercícios de 2 semanas = redução de resistência para o nível de 4 semanas antes). Esteja ciente do risco de fraturas nessa população.
- Próstata: adicione exercícios pélvicos no chão para indivíduos que foram submetidos a prostatectomias radicais. Esteja ciente do risco de fraturas.
- Cólon: as recomendações são as mesmas do PAGs de acordo com a idade. Para pacientes com estoma, inicie com baixa carga e progrida lentamente para evitar a formação de hérnia no estoma.
- Hematológico (sem TCTH) em adultos: nenhuma.
- TCTH em adultos: o treinamento de força pode ser mais importante do que o exercício aeróbico em pacientes que foram submetidos a transplantes de medula óssea.
- Ginecológico: não há dados sobre a segurança do treinamento de força em mulheres com linfedema nos membros inferiores como consequência de câncer ginecológico. Essa situação é bastante difícil de ser administrada. Talvez não seja possível extrapolar os dados sobre linfedema de membros superiores para esse caso. Proceda com cuidado caso a paciente tenha sofrido remoção de linfonodo ou recebido radioterapia nos linfonodos da virilha.

Treinamento de flexibilidade (volume, intensidade, progressão)
- Mama: as recomendações são as mesmas das diretrizes do PAGs para norte-americanos de acordo com a faixa etária.
- Próstata: as recomendações são as mesmas das diretrizes do PAGs para norte-americanos de acordo com a faixa etária.
- Cólon: as recomendações são as mesmas das diretrizes do PAGs de acordo com a idade, com o cuidado de evitar pressão intra-abdominal excessiva em pacientes com ostomias.

continua

continuação

- Hematológico (sem TCTH) em adultos: as recomendações são as mesmas das diretrizes do PAGs para norte-americanos de acordo com a faixa etária.
- TCTH em adultos: as recomendações são as mesmas das diretrizes do PAGs para norte-americanos de acordo com a faixa etária.
- Ginecológico: as recomendações são as mesmas das diretrizes do PAGs para norte-americanos de acordo com a faixa etária.

Exercícios com observações especiais (por exemplo, ioga, esportes organizados, pilates)

- Mama: praticar ioga parece ser seguro, desde que sejam consideradas as morbidades de braços e ombros. As corridas de remo não foram testadas empiricamente, mas a quantidade de participantes fornece validade aparente para a segurança dessa atividade. Não há evidências sobre esportes organizados ou pilates.
- Próstata: vácuo nas pesquisas.
- Cólon: caso haja ostomia, serão necessárias alterações para natação ou esportes de contato. Há vácuo nas pesquisas.
- Hematológico (sem TCTH) em adultos: há vácuo nas pesquisas.
- TCTH em adultos: há vácuo nas pesquisas.
- Ginecológico: há vácuo nas pesquisas.

TCTH = transplante de células-tronco hematopoiéticas.
* Physical Activities Guidelines

Adaptado, com permissão, de K. H. Schmitz et al., 2010, "American College of Sports Medicine Roundtable on Exercise Guidelines for Cancer Survivor", *Medicine and Science in Sports and Exercise* 42(7): 1409-26.

Riscos e Benefícios do Exercício e da Prática de Exercícios

Historicamente, os pacientes com câncer eram aconselhados a descansar e não fazer esforço. Ainda hoje, esse conselho é comum em muitos lugares por causa do receio de que atividade excessiva fará o paciente, que já não está bem, sentir-se ainda pior. Considerando-se que o tratamento contra o câncer possa provocar condições fisiológicas e psicológicas delicadas, é válido afirmar, antes de tudo, que é seguro para sobreviventes praticar atividades físicas.

Uma análise da literatura científica revisada por pares sobre intervenções de exercício em sobreviventes durante e após o tratamento de vários tipos de câncer – inclusive de mama, de cólon, de próstata, hematológico e ginecológico – revela que o exercício é seguro, com poucos eventos adversos nos 48 estudos avaliados.[8] Em muitos casos, esses eventos adversos não ocorreram só com sobreviventes ao câncer. Por exemplo, em um estudo, alguns sobreviventes ao câncer de mama que participavam de uma intervenção de caminhada desenvolveram fascite plantar.[11] Em um estudo com sobreviventes ao câncer de próstata, um idoso teve um infarto do miocárdio 15 minutos após o término da sessão de exercício.[12] Esses eventos poderiam ter ocorrido com esses pacientes independentemente do histórico da doença. A conclusão geral da equipe de análise é que uma ampla variedade de programas de exercício é bem tolerada, com poucos efeitos adversos, mesmo durante tratamentos agressivos contra o câncer, como transplante de células-tronco.[8] O receio de que os sobreviventes ao câncer sejam frágeis demais para praticar exercícios durante o tratamento pode ser infundado.[8] Na verdade, mostrou-se que o exercício é benéfico a sobreviventes ao câncer durante e após o tratamento.

Esse tema foi tratado mais profundamente no capítulo 4. A tabela 4.1 apresenta os níveis de evidência para resultados específicos dentro de populações de sobreviventes, como observado pelo painel de diretrizes do ACSM encerrado recentemente. Em resumo, consideravelmente mais pesquisas foram publicadas sobre sobreviventes ao câncer de mama do que sobre qualquer outra categoria de sobreviventes. Como consequência, há pesquisas suficientes para garantir às evidências a classificação mais sólida possível (grau de evidência A). Diversos ensaios controlados randomizados demonstram os benefícios do exercício durante e após o tratamento de câncer de mama, inclusive melhora de condicionamento aeróbico e força, bem como de flexibilidade, função física e segurança quanto ao risco de linfedema entre sobreviventes que já terminaram o tratamento. Pesquisas com sobreviventes ao câncer de próstata mostraram evidências de melhora de condicionamento aeróbico, força, tamanho e composição corporais, qualidade de vida, nível de energia e função física, com graus de evidência A ou B para todas essas categorias. A partir daí, o número de estudos diminui significativamente, fornecendo poucos resultados para que haja evidências suficientes que comprovem benefício. Por exemplo, até hoje, foram publicados apenas quatro estudos de intervenção que analisassem os benefícios do exercício entre adultos com malignidades hematológicas que não foram tratados com transplante de células-tronco hematopoiéticas (TCTH).

Como observado anteriormente, muitos fatores convergem para determinar os riscos de tipos específicos de exercício para qualquer sobrevivente. A próxima seção analisa alguns dos fatores que os profissionais da atividade física devem considerar ao criar uma prescrição de exercícios individualizada para um sobrevivente ao câncer.

Personalização da Prescrição de Exercícios

O tratamento contra o câncer provoca alterações que devem ser consideradas ao personalizar uma prescrição de exercícios para um sobrevivente específico. O capítulo 2 abordou profundamente essas alterações. Esta seção considera essas alterações no contexto de como elas afetam a prescrição de exercícios. Como uma visão geral, pode ser útil pensar em todos os sistemas corporais utilizados no exercício e, então, compará-los aos sistemas afetados pelo tratamento de câncer. Precisamos dos sistemas musculoesquelético, nervoso, cardiovascular, respiratório, metabólico e endócrino para realizar exercícios. A capacidade de cada um desses sistemas pode ser alterada pelos diversos tratamentos usados contra o câncer. Outros sistemas corporais também sofrem alterações pela prática de exercícios, inclusive os caminhos de sinalização celular, o sistema imunológico e os sistemas de hormônios reprodutores. As prescrições de exercícios precisam ser ajustadas a condições, capacidades e interesses atuais de cada sobrevivente. A segurança do sobrevivente deve ser a principal preocupação do profissional da atividade física ao criar um programa.

> **Mensagem a Lembrar**
> Os seguintes sistemas fisiológicos são afetados pelo exercício:
>
> - Músculos, tendões, ligamentos;
> - Ossos;
> - Sistema nervoso: cognição, memória, sistemas sensorial e motor;
> - Sistema cardiovascular;
> - Sistema respiratório;
> - Hormônios (sistemas endócrino e metabólico).
>
> Ao criar prescrições de exercícios personalizadas para o sobrevivente ao câncer, o profissional da atividade física deve conhecer os efeitos do câncer e de seus tratamentos sobre esses sistemas, bem como o histórico médico relevante desses sistemas corporais. Somente assim os riscos poderão ser minimizados e os benefícios, maximizados.

Estado de Saúde Atual

Antes de prescrever exercícios para um sobrevivente ao câncer, o profissional da atividade física deve conhecer como o diagnóstico de câncer, o tratamento, ou ambos, modificaram cada um dos sistemas necessários para o exercício e como foram afetados por ele. Durante o tratamento ativo, é adequado – embora nem sempre seja necessário – pedir uma autorização médica antes de prescrever exercícios para um sobrevivente. Um pedido de autorização médica deve conter detalhes de tipo, frequência e intensidade de exercício, além de duração da sessão. A figura 6.1 é um formulário que os sobreviventes podem utilizar para pedir uma autorização por escrito de seus médicos durante o tratamento ativo de câncer. Os sobreviventes que já terminaram o tratamento podem usar uma versão adaptada deste formulário. Ele também pode ser alterado de acordo com as necessidades individuais dos clientes.

Independentemente de um profissional da atividade física decidir pedir uma autorização médica, é importante que ele conheça o estado clínico atual do cliente quanto ao seguinte:

- Saúde óssea: há motivos para acreditar que esse indivíduo esteja sob risco de fraturas ósseas?
- Saúde cardiovascular: esse indivíduo já foi diagnosticado com hipertensão, insuficiência cardíaca congestiva, doença renal ou alguma outra doença ou evento relacionado ao sistema cardiovascular?
- Parâmetros hematológicos e função imunológica: esse indivíduo sofre de anemia ou baixa contagem de células sanguíneas que poderiam expô-lo a maior risco de infecção?
- Saúde respiratória: esse indivíduo tem asma? Doença pulmonar obstrutiva crônica? Função respiratória anormal por algum outro motivo?
- Saúde musculoesquelética: alguma parte ou articulação do corpo não apresenta amplitude de movimento, força ou coordenação funcionais normais?
- Saúde do sistema nervoso: esse indivíduo caminha normalmente? Alguma perda de sensibilidade, dor, sensibilidade alterada em pés, mãos ou outras partes do corpo?
- Saúde cognitiva: esse indivíduo apresenta cognição e memória normais? Há algum dano evidente para compreender e seguir instruções ou lembrar o que foi discutido em encontros anteriores?
- Saúde metabólica e hormonal: esse indivíduo tem diabetes, síndrome metabólica, obesidade, doença tireoidiana ou alguma outra doença relacionada aos hormônios?

Figura 6.1 Formulário de permissão do médico

Prezado Doutor .... :

Estou interessado em participar de um programa de exercícios durante meu tratamento ativo de câncer. Gostaria que o senhor soubesse da minha intenção e assinasse abaixo caso acredite que meu estado de saúde atual me permita participar desse programa sem comprometer os resultados do tratamento ou a saúde geral. Agradeço por analisar este formulário. Estou trabalhando com um profissional da atividade física certificado pelo American College of Sports Medicine (ACSM Certified Cancer Exercise Trainer) para trabalhar com sobreviventes ao câncer. Ele pediu que eu lhe entregasse este programa para que o senhor o analise e autorize.

Modalidade de exercício: ....
(Exemplos: programa de caminhada, musculação, aulas de tênis, ioga, pilates, remo)

Frequência da atividade: ....
(Exemplos: uma vez por semana, três vezes por semana, diária)

Intensidade da atividade: ....
(Exemplos: intensidade leve – eu não suarei praticando essa atividade; intensidade moderada – eu suarei, mas conseguirei conversar enquanto me exercito; alta intensidade – eu suarei e respirarei com dificuldade ao praticar essa atividade)

Duração de cada sessão de atividade: ....
(Exemplos: 20 minutos, 30 minutos, 60 minutos, 2 horas)

Local em que será realizada a atividade: ....

Grau de supervisão: ....

Apenas para assinatura do médico:

Eu, ..., analisei o programa proposto acima e autorizo meu paciente .... a participar dele enquanto está sob quimioterapia, radioterapia ou outros tratamentos ativos contra o câncer.

Recomendo as seguintes adaptações ao programa acima para a segurança de meu paciente.

Marcar:

( ) Sem adaptações ao que foi apresentado acima

( ) Adaptações: ....
....
....

....
Nome impresso/Assinatura/Data

De ACSM, 2012, *ACSM's guide to exercise and cancer survivorship* (Champaign, IL: Human Kinetics).

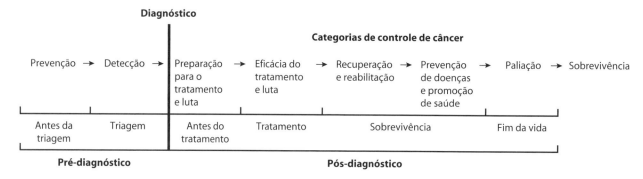

Figura 6.2 Esquema de exercício e controle de câncer.

Reimpresso de *Seminars in Oncology Nursing*, Vol. 23(4), K. S. Courneya e C. M. Friedenriech, "Physical activity and cancer control", pp. 242-252, copyright 2007, com permissão de Elsevier.

> **Mensagem a Lembrar**
> Os indivíduos com diagnóstico de câncer em geral são idosos, uma população com tendência a apresentar também outros problemas crônicos de saúde, como problemas ortopédicos, doenças cardiopulmonares, diabetes e obesidade. Um profissional da atividade física que prescreve exercícios para um sobrevivente ao câncer deve considerar todo o seu histórico médico e seu estado atual, não apenas o histórico de câncer.

Tempo Desde o Diagnóstico

Os indivíduos diagnosticados com câncer e sob tratamento passam por diversas mudanças fisiológicas e psicológicas ao longo do tempo. Aqueles que foram diagnosticados recentemente e estão esperando tratamento são diferentes – física e psicologicamente – dos sobreviventes ao câncer que já completaram 1, 5 e 15 anos desde o término de seu tratamento. Os que tiveram diversos diagnósticos (por exemplo, segundo câncer, recidiva) diferem dos que tiveram apenas um diagnóstico de câncer.

Esse espectro de experiências do câncer está representado no esquema de exercício e controle de câncer na figura 6.2. O objetivo desse espectro é fazer uma distinção entre as necessidades e capacidades dos sobreviventes com base no lugar que ocupam no contínuo (por exemplo, atualmente sob tratamento, tratamento finalizado recentemente ou sobrevivência de longo prazo e se exercitando para promover a saúde geral e prevenir recidivas). A prescrição de exercícios deve considerar o tempo desde o diagnóstico e os objetivos adequados para esse período. Os objetivos de prescrições de exercícios variam de melhorar a eficácia do tratamento e lidar com seus efeitos colaterais (durante o tratamento ativo) a prevenir doenças e promover a saúde (nos anos que se seguem ao tratamento ativo).

Em Tratamento Adjuvante ou Não e Momento do Tratamento Atual

Os objetivos do exercício e a capacidade de sobreviventes ao câncer de praticarem exercício vão variar durante a experiência do câncer. Assim sendo, é crucial compreender onde está o cliente em relação à sua trajetória de tratamento. Os indivíduos recente ou atualmente submetidos a tratamentos sistêmicos (por exemplo, radioterapia e quimioterapia) serão os mais vulneráveis em termos fisiológicos. Enquanto alguns tratamentos podem se estender durante muitos anos para alguns tipos de câncer, outros duram apenas algumas semanas ou meses. Por isso, mesmo que o cliente afirme ter terminado o tratamento, é uma boa ideia perguntar se há algum outro tratamento planejado. Também é uma boa ideia questioná-lo sobre fatores linfáticos, neurológicos ou imunológicos que possam exigir exames mais detalhados de médicos ou profissionais da saúde antes de praticar atividade física.

Algumas formas de tratamento podem durar cinco anos ou mais. O exemplo mais comum é o de terapias hormonais administradas oralmente a mulheres com cânceres reprodutivos e a homens com câncer de próstata. Tecnicamente, esses medicamentos são considerados tratamentos adjuvantes ao câncer. No entanto, quando a maioria dos clientes afirma ter terminado o tratamento, está se referindo às consultas que envolvem ir a uma instalação para o tratamento de câncer, a fim de fazer radioterapia ou quimioterapia intravenosa.

Os sobreviventes ao câncer sob quimioterapia, radioterapia ou ambas podem ter sua função imunológica reduzida, o que pode tornar perigoso praticar exercícios em instalações públicas por eles serem mais suscetíveis a infecções sistêmicas com febres. É crucial saber se um cliente tem comprometimento imunológico. Os profissionais da atividade física devem perguntar aos clientes se alguém lhes disse que eles são suscetíveis a infecções por causa de seus regimes atuais de tratamento.

Ademais, os níveis de energia podem estar reduzidos durante tratamentos de quimioterapia e radioterapia. Esses tratamentos funcionam matando células que se dividem rapidamente. Embora os tratamentos sejam cada vez mais direcionados às células tumorais, ainda é comum que a quimioterapia e a radioterapia provoquem alterações sistêmicas nos tipos de células saudáveis que se dividem rapidamente, como as de pele, cabelos, unhas, interior da boca e parede do trato digestório. Além disso, esses tratamentos podem provocar aumento do número de células que respondem à inflamação (isto é, citocinas). Elas também aumentam quando estamos doentes, como em resfriados, e explicam em parte a sensação dolorosa que temos quando estamos doentes. Os pacientes com câncer com níveis elevados de citocinas no sangue podem se sentir doloridos e enjoados o tempo todo.

Os efeitos colaterais da quimioterapia e da radioterapia são o resultado do tratamento em células não tumorais que se reproduzem rapidamente. Um efeito colateral frequente é um nível de energia reduzido (isto é, fadiga relacionada ao câncer). Tais efeitos colaterais podem ser de curto prazo, sendo revertidos com o término do tratamento, ou persistentes, continuando durante anos. Por exemplo, os indivíduos submetidos a altas doses de quimioterapia associadas a transplante de células-tronco podem ter parâmetros imunológicos reduzidos e marcadores inflamatórios elevados por muitos anos após o término do tratamento. Os profissionais da atividade física também devem ter consciência de que o tratamento contra o câncer pode acelerar o declínio funcional associado ao envelhecimento, especialmente em idosos. Pode ser necessário adaptar os programas de exercícios de acordo com a situação.

Os profissionais da atividade física devem perguntar a seus pacientes que tratamentos estão recebendo no momento, quais receberam no passado e quais ainda vão terminar, bem como o período de duração deles, para terem uma ideia do grau em que os efeitos colaterais dos tratamentos sistêmicos podem causar um problema. Também é digno de nota o fato de que alguns tratamentos podem provocar descoloração, enrijecimento, secura e ulcerações da pele. Assim, o profissional da atividade física deve saber sobre proteção solar adequada para exercícios ao ar livre e lembrar ao sobrevivente de usá-la.

Tipo e Momento de Procedimentos Cirúrgicos e Presença de Implantes

A cirurgia de câncer pode incluir procedimentos tanto curativos como cosméticos e reconstrutivos. As cirurgias curativas são destinadas a remover as células cancerosas e o tecido imediatamente circundante. Algumas vezes, também são removidos linfonodos para prevenir o espalhamento do câncer para outras partes do corpo por meio dos vasos linfáticos. Os pacientes com câncer de mama, por exemplo, em geral têm ao menos alguns linfonodos removidos para verificar se há células cancerosas no tecido linfático. Essa é uma maneira de determinar se células cancerosas migraram para partes distantes do corpo, tais como pulmões, ossos ou fígado. Alguns pacientes com câncer são submetidos a outros procedimentos cirúrgicos reconstrutivos. A cirurgia reconstrutiva mais comum nesse contexto é a de reconstrução mamária. As cirurgias reconstrutivas ou cosméticas também ocorrem em outros tipos de câncer, como câncer testicular (com implantes testiculares) e cânceres de cabeça e pescoço (com cirurgia plástica facial para recriar traços faciais alterados ou melhorar a fala e/ou a deglutição).

Independentemente do propósito da cirurgia ser curativo ou reconstrutivo/cosmético, o tecido musculoesquelético é, em geral, cortado e alterado. Esse é um evento traumático para a musculatura e o tecido mole, além de exigir tempo de restabelecimento. Também pode deixar cicatrizes e provocar mudanças na função do tecido mole que foi cortado e, às vezes, alterado pelos procedimentos.

O quadro da página 141 trata de um tipo de cirurgia de câncer e de como ela pode influenciar a escolha de atividades para a parte superior do corpo. Esse exemplo ilustra a necessidade de perguntar sobre o local de todas as cirurgias de câncer que foram realizadas – com propósitos curativos e reconstrutivos. É importante conhecer as orientações médicas sobre o retorno às atividades (e exercícios) diárias habituais para as cirurgias de cada cliente. (O *website* da American Cancer Society é uma ótima fonte de informações sobre as diretrizes para exercício após todo tipo de cirurgia de câncer.) Pode ser útil perguntar ao cliente sobre alterações em sensibilidade, função, força e amplitude de movimento na região onde ocorreu a cirurgia antes de criar uma prescrição personalizada ou autorizar o cliente a participar de um programa de exercícios que admite certo grau de capacidade.

Outra questão relevante para a prescrição de exercícios relacionada a orientações pós-cirúrgicas é a remoção de linfonodos. Ela é realizada para investigar se o câncer se espalhou para ou pelo sistema linfático, ou porque foi detectado que isso já ocorreu. Quando ocorre a remoção de linfonodos, a região do corpo em que eles atuavam é alterada de maneira definitiva quanto à resposta a infecções, lesões, inflamações e traumas. A prática de exercícios envolvendo a parte afetada do corpo deve ser voltada para a reabilitação e não para o treinamento. Por exemplo, após uma cirurgia de câncer de mama que envolve remoção de linfonodos da axila (chamada dissecção do nódulo axilar), em algumas mulheres um simples corte no dedo durante a jardinagem pode provocar uma infecção bacteriana que exige antibióticos. Isso ocorre porque a remoção de linfonodos interrompe a comunicação normal, pelo sistema linfático, de que bactérias e restos celulares entraram no corpo. Isso pode resultar no desenvolvimento de um efeito adverso persistente comum chamado linfedema.

Acredita-se que o linfedema ocorre em 17 a 42% dos sobreviventes ao câncer de mama[14-16] e, aproximadamente, em 30% dos pacientes que tiveram linfonodos removidos por causa de

> ## Exemplo de efeitos da cirurgia sobre a prescrição de exercícios: reconstrução mamária com expansores
>
> A cirurgia reconstrutiva para o câncer de mama pode envolver o uso de expansores, que são implantes temporários inseridos cirurgicamente abaixo dos músculos peitorais. Os expansores são colocados vazios, com uma passagem que permite enchimento gradual durante um a três meses. Para aumentar o tamanho dos expansores, é injetado soro fisiológico a fim de esticar gradualmente tecido mole, pele e músculos peitorais tendo em vista abrir espaço para os implantes permanentes (soro fisiológico ou silicone), que devem ficar no lugar por décadas. Alguns expansores são deixados onde estão como implantes permanentes.
>
> Enquanto os expansores estão colocados e durante quatro a seis semanas após a inserção definitiva dos implantes permanentes, os médicos em geral recomendam que as mulheres evitem levantar os braços acima da cabeça ou realizem qualquer exercício intenso. A amplitude de movimento possível na escápula é reduzida, como é esperado quando os músculos peitorais são esticados por baixo. Isso deve ser considerado ao escolher alongamentos, exercícios com pesos, posturas de ioga ou outras atividades que exijam amplitude de movimento completa na escápula.
>
> Os expansores são apenas um exemplo de uma cirurgia comum de reconstrução mamária. Outro exemplo envolve transferir uma pequena porção do músculo transverso do abdômen ou do grande dorsal com gordura do abdômen ou das costas para recriar um seio a partir dos tecidos da mulher. Essa cirurgia também teria implicações sobre a segurança de alguns exercícios, ao menos em curto prazo.

melanomas, cânceres ginecológicos, testiculares e cânceres de bexiga.[17-19] É uma condição crônica e incurável, cada vez mais difícil de ser administrada conforme progride. Assim sendo, os profissionais da atividade física que trabalham com sobreviventes ao câncer devem conhecer esse problema e a melhor forma de preveni-lo. A melhor fonte de informações sobre linfedemas é o *website* da Rede Nacional de Linfedema, que disponibiliza diversas apostilas para impressão que podem ser distribuídas a sobreviventes ao câncer, além de informações sobre 18 hábitos de redução de risco (www.lymphnet.org).

Amplitude de Movimento

Como discutido anteriormente, as cirurgias de câncer cortam tecidos moles. Isso pode provocar cicatrizes e alteração da amplitude de movimento, especialmente quando o sobrevivente é estimulado a proteger a região após o tratamento. Ademais, a radioterapia pode provocar cicatrizes e trauma em tecidos moles, bem como alterar a amplitude de movimento. Antes de criar uma prescrição de exercícios personalizada ou autorizar um sobrevivente a seguir um programa genérico que admite determinada amplitude de movimento em todas as articulações, os profissionais da atividade física fariam bem em avaliar a amplitude de movimento atual do indivíduo. Os métodos de avaliação da amplitude de movimento antes da prescrição de exercícios são analisados no capítulo 5.

Amputações

Um possível resultado da cirurgia de câncer é a amputação de um membro ou parte dele. A necessidade de reabilitação após uma amputação para garantir o retorno à mobilidade funcional e às atividades da vida independente é incontestável para a comunidade médica. A maioria dos sobreviventes ao câncer com membros amputados são submetidos tanto à fisioterapia como à terapia ocupacional para recuperarem as funções básicas que permitem a eles cuidar de si mesmos, retornar às atividades ocupacionais e viver de maneira independente. No entanto, depois disso, ficam sozinhos na tarefa de estabelecer uma prescrição de exercícios personalizada e recuperar totalmente o condicionamento físico e a saúde.

É evidente que as necessidades de prescrição de exercícios e de programas para indivíduos amputados como parte de cirurgia de câncer são específicas. Contudo, em razão de as amputações não serem um resultado frequente em sobreviventes da doença, as adaptações de exercícios para essa população estão além do escopo deste livro. O ACSM oferece uma certificação que prepara *personal trainers* para trabalhar com indivíduos com deficiências. Os *personal trainers* certificados e outros profissionais da saúde que planejem trabalhar com uma população de sobreviventes ao câncer que inclua grande proporção de amputados (como indivíduos que tiveram sarcomas) são direcionados a material específico para esses casos.

Efeitos do Tratamento sobre Todos os Elementos do Condicionamento Físico

Os elementos do condicionamento físico são agilidade, velocidade, coordenação, flexibilidade, força e resistência aeróbica. Antes de autorizar um sobrevivente ao câncer a participar de um programa específico ou de criar uma prescrição de exercícios personalizada para ele, o profissional da atividade física deve compreender o que o programa de exercícios vai exigir do sobrevivente com relação a cada um desses elementos e se ele tem condições de realizar esse componente do exercício. Por exemplo, se um determinado tipo de exercício aeróbico exige a capacidade de suportar um nível de intensidade de 7 a 9 METs, mas a capacidade aeróbica máxima do cliente é de 8 METs, não é adequado prescrever esse tipo específico de exercício aeróbico. É importante adequar o programa à capacidade do cliente.

Um desafio especial do trabalho com a população de sobreviventes ao câncer é a interação do envelhecimento com o câncer. As pessoas mais velhas têm mais chance de desenvolver câncer. Além disso, os indivíduos diagnosticados com câncer parecem apresentar uma aceleração do envelhecimento funcional. No entanto, um senhor de 70 anos, com boa saúde e condicionamento, diagnosticado com câncer em estágio inicial que precise do mínimo de cirurgia, nenhuma quimioterapia e uma pequena dose de radioterapia, pode estar pronto para se tornar membro de um clube de corrida três meses após o tratamento. Em contrapartida, um indivíduo de 40 anos, sedentário, diabético e com sobrepeso, diagnosticado com câncer de cólon em estágio III que exija ampla ressecção cirúrgica, uma ostomia externa (por exemplo, uma bolsa externa ao corpo que armazena resíduos) e longo tratamento quimioterápico, pode precisar de fisioterapia para recuperar a mobilidade funcional e a vida independente antes de iniciar um programa básico de caminhada e treinamento com pesos. A questão é avaliar os sobreviventes de acordo com suas capacidades e prescrever programas de exercício adequados de acordo com os resultados da avaliação.

Observações Hematológicas

Os tratamentos sistêmicos contra o câncer, como a quimioterapia e a radioterapia, destroem células de divisão rápida, que podem ser células saudáveis e cancerosas. Pelo fato de as células sanguíneas se dividirem rapidamente, a contagem delas sofre depleção durante a quimioterapia e a radioterapia. É importante considerar esse fator ao prescrever exercícios porque os eritrócitos transportam oxigênio e uma contagem baixa de leucócitos (como consequência de trombocitopenia, leucopenia ou neutropenia, por exemplo) resulta em maior risco de infecção sistêmica com febre.

Ao prescrever exercícios para sobreviventes ao câncer, profissionais da atividade física devem saber se seus clientes estão ou estiveram recentemente sob algum tratamento que provocaria alteração de contagem de células sanguíneas, como quimioterapia e radioterapia. Se esse for o caso, exercícios em casa podem ser uma alternativa melhor do que programas em locais públicos. Lavar as mãos várias vezes ao dia e garantir que os aparelhos de exercícios sejam higienizados com frequência também é importante. Os profissionais da atividade física também devem estar atentos à relação em J invertido entre exercício e função imunológica: a atividade aeróbica prolongada de intensidade alta suprime a função imunológica.[20] Em contrapartida, os indivíduos que praticam atividade física moderada apresentam função imunológica melhor do que os indivíduos sedentários. Já os sobreviventes com comprometimento imunológico devem evitar atividades de grande intensidade.

Um sobrevivente com fadiga durante as semanas e os meses após o término da quimioterapia e/ou radioterapia pode estar anêmico ou ter contagem de leucócitos reduzida. Isso deve ser examinado por um oncologista. Um problema chamado fadiga relacionada ao câncer é diferente de anemia, e o exercício é a principal intervenção não farmacológica contra a fadiga.[10] No entanto, a primeira opção de tratamento para a redução do nível de energia apresentada pela maioria dos sobreviventes ao câncer durante terapias adjuvantes é prescrever fatores de crescimento hematopoiético que estimulem a produção de células sanguíneas pela medula óssea. Prescreve-se eritropoietina para melhorar a capacidade dos pacientes de transportar e usar oxigênio bem como elevar a contagem de hematócritos e de células sanguíneas. Uma pesquisa sugere que a prática de exercícios aeróbicos durante a quimioterapia possa provocar a necessidade de monitoramento adicional da dosagem desses medicamentos de produto sanguíneo, já que o treinamento com exercícios aeróbicos também eleva a contagem de eritrócitos.[21]

Como discutido em seções anteriores, aconselha-se a personalizar as prescrições de exercícios de acordo com as necessidades e as capacidades atuais do sobrevivente ao câncer.

Presença de Cateter Venoso Central ou de Ostomia

É frequente inserir um cateter sob a pele de sobreviventes sob quimioterapia intravenosa, em geral logo abaixo da clavícula, para que não seja preciso inserir um cateter todas as vezes que eles recebam o tratamento. Esses cateteres PIC (cateter central de inserção periférica, N.T.) (também conhecidos pelo nome comercial Port-a-Catheter) podem ser danificados pelo alongamento excessivo da região onde estejam inseridos. Perguntar aos sobreviventes que estão sob quimioterapia se eles têm um cateter interno, um PIC ou um Port antes de criar o programa de exercícios permite que os profissionais da atividade física adaptem as atividades de maneira a evitar alongamento excessivo ou luxação da área do cateter interno. Atualmente, não há evidências disponíveis para determinar a segurança da musculação com um cateter interno na região antecubital (por exemplo, cotovelo interno). Assim sendo, clientes com cateteres PIC na região do bíceps ou cotovelo devem agir com precaução ao realizar atividades de musculação.

Alguns sobreviventes ao câncer têm um estoma, ou abertura externa para o trato digestivo ou urinário, que permite que os resíduos sejam eliminados do corpo após uma cirurgia de remoção de tecidos cancerosos do cólon, do reto ou do sistema urinário. Uma bolsa de ostomia é usada para coletar os excrementos corporais. Essa nova abertura do corpo gera dois problemas para a prescrição de exercícios.

Primeiro, cria-se potencial para uma hérnia no local do estoma. Isso demanda exercícios que trabalhem os músculos no entorno sem esforço excessivo. Segundo, um estoma é um novo caminho para a entrada de infecções no corpo. Por isso, deve-se ter cuidado com a sua higienização antes, durante e depois de cada sessão de exercícios. Os sobreviventes ao câncer com ostomias devem estudar os procedimentos de limpeza para antes, durante e após sessões de exercícios com suas equipes de atendimento médico em fase anterior aos novos programas.

Efeitos Adversos Agudos e Crônicos do Tratamento

O tratamento de câncer provoca diversos sintomas e efeitos colaterais. Alguns são efeitos agudos, ou de curta duração, que desaparecem logo após o término do tratamento, como a perda capilar. Outros são crônicos, como a neuropatia periférica nas mãos e nos pés após o tratamento com uma ou várias classes de drogas quimioterápicas, chamadas taxanos, ou drogas baseadas em platina, como a cisplatina. O capítulo 2 fornece uma análise abrangente dos efeitos colaterais comuns dos tratamentos de câncer. Os profissionais da atividade física que adaptam programas de exercício a necessidades, objetivos e capacidades de sobreviventes ao câncer devem saber a que tratamentos eles foram submetidos e, por isso, consultar o capítulo 2 ou o *website* da American Cancer Society a fim de determinar quais são os efeitos colaterais e que efeitos adversos podem surgir posteriormente. Podem perguntar a seus clientes o que estão sentindo no momento e adaptar os programas de acordo com as respostas.

Riscos do Exercício Atribuídos ao Câncer

Além de conhecer os efeitos colaterais que seus clientes possam estar sentindo, os profissionais da atividade física devem saber que tratamentos seus clientes estejam recebendo no momento, já que a prática de exercícios pode ser mais arriscada após determinados tipos de tratamento contra o câncer. Por exemplo, os indivíduos com mieloma múltiplo podem estar sob risco de fraturas em diversos lugares.

Para evitar submeter seus ossos a esforço excessivo, pode ser melhor que evitem certos tipos de exercício que possam provocar quedas ou forçar o sistema esquelético (por exemplo, tênis, pliometria). A seguir, estão listados problemas que podem ser provocados por alguns tratamentos contra o câncer e que devem ser considerados ao se criar programas de exercícios:

- arritmias cardíacas, miopatias ou insuficiência cardíaca após algumas formas de quimioterapia e radioterapia na caixa torácica;
- metástases ósseas causadas por progressão da doença;
- força óssea reduzida por causa de terapias hormonais;
- neuropatias periféricas causadas por certas formas de quimioterapia;
- dor muscular ou artralgia causadas pelo tratamento com inibidores de aromatase;
- alterações de memória ou coordenação por causa de tratamentos quimioterápicos, cirúrgicos ou radioterápicos;
- linfedema após remoção de linfonodos na axila ou na virilha.

O grau de supervisão deve ser aumentado no caso de indivíduos com esses problemas, com base em suas necessidades individuais. Da mesma forma, as alterações no programa de exercícios causadas por esses problemas também deverão ser personalizadas. Na sequência, são apresentados alguns exemplos:

- Um indivíduo com dano cognitivo após a quimioterapia pode não ser o melhor candidato a decorar uma série complicada de musculação que demande excelente forma biomecânica, bem como boa memória para lembrar cada sessão.
- Um indivíduo com alterações sensoriais severas nas mãos após quimioterapia baseada em platina pode estar propenso a derrubar halteres caso não consiga sentir onde eles estão em suas mãos.
- Um sobrevivente com metástases ósseas pode preferir uma bicicleta ergométrica reclinada a aparelhos que exijam equilíbrio e sustentação do peso, que podem provocar quedas.
- Um indivíduo com risco de arritmia e insuficiência cardíaca pode precisar de maior monitoramento de frequência dos batimentos, dispneia e angina durante o exercício.
- Regimes progressivos de musculação devem começar com pesos muito baixos e progredir a incrementos muito pequenos no caso de sobreviventes com linfedema resultante de remoção de linfonodos como tratamento de câncer.

Contraindicações e Momento de Encaminhar a Cuidados Médicos

O câncer pode provocar estados de saúde graves a ponto de qualquer tipo de exercício ser desaconselhável. Felizmente, isso não é comum. Os aprimoramentos em triagem do câncer fazem que a maior parte dos casos seja diagnosticado em estados suficientemente iniciais para que o exercício seja praticável pela maioria dos sobreviventes ao câncer, inclusive aqueles sob tratamento.

Os efeitos adversos do tratamento contra o câncer também podem ser intensos o bastante para provocar um problema clínico incompatível com qualquer tipo de exercício. Mais uma vez, felizmente, isso é incomum e, quando ocorre, normalmente é solucionado em dias ou semanas, ou após o término do tratamento. Assim sendo, a maioria dos sobreviventes ao câncer consegue praticar ao menos uma forma de exercício. Muitos são capazes de realizar exercícios nos níveis recomendados pelo U.S. DHHS para a promoção da saúde e a prevenção de doenças em adultos e idosos saudáveis.

Nenhum estudo, das dúzias de ensaios controlados randomizados bem-executados com intervenções de exercícios realizados com sobreviventes ao câncer durante e depois do tratamento, concluiu que o exercício não seja seguro.[9] Posto isso, esses ensaios clínicos envolveram voluntários e com frequência recrutaram apenas uma pequena parcela dos sobreviventes possíveis em qualquer centro de tratamento de câncer. Assim, é possível que os estudos não sejam imparciais por terem analisado a segurança do exercício apenas entre aqueles com maior capacidade de suportar os programas prescritos.

O câncer não é uma doença que possa ser considerada levianamente. De fato, ele cria desafios fisiológicos e psicológicos significativos. Por isso, um profissional da atividade física que trabalhe com sobreviventes ao câncer deve conhecer os sintomas que indiquem a necessidade de postergar um programa de exercícios. Dois itens cruciais para observar: se o sobrevivente tem anemia ou comprometimento imunológico. Esses problemas têm maior probabilidade de ocorrer durante quimioterapia ou radioterapia e provavelmente desaparecerão semanas ou meses após o término desses tratamentos.

Os sobreviventes sob tratamentos que provocam alterações nos parâmetros hematológicos deveriam ter autorização médica antes de iniciar um programa de exercícios. Ademais, deve-se perguntar aos sobreviventes se, segundo seu médico, sua contagem de células sanguíneas está normal após o fim dos tratamentos. Por fim, indivíduos submetidos a transplantes de células-

-tronco hematopoiéticas recebem altas doses de quimioterapia antes do transplante. A contagem de leucócitos demora mais para voltar ao normal após o TCTH do que após doses normais de quimioterapia. Alguns pacientes têm a função imunológica suprimida por anos após o TCTH.

Por fim, por causa da possibilidade de recidiva do câncer e de os efeitos adversos de tratamento aparecerem meses ou anos após o final da terapia, os profissionais da atividade física devem conhecer os sinais que indiquem a necessidade de encaminhamento a um profissional da saúde para mais exames e tratamento. Uma advertência à apresentação dessa lista de sinais é que muitos sobreviventes ao câncer vivem com medo de recidivas e interpretam cada sintoma como um sinal de que o câncer voltou. Na verdade, alguns igualam a dor muscular à dor que sinaliza a existência de uma metástase óssea. Assim sendo, é necessário um equilíbrio delicado entre considerar seriamente os sintomas e recomendar a um sobrevivente que busque cuidados médicos e colaborar com o medo constante de que o menor sintoma é um sinal de recidiva do câncer.

Um indicativo-chave de que sejam necessários cuidados médicos ocorre quando os sinais listados no quadro "Sinais que indicam necessidade de encaminhamento a profissional da saúde" não podem ser explicados, de forma evidente, como consequência de outro fator. Por exemplo, um sobrevivente que desenvolve febre sem nenhuma fonte evidente de infecção (por exemplo, sintomas respiratórios superiores, sintomas na bexiga) deve buscar cuidados médicos.

Mensagem a Lembrar
O câncer é um termo genérico para mais de 200 tipos de doenças. É preciso tempo e experiência para compreender todos os sinais e sintomas que indiquem que um sobrevivente ao câncer deve ser encaminhado a um médico. Estabelecer um canal de comunicação com os médicos que tratam o câncer pode ajudar a determinar os problemas específicos a serem observados, principalmente em pacientes sob tratamento.

Sinais que indicam necessidade de encaminhamento a profissional da saúde

- Cansaço ou fraqueza incomuns;
- Febre ou infecção;
- Dificuldade de manter o peso, diarreia grave ou vômitos;
- Dor ou cãibra nas pernas, dor articular ou ferimentos incomuns;
- Início repentino de náusea durante o exercício;
- Batimentos cardíacos irregulares ou dor no peito;
- Sinais sintomáticos de linfedema;
- Mudança na aparência ou sensação do local do câncer;
- Nódulo no seio ou virilha, alteração de cor ou textura da pele;
- Alterações significativas de coordenação, visão, audição.

Baseado em www.ncpad.org/disability/fact_sheet.php?sheet=195&section=1465.

Estabelecendo Objetivos

Cada sobrevivente ao câncer terá seus próprios objetivos, e eles mudarão ao longo da experiência da doença (durante *versus* após o tratamento). A prescrição de exercícios deve ser compatível com esses objetivos. Um objetivo específico (por exemplo, escalar o Monte Rainier um dia) pode ajudar o profissional da atividade física a criar um programa que prepare fisiologicamente o indivíduo a alcançá-lo. No entanto, muitos sobreviventes ao câncer têm objetivos bastante genéricos, como se sentir melhor ou viver mais. Nesse caso, a prescrição de exercícios pode tomar forma a partir do que seja possível no momento para seguir as diretrizes gerais do U.S. DHHS, do ACSM/AHA ou da ACS.

Um elemento a ser observado com atenção nessa população é o aumento da fadiga e dos sintomas do *overtraining*. Para evitá-los, o profissional da atividade física deve falar com seus clientes regularmente entre as sessões para descobrir se há mudanças nos efeitos colaterais, inclusive aumento da fadiga ou redução dos níveis de energia. Caso haja aumento da fadiga ou piora de quaisquer efeitos negativos agudos ou crônicos do tratamento, a dose de exercício deve ser reduzida modificando-se intensidade, duração da sessão, frequência das sessões ou todos esses elementos. Diminuir a intensidade e duração em vez da frequência do exercício, entretanto, garantirá a continuidade do exercício. Posteriormente, o quadro "Dicas da American Cancer Society: Quando você está cansado demais para praticar exercícios – Fadiga e câncer" fornecerá dicas de como manter um programa de exercícios durante o tratamento ativo da doença, considerando o desafio comum que é a fadiga. Monitorar os níveis de fadiga com uma avaliação padronizada é uma boa maneira de determinar se eles estão sofrendo alteração. Há diversas avaliações disponíveis para isso. A figura 6.3 é uma delas.[22]

Perguntar simplesmente "Quão cansado você está hoje em uma escala de 0 a 10?" e se há quaisquer motivos especiais para aumento da fadiga no início de cada sessão pode ser suficiente para o monitoramento. Uma revisão da literatura recente observou que, em uma escala de 0 a 10 (0 = sem fadiga, 10 = pior fadiga possível), considera-se fadiga leve números de 1 a 3, moderada de 4 a 6 e intensa de 7 a 10.[10]

Está bem estabelecido que a prática prolongada de exercício intenso pode diminuir a eficiência do sistema imunológico e aumentar o risco de infecção[23] e de lesões.[24] Os profissionais da atividade física que trabalhem com sobreviventes ao câncer – principalmente aqueles sob tratamento ativo – devem monitorar sinais de *overtraining*, inclusive os seguintes:

- aumento de fadiga;
- insônia;
- aumento de irritabilidade;
- frequência cardíaca elevada em determinada intensidade de exercício;
- desempenho baixo no exercício;
- perda de peso;
- efeitos psicológicos de *overtraining* (por exemplo, depressão, perda de entusiasmo);
- dor muscular excessiva;
- lesão;
- dores de cabeça, desidratação ou ambas.

No caso de quaisquer um desses sinais, a dose de exercício deve ser reduzida imediatamente. Caso os sinais de *overtraining* não se revertam naturalmente após a redução da dose de exercício, o cliente deve procurar avaliação médica e interromper a prática de exercícios até que termine sua avaliação.

Figura 6.3 Relatório de sintomas de fadiga

Em cada uma das afirmações a seguir, circule o número que melhor expressa como ela se aplica a você:

1. Classifique seu grau de fadiga no dia em que você se sentiu mais cansado na última semana:

   0   1   2   3   4   5   6   7   8   9   10
   Sem fadiga   Maior fadiga possível

2. Classifique seu grau de fadiga no dia em que você se sentiu menos cansado na última semana:

   0   1   2   3   4   5   6   7   8   9   10
   Sem fadiga   Maior fadiga possível

3. Classifique seu grau de fadiga em média na última semana:

   0   1   2   3   4   5   6   7   8   9   10
   Sem fadiga   Maior fadiga possível

4. Classifique seu grau de fadiga neste momento:

   0   1   2   3   4   5   6   7   8   9   10
   Sem fadiga   Maior fadiga possível

5. Classifique o quanto, na última semana, a fadiga afetou seu nível geral de atividade:

   0   1   2   3   4   5   6   7   8   9   10
   Não afetou   Afetou extremamente

6. Classifique o quanto, na última semana, a fadiga afetou sua capacidade de respirar e se vestir:

   0   1   2   3   4   5   6   7   8   9   10
   Não afetou   Afetou extremamente

7. Classifique o quanto, na última semana, a fadiga afetou suas atividades normais de trabalho (em casa e no trabalho):

   0   1   2   3   4   5   6   7   8   9   10
   Não afetou   Afetou extremamente

continua

continuação

8. Classifique o quanto, na última semana, a fadiga afetou sua capacidade de concentração:

    0   1   2   3   4   5   6   7   8   9   10
Não afetou   Afetou extremamente

9. Classifique o quanto, na última semana, a fadiga afetou suas relações com as pessoas:

    0   1   2   3   4   5   6   7   8   9   10
Não afetou   Afetou extremamente

10. Classifique o quanto, na última semana, a fadiga afetou sua alegria de viver:

    0   1   2   3   4   5   6   7   8   9   10
Não afetou   Afetou extremamente

11. Classifique o quanto, na última semana, a fadiga afetou seu humor:

    0   1   2   3   4   5   6   7   8   9   10
Não afetou   Afetou extremamente

12. Indique quantos dias, na última semana, você se sentiu fatigado a maior parte do dia:

    0   1   2   3   4   5   6   7
Dias   Dias

13. Classifique quanto do dia, em média, você se sentiu fatigado na última semana:

    0   1   2   3   4   5   6   7   8   9   10
Nada   O dia todo

14. Indique qual das opções melhor descreve o padrão diário de sua fadiga na última semana:

      0   1   2   3   4
Sem fadiga   Pior de manhã   Pior à tarde   Pior à noite   Sem padrão consistente de fadiga

De ACSM, 2012, *ACMS's guide to exercise and cancer survivorship* (Champaign, IL: Human Kinetics). Com a gentil permissão de Springer Science + Business Media: *Quality of Life Research*, "Measurement of fatigue in cancer patients: Further validation of the Fatigue Symptom Inventory", 9(7), 2000, páginas 847-854, D. M. Hann, M. M. Denniston and F. Baker, tabela 1.

> ### Dicas da American Cancer Society:
> ### Quando você está cansado demais para praticar exercícios – Fadiga e câncer
>
> **Muitas pessoas sentem uma perda de energia durante o tratamento de câncer.**
> - Durante quimioterapia e radioterapia, a maioria dos pacientes sente fadiga.
> - A fadiga pode ser grave e limitar a atividade.
> - O sedentarismo provoca atrofia muscular e perda de função.
>
> **Um programa de treinamento aeróbico pode ajudar a interromper esse ciclo.**
> - Exercícios regulares foram associados à redução da fadiga.
> - Também estão relacionados com a capacidade de realizar atividades diárias normais sem maiores limitações.
> - Um programa de exercícios aeróbicos pode ser prescrito como tratamento para a fadiga de sobreviventes ao câncer durante e após o tratamento.
> - Converse com seu médico sobre isso.
>
> Baseado em American Cancer Society. Disponível em: www.cancer.org/Treatment/SurvivorshipDuringandAfterTreatment/StayingActive/physical–activity–and–the–cancer–patient

Exemplos de Prescrições de Exercícios

Há muito que aprender sobre o câncer – como é tratado e como esses tratamentos podem afetar o sobrevivente. Ademais, a isso se soma a necessidade de compreender os fundamentos do treinamento para o indivíduo saudável de modo geral. Também pode ser adicionada a alta probabilidade de que os sobreviventes também terão sobrepeso, serão sedentários e terão diversos fatores de risco cardiovascular no momento do diagnóstico. Para completar, a maioria dos sobreviventes tem mais de 60 anos. Junte tudo isso e rapidamente fica evidente a complexidade de alterar prescrições de exercícios para sobreviventes ao câncer.

Um único livro não pode fornecer a descrição de programas para cada combinação possível de tipo de câncer, tratamento e histórico médico com que um profissional da atividade física que trabalhe com câncer vai se deparar. Esta seção apresenta exemplos de programas para dois sobreviventes a fim de ilustrar como sintetizar todas as informações deste livro em prescrições de exercícios personalizadas.

Programa 1

Descrição do cliente

Essa pessoa é uma sobrevivente ao câncer de mama que recebeu diagnóstico há três anos e, de modo geral, é saudável, tem 65 anos, sofre de sobrepeso e sedentarismo, mas não apresenta outras comorbidades. O tratamento com carboplatina provocou neuropatia periférica persistente. Ela tem linfedema no braço esquerdo como consequência da remoção de seis linfonodos. Não relata outros efeitos negativos prolongados do tratamento, e toma trastuzumab (Herceptin). Sua avaliação de condicionamento físico revela que ela tem baixa força muscular, pouca resistência cardiorrespiratória e capacidade limitada de levantar seu braço esquerdo acima do ombro. O equilíbrio, a agilidade e a coordenação estão dentro dos parâmetros normais de sua faixa etária.

Meta de condicionamento físico

Seu objetivo é voltar a cavalgar. Ela não cavalga há 20 anos e não seguiu nenhum programa de exercícios nos últimos 10 anos. Cavalgar vai exigir dela vigor, agilidade, coordenação, flexibilidade e equilíbrio, além de força e resistência musculares. Assim sendo, o programa de condicionamento físico deve incluir atividades para melhorar esses elementos. O nível de intensidade para cavalgar é estimado em 4 METs, mas pode ser maior, dependendo das especificidades. A força muscular, a resistência cardiorrespiratória e o alongamento da parte superior do corpo são os primeiros elementos do condicionamento físico que devem ser enfatizados para a cliente alcançar sua meta.

Questões de segurança

Atualmente, a cliente é sedentária. As principais limitações e preocupações para a prescrição de exercícios para essa pessoa deve ser seu linfedema; a neuropatia periférica do tratamento quimioterápico (quimioterapia baseada em platina), que pode alterar sua capacidade de segurar pesos (se a neuropatia for nas mãos), equilíbrio e risco de quedas (se a neuropatia for nos pés) e sua resposta cardiorrespiratória ao exercício aeróbico (dada a cardiotoxicidade de diversos tratamentos e o baixo condicionamento geral).

Prescrição de exercícios

A prescrição inicial para essa cliente poderia ser a seguinte:

Exercícios cardiorrespiratórios

- Três vezes por semana durante 20 minutos, começando em um ritmo confortável.
- As modalidades de atividade aeróbica podem variar de atividades aeróbicas de sustentação do peso à natação ou pedalada.
- Aumentar a intensidade e a duração em semanas alternadas e em não mais de 10% por semana até que ela alcance as diretrizes do U.S. DHHS sobre exercício de intensidade alta, ou até

continua

continuação

que tenha aumentado o número de sessões por semana para atingir as diretrizes do Departamento para exercícios de intensidade moderada.

Treinamento de força
- Duas vezes por semana, uma série para cada um dos principais grupos musculares.
- 8 a 10 exercícios.
- Dois dias entre as sessões.

É crucial que esse programa seja supervisionado nos primeiros meses e que o linfedema da cliente fique estável (sem aumentos recentes e agudos em inchaço ou sintomas que exijam tratamento por um especialista no assunto) durante quaisquer programas de treinamento de força superior. Ademais, a cliente deve usar vestimentas de compressão do tamanho adequado durante as sessões. Ela deve optar por aparelhos de resistência variável em vez de halteres por causa da neuropatia periférica. Os exercícios para a parte inferior do corpo podem ser realizados como por qualquer outro cliente, a menos que a neuropatia interfira. Caso isso ocorra, o programa deve ser alterado da mesma forma para as partes superior e inferior do corpo. Para a parte superior do corpo, a cliente deve começar pelos menores pesos possíveis e progredir pelos menores incrementos possíveis após duas a quatro sessões com o mesmo peso sem alteração nos sintomas do linfedema. A amplitude de movimento limitada no braço esquerdo deve ser considerada na seleção dos exercícios. Se a cliente sentir alguma alteração nos sintomas do linfedema, deve interromper o treinamento de força na parte superior do corpo e consultar um especialista qualificado no assunto. Ele deve autorizar a cliente a realizar treinamento de força na parte superior do corpo antes de retomar o exercício.

O treinamento de exercícios para a parte superior do corpo deve começar em ambiente supervisionado para garantir que a cliente aprenda a biomecânica adequada de cada exercício. O objetivo é evitar o aumento de inflamação e lesões como consequência da prática errada, pois há chances de agravar o linfedema. Assim sendo, os incrementos da progressão de resistência devem ser pequenos e deve haver cuidado em evitar o uso excessivo de músculos menores ao realizar exercícios destinados aos músculos maiores. Por exemplo, essa mulher não deve terminar uma remada sentada (destinada a fortalecer os grandes músculos das costas) torcendo os pulsos, porque isso vai demandar mais esforço dos pequenos músculos dos punhos do que eles podem realizar e isso pode provocar lesão ou resposta inflamatória, o que agravaria o linfedema.

É preciso praticar musculação regularmente (duas a três vezes por semana) para garantir que essa modalidade de exercício seja útil e segura. Se a cliente não puder comparecer regularmente por causa de seus compromissos, o treinamento de força progressivo não deve ser incluído na prescrição de exercícios. Por exemplo, se ela comparece para se exercitar duas vezes por semana durante um mês, mas deve partir por várias semanas para cuidar de um familiar e, então, retorna por três semanas (duas vezes por semana), viaja a trabalho por uma semana e comparece

continua

continuação

duas vezes por semana durante duas semanas e se ausenta por duas semanas, ela não deve aumentar (progredir) seus pesos; em vez disso, deve continuar com a menor carga possível. Apenas indivíduos com disponibilidade para comparecer a todas as sessões regularmente durante mais de um mês devem progredir a carga. Todos os clientes "tirarão férias dos exercícios" durante doenças e quando outros eventos impedirem o comparecimento. Essa cliente com linfedema, entretanto, deve reduzir a carga quando deixar de praticar exercícios por uma ou mais semanas para evitar respostas inflamatórias que possam agravar o linfedema.

Alongamento
- Alongar todos os principais grupos musculares ao final de cada sessão de exercícios.
- Dar atenção especial e gastar mais tempo no aumento gradual da amplitude de movimento no braço e no ombro esquerdo.

Programa 2

Descrição do cliente

Esse cliente é um sobrevivente ao câncer de próstata que recebeu diagnóstico há um ano e terminou o tratamento nos últimos seis meses. Ele apresenta doença cardiovascular, diabetes, sobrepeso e osteoporose, tem 70 anos e é sedentário. Relata não ter efeitos colaterais persistentes do tratamento e toma betabloqueadores para hipertensão. Não pratica atividades físicas regulares desde o ensino médio. Sua avaliação de condicionamento físico revela resistência cardiorrespiratória e flexibilidade baixas. Não foi realizado teste de força.

Meta de condicionamento físico

Sua meta é continuar a viver de maneira independente e ser capaz de se sentar no chão e se levantar novamente para poder brincar com os netos.

Questões de segurança

O histórico desse cliente foi criado especificamente para salientar que sobreviventes ao câncer com frequência têm contraindicações relacionadas a outras doenças crônicas. Nesse caso, o cliente tem doença cardiovascular e diabetes. Assim sendo, as orientações quanto à segurança do exercício para um idoso sedentário de 70 anos com diabetes, sobrepeso e doença cardiovascular serão tiradas das bem estabelecidas Diretrizes do ACSM para Teste de Prescrição de Exercícios.[25] Pelo fato de a doença cardiovascular e o baixo condicionamento físico serem conhecidos, ele é um forte candidato a um programa de exercícios supervisionado.

continua

continuação

> **Prescrição de exercícios**
>
> Com base nas condições iniciais do cliente, e dada sua osteoporose, seria adequado começar com exercícios cardiorrespiratórios supervisionados em uma bicicleta ergométrica reclinada, a uma PSE (percepção subjetiva de esforço) de 6 em uma escala de 0 a 10. Seria inadequado prescrever exercícios de acordo com a frequência cardíaca, já que o cliente toma betabloqueadores, que neutralizam a resposta da frequência cardíaca ao exercício. Os alongamentos comuns para a saúde geral seriam adequados. Será necessário avaliar a capacidade de ajoelhar e sentar no chão e levantar novamente, e a segurança de atividades de treinamento de força deve ser analisada por causa da osteoporose. Recomenda-se ter autorização médica antes de iniciar treinamento de força e exercícios cardiorrespiratórios.

Resumo

É provável que os conselhos dirigidos ao público geral sejam também ótimos para todos os sobreviventes ao câncer: evitar o sedentarismo é o principal. É possível também que todos os sobreviventes ao câncer – com exceção de uma pequena parcela – possam praticar 150 minutos de atividade física por semana, mesmo que em alguns dias durante o tratamento ativo eles precisem descansar mais do que em outros dias. Mesmo aqueles clientes em tratamentos como quimioterapia intensiva para leucemia mostraram tolerar o exercício aeróbico.[26] Posto isso, os profissionais da atividade física devem conhecer os históricos médicos geral e de tratamento de câncer de cada uma das pessoas para que eles consigam criar um plano de exercícios personalizado. Os conhecimentos do histórico de tratamento de câncer e das diretrizes do ACSM para o exercício de sobreviventes ao câncer publicadas recentemente, juntos, permitem o desenvolvimento de prescrições personalizadas de atividade que vão minimizar os riscos enquanto maximizam os benefícios do exercício para essa população em constante crescimento.

Referências

1. U.S. Department of Health and Human Services. *Physical Activity Guidelines for Americans*. Washington, DC: U.S. Department of Health and Human Resources; 2008.
2. Haskell WL, Lee IM, Pate RR, Powell KE, Blair SN, Franklin BA, Macera CA, Heath GW, Thompson PD, Bauman A. Physical activity and public health: Updated recommendation for adults from the American College of Sports Medicine and the American Heart Association. *Med Sci Sports Exerc.* 2007 Aug; 39(8): 1423-1434.
3. Nelson ME, Rejeski WJ, Blair SN, Duncan PW, Judge JO, King AC, Macera CA, Castaneda-Sceppa C. Physical activity and public health in older adults: Recommendation from the American College of Sports Medicine and the American Heart Association. *Med Sci Sports Exerc.* 2007 Aug; 39(8): 1435-1445.
4. Doyle C, Kushi LH, Byers T, Courneya KS, Demark-Wahnefried W, Grant B, McTiernan A, Rock CL, Thompson C, Gansler T, Andrews KS. Nutrition and physical activity during and after cancer treatment: An American Cancer Society guide for informed choices. *CA Cancer J Clin.* 2006 Nov-Dec; 56(6): 323-353.

5. Kushi LH, Byers T, Doyle C, Bandera EV, McCullough M, McTiernan A, Gansler T, Andrews KS, Thun MJ. American Cancer Society Guidelines on Nutrition and Physical Activity for cancer prevention: Reducing the risk of cancer with healthy food choices and physical activity. *CA Cancer J Clin.* 2006 Sep-Oct; 56(5): 254-281; quiz 313-314.

6. National Cancer Institute. Estimated US Cancer Prevalence Counts: Definitions. http://dccps.nci.nih.gov/ocs/definitions.html. Accessed June 13, 2011.

7. Brown JK, Byers T, Doyle C, Coumeya KS, Demark-Wahnefried W, Kushi LH, McTieman A, Rock CL, Aziz N, Bloch AS, Eldridge B, Hamilton K, Katzin C, Koonce A, Main J, Mobley C, Morra ME, Pierce MS, Sawyer KA. Nutrition and physical activity during and after cancer treatment: An American Cancer Society guide for informed choices. *CA Cancer J Clin.* 2003 Sep-Oct; 53(5): 268-291.

8. Schmitz KH, Courneya KS, Matthews C, Demark-Wahnefried W, Galvao DA, Pinto BM, Irwin ML, Wolin KY, Segal RJ, Lucia A, Schneider CM, von Gruenigen VE, Schwartz AL. American College of Sports Medicine roundtable on exercise guidelines for cancer survivors. *Med Sci Sports Exerc.* 2010 Jul; 42(7): 1409-1426.

9. Speck RM, Courneya KS, Masse LC, Duval S, Schmitz KH. An update of controlled physical activity trials in cancer survivors: A systematic review and metaanalysis. *J Cancer Surviv.* 2010 Jun; 4(2): 87-100.

10. Berger AM, Abernethy AP, Atkinson A, Barsevick AM, Breitbart WS, Cella D, Cimprich B, Cleeland C, Eisenberger MA, Escalante CP, Jacobsen PB, Kaldor P, Ligibel JA, Murphy BA, O'Connor T, Pirl WF, Rodler E, Rugo HS, Thomas J, Wagner LI. Cancer-related fatigue. *J Natl Compr Canc Netw.* 2010 Aug; 8(8): 904-931.

11. Irwin ML, Cadmus L, Alvarez-Reeves M, O'Neil M, Mierzejewski E, Latka R, Yu H, Dipietro L, Jones B, Knobf MT, Chung GG, Mayne ST. Recruiting and retaining breast cancer survivors into a randomized controlled exercise trial: The Yale Exercise and Survivorship Study. *Cancer.* 2008 Jun 1; 112(11 Suppl): 2593-2606.

12. Segal RJ, Reid RD, Courneya KS, Sigal RJ, Kenny GP, Prud'Homme DG, Malone SC, Wells GA, Scott CG, Slovinec D'Angelo ME. Randomized controlled trial of resistance or aerobic exercise in men receiving radiation therapy for prostate cancer. *J Clin Oncol.* 2009 Jan 20; 27(3): 344-351.

13. Courneya KS, Friedenreich CM. Physical activity and cancer control. *Semin Oncol Nurs.* 2007 Nov; 23(4): 242-252.

14. Norman SA, Localio AR, Potashnik SL, Simoes Torpey HA, Kallan MJ, Weber AL, Miller LT, Demichele A, Solin LJ. Lymphedema in breast cancer survivors: Incidence, degree, time course, treatment, and symptoms. *J Clin Oncol.* 2009 Jan 20; 27(3): 390-397.

15. Hayes SC, Janda M, Cornish B, Battistutta D, Newman B. Lymphedema after breast cancer: Incidence, risk factors, and effect on upper body function. *J Clin Oncol.* 2008 Jul 20; 26(21): 3536-3542.

16. Francis WP, Abghari P, Du W, Rymal C, Suna M, Kosir MA. Improving surgical outcomes: Standardizing the reporting of incidence and severity of acute lymphedema after sentinel lymph node biopsy and axillary lymph node dissection. *Am J Surg.* 2006 Nov; 192(5): 636-639.

17. Karakousis CP, Driscoll DL. Groin dissection in malignant melanoma. *Br J Surg.* 1994 Dec; 81(12): 1771-1774.

18. Okeke AA, Bates DO, Gillatt DA. Lymphoedema in urological cancer. *Eur Urol.* 2004 Jan; 45(1): 18-25.

19. van Akkooi AC, Bouwhuis MG, van Geel AN, Hoedemaker R, Verhoef C, Grunhagen DJ, Schmitz PI, Eggermont AM, de Wilt JH. Morbidity and prognosis after therapeutic lymph node dissections for malignant melanoma. *Eur J Surg Oncol.* 2007 Feb; 33(1): 102-108.
20. Gleeson M. Immune system adaptation in elite athletes. *Curr Opin Clin Nutr Metab Care.* 2006 Nov; 9(6): 659-665.
21. Courneya KS, Jones LW, Peddle CJ, Sellar CM, Reiman T, Joy AA, Chua N, Tkachuk L, Mackey JR. Effects of aerobic exercise training in anemic cancer patients receiving darbepoetin alfa: A randomized controlled trial. *Oncologist.* 2008 Sep; 13(9): 1012-1020.
22. Mendoza TR, Wang XS, Cleeland CS, Morrissey M, Johnson BA, Wendt JK, Huber SL. The rapid assessment of fatigue severity in cancer patients: Use of the Brief Fatigue Inventory. *Cancer.* 1999 Mar.
23. Moreira A, Delgado L, Moreira P, Haahtela T. Does exercise increase the risk of upper respiratory tract infections? *Br Med Bull.* 2009; 90: 111-131.
24. Hootman JM, Macera CA, Ainsworth BE, Addy CL, Martin M, Blair SN. Epidemiology of musculoskeletal injuries among sedentary and physically active adults. *Med Sci Sports Exerc.* 2002 May; 34(5): 838-844.
25. American College of Sports Medicine. Guidelines for Exercise Testing and Prescription. 8th ed. Philadelphia, PA: Lippincott, Wilkins, and Williams; 2009.
26. Elter T, Stipanov M, Heuser E, von Bergwelt-Baildon M, Bloch W, Hallek M, Baumann F. Is physical exercise possible in patients with critical cytopenia undergoing intensive chemotherapy for acute leukaemia or aggressive lymphoma? *Int J Hematol.* 2009 Sep; 90(2): 199-204.

CAPÍTULO 7

Nutrição e Controle de Peso

Stephanie Martch, MS, RD, LD, e Wendy Demark-Wahnefried, PhD, RD

O conteúdo deste capítulo que consta nos tópicos do exame CET inclui:

- Conhecimento dos efeitos comuns do tratamento contra o câncer sobre o equilíbrio e a composição corporal em indivíduos com doença não metastática.
- Conhecimento dos efeitos da caquexia do câncer sobre equilíbrio e consumo energéticos e nível de atividade em indivíduos com doença metastática.
- Conhecimento da relação entre composição corporal e fatores de risco para o desenvolvimento de alguns tipos de câncer e, possivelmente, para a recidiva do câncer.
- Conhecimento de que muitos sobreviventes ao câncer podem utilizar abordagens de medicina complementar e alternativa (MCA) e do potencial desses remédios de influenciar os parâmetros de teste e prescrição de exercícios.
- Capacidade de identificar alterações de peso não intencionais que possam estar associadas ao estado da doença e de recomendar que o cliente busque cuidados médicos adequados.
- Conhecimento do efeito de quimioterapia e radioterapia sobre a boca e o sistema gastrointestinal e das consequências dessas alterações para o apetite e as preferências e escolhas alimentares.
- Capacidade de identificar casos em que as questões ou a situação nutricional do participante seriam mais bem administradas por um nutricionista.
- Conhecimento das atuais diretrizes de nutrição da American Cancer Society durante e após o tratamento contra o câncer.

- Conhecimento das necessidades de hidratação específicas de portadores de câncer e sobreviventes a ele.
- Conhecimento da segurança de programas de perda de peso para sobreviventes ao câncer.

De um ponto de vista nutricional, o atendimento de portadores de câncer e sobreviventes à doença pode ser, a uma só vez, simples e complexo: simples, pois as necessidades de nutrientes e os padrões alimentares recomendados são, com frequência, os mesmos daqueles para a população geral; complexo, porque os tratamentos relacionados à doença podem desencadear diversas alterações fisiológicas que inibem o desejo ou a capacidade de alimentação. No entanto, este é, também, um momento em que os sobreviventes ao câncer podem estar altamente motivados a realizar alterações no estilo de vida, como suporte ao restabelecimento e a reduzir o risco futuro não só de câncer, mas também de doenças comórbidas. Este capítulo aborda a avaliação de problemas relativos ao peso, fornece orientações para o cálculo de exigências energéticas e, o mais importante, estabelece princípios para a alimentação saudável para diversos estágios do atendimento e do tratamento de câncer, inclusive recomendações sobre o momento de consultar um nutricionista.

Alimentação na Prevenção e Controle do Câncer e Saúde Geral

Independentemente de um indivíduo ser ou não portador de câncer, os nutrientes essenciais encontrados nos alimentos (carboidratos, proteínas, gorduras, vitaminas, minerais e água) são essenciais. Esses nutrientes abastecem o corpo e fornecem o substrato necessário para garantir a função fisiológica ideal. Um corpo saudável é composto de cerca de 60% de água; 20% de proteínas, carboidratos e compostos minerais ósseos; 20% de gordura e menos de 1% de vitaminas e outros minerais.[1] Nós realmente somos o que comemos e, para garantir função ideal, principalmente enquanto administram o peso do câncer e do tratamento relacionado, as pessoas devem fazer escolhas alimentares informadas e nutritivas.

Em 1981, Doll e Peto estimaram que fatores alimentares estavam diretamente relacionados a cerca de 30 a 35% das mortes por câncer.[2] Embora ainda não existam métodos para determinar cientificamente a dimensão exata desse risco relativo, essa faixa é aceita pela comunidade científica como uma estimativa razoável. A estimativa varia entre 10 e 90%, dependendo do tipo de câncer e de ele ser considerado relativamente dissociado da alimentação (por exemplo, malignidades hematológicas) ou apresentar maior evidência de associação (por exemplo, câncer de cólon, de mama, de próstata e de endométrio).

Tanto o American Institute for Cancer Research (AICR), em associação com o World Cancer Research Fund (WCRF), como a American Cancer Society (ACS) divulgaram orientações específicas sobre nutrição para a prevenção e o controle de câncer[3-5] (ver tabela 7.1). Essas recomendações destinam-se a sobreviventes ao câncer e são muito semelhantes às criadas para prevenir e controlar outras doenças crônicas prevalentes (por exemplo, doença cardiovascular [DCV], diabetes e osteoporose), de que os sobreviventes ao câncer têm significativamente maior risco se comparados à população geral.[6-16] A tabela 7.2 fornece fontes de recomendações específicas de nutrição relacionadas a essas doenças comórbidas.

Há mais de uma década, Brown et al. (1999) analisaram mais de 1,2 milhões de registros de pacientes e descobriram evidências definitivas de que a taxa de sobreviventes ao câncer que morrem de outras causas é maior do que a da população geral, e que quase metade dessas mortes se deve a DCVs.[17] Nos anos seguintes, muitas outras pesquisas mostraram que sobreviventes ao câncer estão sob risco de segundos cânceres, além de outras comorbidades.[18-22] A dimensão desse problema chamou cada vez mais atenção à medida que a população de sobreviventes cresceu substancialmente, sendo que os sobreviventes ao câncer representam hoje 4% da população norte-americana.[23] Além disso, esses sobreviventes apresentam quase o dobro de limitações funcionais que ameaçam sua sobrevivência, seu trabalho e sua vida independente, especialmente em idades mais avançadas.[24] Percebendo que muitos sobreviventes ao câncer têm necessidades não atendidas de cuidados de saúde adequado após o tratamento, o Instituto de Medicina (IM) divulgou, em 2005, um relatório pedindo maiores esforços dirigidos às necessidades de atendimento dessa população crescente, inclusive para melhorar a situação nutricional.[25]

Tabela 7.1 Recomendações nutricionais para a prevenção do câncer

	American Cancer Society	World Cancer Research Fund/ American Institute for Cancer Research
Peso saudável	Alcançar e manter um peso saudável se tiver sobrepeso.	Ser tão magro quanto possível dentro dos limites normais de peso corporal.
	Evitar ganho excessivo de peso durante a vida.	
	Equilibrar consumo calórico e atividades físicas.	
	Optar por alimentos e bebidas que ajudem a alcançar e manter um peso saudável.	Limitar o consumo de alimentos altamente energéticos. Evitar bebidas com açúcar.
Dieta (ênfase em vegetais)	Consumir cinco ou mais porções de vários vegetais por dia.	Consumir principalmente alimentos de fontes vegetais.
	Optar por grãos integrais em vez de grãos processados (refinados).	
	Limitar o consumo de carnes processadas e vermelhas.	Limitar a ingestão de carne vermelha e evitar carne processada.
Álcool	Consumir não mais que uma dose (mulheres) ou duas doses (homens) por dia.	Limitar o consumo de bebidas alcoólicas.
Conservação, Processamento, Preparo		Limitar o consumo de sal.
Suplementos Alimentares	Consumir os nutrientes necessários por fontes alimentares.	Buscar suprir as necessidades nutricionais apenas com alimentos.

Adaptado de Doyle et al., 2006;[4] World Cancer Research Fund/American Institute for Cancer Research, 2007.[5]

Profissional da nutrição para o tratamento de câncer

Dietistas registrados (*Registered dietitians* – RDs) são especialmente treinados para transformar pesquisas sobre nutrição em dietas saudáveis. A credencial de RD está disponível àqueles que obtêm bacharelado em nutrição pela American Dietetic Association (ADA), fazem residência aprovada por essa instituição ou fazem um teste escrito abrangente sobre todos os aspectos da terapia nutricional. Para manter essa credencial, os RDs devem participar constantemente de programas educacionais aprovados pela ADA. Esta associação também oferece um processo de certificação de nível avançado para RDs que estão se especializando em nutrição oncológica. Para encontrar um RD em sua região, os profissionais da atividade física devem entrar em contato com o oncologista de seu cliente ou visitar o *website* da American Dietetic Association em www.eatright.org e clicar em *"Find a Registered Dietitian"*.

Nota: o serviço de RD está disponível apenas para os profissionais de alguns países das Américas e da Europa (Portugal).

Tabela 7.2 Declarações Profissionais da National Health Association sobre recomendações nutricionais para prevenção de doenças comórbidas

Doença ou síndrome	Organização	*Website*
Cardiovascular	American Heart Association	http://circ.ahajournals.org/cgi/reprint/102/18/2284
Diabetes	American Diabetes Association	http://care.diabetesjournals.org/cgi/reprint/31/Supplement_1/S61
Hipertensão	National Institutes of Health; National Heart, Lung and Blood Institute	www.nhlbi.nih.gov/health/public/heart/hbp/dash/dash_brief.pdf
Osteoporose	Centers for Disease Control and Prevention	www.cdc.gov/nutrition/everyone/basics/vitamins/calcium.html

Para portadores de câncer sob tratamento, as recomendações normais de nutrição podem já não ser suficientes. Muitos cânceres criam um estado de saúde em que questões de deficiências nutricionais, perda de massa corporal magra e efeitos colaterais nutricionais induzidos pelo tratamento podem comprometer a capacidade de obter a nutrição adequada.[4] Treinadores certificados pelo ACSM/ACS criam e implementam programas de atividade física mais bem adequados aos pacientes por todo o espectro de peso. Este capítulo trata de avaliações nutricionais básicas e fornece orientação e reforço nutricionais básicos, além de apresentar referências úteis para identificar o momento em que se justifica o encaminhamento a um profissional da nutrição.

Peso e Composição Corporal

A prevalência de portadores de câncer com peso acima ou abaixo do ideal em geral segue um padrão específico. Os sobreviventes com câncer de mama e de próstata em estágios iniciais com frequência apresentam sobrepeso no momento do diagnóstico e ganham peso durante o tratamento.

Não surpreende que os pacientes sob tratamento para cânceres associados à alimentação (por exemplo, de esôfago, cabeça e pescoço e de estômago) frequentemente tenham problemas de apetite, ingestão e absorção que acarretam perda tecidual e de peso, que podem afetar profundamente a função física e a capacidade de tolerar os tratamentos subsequentes. Avaliações de peso e de composição corporal fornecem valores de referência para ajudar os profissionais da atividade física a monitorar os resultados relacionados à terapia nutricional.

Sobrepeso e Obesidade

A obesidade contribui, anualmente, para cerca de 40 mil diagnósticos de câncer nos Estados Unidos e tem papel importante em cânceres de mama (pós-menopáusicos), de cólon, de endométrio, de vesícula biliar e de estômago superior.[5,25,26] Além disso, é possível que o sobrepeso e a obesidade sejam responsáveis por 14 a 20% de todas as mortes relacionadas ao câncer – inclusive mieloma múltiplo, linfoma não Hodgkin e cânceres de útero, colo do útero, mama, próstata, cólon, reto, esôfago, estômago, vesícula biliar, pâncreas e fígado.[27-30] Embora o sobrepeso e a obesidade contribuam para o risco primário de tipos específicos de câncer, sua contribuição para a promoção da doença (isto é, crescimento do tumor uma vez que se instala) é extremamente importante.

Os mecanismos exatos pelos quais o sobrepeso e a obesidade contribuem para o início e a promoção do câncer ainda estão por ser demonstrados de maneira sólida. No entanto, algumas hipóteses são o maior nível de hormônios endógenos ou fatores hormonais (por exemplo, esteroides sexuais, leptina, insulina e fator de crescimento semelhante à insulina-1); o menor nível de proteínas ligadoras, o que acarreta maiores taxas de hormônios livres em circulação; a maior disponibilidade de substratos como glicose e ácidos graxos livres; a menor apoptose por meio de glicocorticoides suprimidos; menos linfócitos T auxiliares (Th2, na sigla em inglês) e resposta imunológica exacerbada (inflamação) por meio de diversos eventos mediados por adipocinas e eicosanoides.[26,27,31-33]

O ganho de peso, comum durante e após o tratamento de diversos tipos de câncer, reduz a qualidade de vida e agrava o risco de declínio funcional e comorbidade.[4,34-36] Ademais, um grande número de sobreviventes ao câncer luta contra o excesso de peso, inclusive mais de 70% dos casos de cânceres de mama e de próstata – as duas maiores populações de adultos sobreviventes ao câncer nos Estados Unidos –, além de sobreviventes à leucemia linfoide aguda, um câncer infantil prevalente entre norte-americanos.[28,37] Embora estudos que investiguem a relação entre o ganho de peso após o diagnóstico e a sobrevivência sem doenças tenham sido um tanto inconsistentes,[4,35,36,38] um dos maiores estudos de coorte mostrou que sobreviventes ao câncer que apresentaram aumento de pelo menos 0,5 unidade de índice de massa corporal (IMC) após o diagnóstico tinham risco significativamente maior de recidiva e mortalidade por todas as causas.[35] O acúmulo de evidências de efeitos adversos da obesidade em sobreviventes ao câncer faz do controle do peso uma prioridade para a sobrevivência.[4,28,29,31,36] Ademais, o diagnóstico de câncer pode criar um momento de receptibilidade à instrução que pode, por sua vez, motivar indivíduos que vinham negando o ganho de peso e adiando o controle do peso a efetuar mudanças para a promoção de saúde.[4,5,39]

Embora a busca pelo peso ideal possa ser adiada até o término do tratamento principal, os profissionais da atividade física devem saber que, no caso de pacientes com sobrepeso ou obesidade, não há contraindicações a pequenas taxas de perda de peso (não mais de 0,9 kg por semana) durante o tratamento, desde que seja aprovada pelo oncologista e não interfira no tratamento.[4,34,36]

> **Mensagem a Lembrar**
> Preocupados com os membros da família, os pacientes podem se sentir culpados por introduzir mudanças nos antigos hábitos alimentares da família. Os profissionais da atividade física podem lembrá-los de que persuadir os familiares a adotar uma alimentação mais saudável é, na verdade, um gesto atencioso, pois pode reduzir o risco de doenças, principalmente no caso de descendentes que podem ter predisposições genéticas.

O quadro "Estratégias alimentares ricas em nutrientes para controle de peso" fornece estratégias de controle de peso para serem recomendadas para incentivar o consumo de alimentos de baixa caloria e alto teor nutritivo. Dietas fortemente baseadas nesses alimentos podem auxiliar o controle do peso, bem como aumentar a chance de praticar a nutrição adequada.

Magreza

No outro extremo da escala (literal e figurada), alguns pacientes, como os que têm tumores aerodigestivos, tendem a apresentar magreza no momento do diagnóstico. Ademais, esses mesmos pacientes, além de outros, podem apresentar perda de peso não intencional como consequência de cirurgia, quimioterapia e radioterapia relacionadas ao tratamento. A anorexia e a caquexia também podem expor alguns portadores de câncer ao risco de comprometimento do estado nutricional.[40-42] Na maioria dos casos em estágio inicial, a perda de peso é bastante rara; no entanto, em tumores mais agressivos e em estágios mais avançados, principalmente em câncer de pulmão, trato gastrointestinal, pâncreas, cabeça e pescoço, a perda de peso é um sintoma comum e característico.[43,44] A perda de menos de 5% do peso corporal, sobretudo em pacientes com IMC normal ou baixo, está associada à menor tolerância ao tratamento, a menores efeitos e à pior qualidade de vida,[44-47] sendo indicador significativo de taxas de sobrevivência reduzidas.[40,48-50]

Dentre os fatores que contribuem para a perda de peso, muitos dos quais resultam de quimioterapia e radioterapia, estão perda de apetite, saciedade precoce (sensação de plenitude), paladar e olfato alterados, dificuldades de mastigação e deglutição, náusea, vômito, diarreia e consumo de nutrientes comprometido.[4,41] O quadro das páginas 164 e 165 fornece recomendações que os profissionais da atividade física podem sugerir para tratar desses sintomas entre os pacientes, enquanto aconselham indivíduos com perda de peso grave a buscar cuidados de nutricionistas.[51] Atenção: a perda de peso grave é sinalizada por perda de peso corporal de mais de 2% por semana, mais de 5% por mês, mais de 7,5% em três meses ou mais de 10% em seis meses.

A caquexia do câncer, mais frequentemente associada a cânceres de pulmão e do trato gastrointestinal, além de uma gama de cânceres em estágios avançados, é diferente da inanição típica induzida por anorexia.[52] O corpo normalmente se adapta à inanição desencadeando alterações para preservar a massa corporal magra, fazendo catabolismo de gorduras. Na caquexia, entretanto, alterações induzidas pelo tumor perturbam a reparação tecidual normal, em que citocinas e eicosanoides parecem mediar uma resposta catabólica inflamatória na qual é perdida massa corporal magra, além de gorduras armazenadas.[48,50,52] A caquexia não pode ser revertida apenas com consumo de alimentos,[41,50,53] e é fundamental identificar e tratar agressivamente os efeitos colaterais relativos à nutrição para ajudar a estabilizar ou reverter a perda de peso.[54] A Iniciativa de

Estratégias alimentares ricas em nutrientes para controle de peso

Coma mais
- Frutas e legumes:
  - Fatie-os para que estejam prontos para comer enquanto assiste à TV, volta para casa no carro ou está no trabalho.
  - Experimente *milk-shakes* de frutas caseiros.
- Alimentos integrais:
  - Coma aveia no café da manhã.
  - Certifique-se de que o principal ingrediente de seu pão ou cereal seja integral.
- Caldos;
- Alimentos ricos em nutrientes (por exemplo, legumes, vegetais verde-escuros, amarelos e alaranjados; frutas, alimentos integrais, carnes magras, laticínios desnatados e – com moderação por causa do alto teor de gordura – nozes e sementes).

Coma menos
- Gorduras (e gorduras saturadas):
  - Remova a gordura da carne e a pele de aves.
  - Grelhe ou asse em vez de fritar.
  - Opte por laticínios com baixo teor de gordura.
  - Peça o molho da salada à parte e escolha molhos com baixo ou nenhum teor de gordura.
  - Opte por caldos em vez de cremes.
  - Use óleos (azeite de oliva ou óleo de canola) em vez de gorduras sólidas (manteiga, margarina, gordura vegetal ou banha de porco).
- Açúcares simples:
  - Evite bebidas com adição de açúcar ou xarope de milho. Opte por água, chá não adoçado ou bebidas dietéticas.
  - Limite a adição de açúcar refinado e mascavo, mel, melaço e açúcar cristalizado.
  - Limite o consumo de tortas, bolos, doces e confeitos.

Substitua
Carne e produtos derivados por legumes e carne de soja.

Triagem Nutricional (Nutrition Screening Initiative) – um projeto da American Academy of Family Physicians, da American Dietetic Association e do National Council on Aging – delineou um breve instrumento de triagem que pode ser utilizado por profissionais da atividade física para identificar clientes com magreza (e com sobrepeso) que precisem de terapia nutricional profissional intensiva (ver figura 7.1).

Recomendações nutricionais para sintomas comuns do tratamento de câncer

Anorexia (perda de apetite)
- Aumente o consumo de alimentos ricos em calorias e proteínas como manteiga de amendoim, nozes, leite, queijo, iogurte, ovos, legumes, granola e frutas secas.
- Faça refeições pequenas e frequentes, ou três pequenas refeições e vários petiscos.
- Escolha alimentos preferidos e cheirosos.
- Experimente alimentos suaves e não condimentados.
- Procure alimentos com aroma agradável.
- Experimente bebidas de substituição de refeição.

Náusea e vômito
- Prefira alimentos suaves.
- Evite alimentos com aroma forte.
- Beberique líquidos ou chupe cubos de gelo.
- Coma bolachas de água e sal, torradas secas e biscoitos simples.
- Experimente bebidas isotônicas, como Gatorade ou Pedialyte.
- Enxágue a boca antes e depois de comer.

Mucosite ou estomatite (lesões bucais)
- Consuma alimentos em temperatura ambiente.
- Opte por líquidos de alto valor nutritivo (leite, sucos puros, bebidas de substituição de refeições); utilize um canudo.
- Corte os alimentos em pequenos pedaços.
- Opte por alimentos macios e reconfortantes como sobremesas geladas, *milk-shakes*, papinhas de bebê, bananas, compota de maçã, polpa de frutas, purê de batatas, cereais cozidos, ovos mexidos ou cozidos lentamente, queijo *cottage*, macarrão com queijo, pudins, gelatina, alimentos pastosos e suplementos líquidos.
- Evite tomates, frutas e sucos cítricos, alimentos salgados ou condimentados, vegetais e frutas crus (a menos que sejam macios e maduros), bebidas com cafeína ou álcool, picles, vinagre, chocolate e alimentos duros ou secos (por exemplo, nachos).

Xerostomia (boca seca)
- Opte por alimentos macios e úmidos como cereais quentes, sopas, atum ou salada de ovo, *milk-shakes*, ensopados e frutas.
- Beba de 8 a 12 xícaras de fluidos por dia, chupe cubos de gelo ou experimente alimentos azedos para estimular a produção de saliva.

continua

continuação

- Evite:
    - Cafeína, álcool e antissépticos bucais com álcool.
    - Alimentos secos e crocantes.
    - Alimentos salgados ou condimentados.

Anomalias palatais e olfativas ou aversão a alimentos

- Faça refeições e petiscos pequenos e frequentes.
- Adicione condimentos e molhos.
- Faça refeições com algo doce.
- Faça experiências com a temperatura; alimentos gelados em geral são aceitáveis, enquanto alimentos quentes podem não ser.
- Utilize utensílios plásticos (se a comida tiver gosto metálico).

Diarreia

- Beba de 8 a 12 copos (de ao menos 230 mL) de fluidos, inclusive bebidas com Gatorade ou Pedialyte.
- Evite bebidas com cafeína ou álcool.
- Opte por ovos bem cozidos; carnes, aves e peixes magros; manteiga de amendoim macia; feijão; leite desnatado, iogurte ou queijo *cottage*; vegetais cozidos, frutas sem casca e sobremesas com baixo teor de gordura (*sorbets*, gelinhos e bolachas *graham cracker*).
- Evite carnes fritas ou gordurosas; pizza; leite ou queijo integrais; vegetais crus; frutas secas; alimentos condimentados; sobremesas ou sorvetes com alto teor de gordura; balas e chicletes com sorbitol, manitol ou xilitol.

Constipação

Coma mais alimentos ricos em fibras (farelo de cereais, alimentos integrais, frutas e vegetais).

Da American Cancer Society.

Figura 7.1 Determine sua saúde nutricional

Os sinais de má nutrição frequentemente passam despercebidos. Use esta lista para descobrir se você ou alguém que conheça está sob risco nutricional.

Leia as sentenças abaixo e circule o número na coluna SIM para as que se aplicam a você ou a alguém que conheça. Para cada SIM, marque o número na caixa e calcule seu total nutricional.

	SIM
Eu tenho uma doença que me fez mudar a quantidade de comida que consumo.	2
Eu faço menos de duas refeições por dia.	3
Eu consumo poucas frutas, legumes e laticínios.	2
Eu consumo três ou mais doses de cerveja, vinho ou bebidas alcoólicas quase todos os dias.	2
Eu tenho problemas nos dentes ou na boca que dificultam minha alimentação.	2
Eu nem sempre tenho dinheiro suficiente para comprar os alimentos de que preciso.	4
Eu como sozinho na maioria das vezes.	1
Eu tomo três ou mais remédios, com ou sem prescrição, por dia.	1
Sem querer, eu perdi ou ganhei 5 quilos nos últimos seis meses.	2
Eu nem sempre consigo fazer compras, cozinhar ou comer sem ajuda.	2
TOTAL	–

Calcule seu total nutricional. Se for de:

0-2   Ótimo! Reavalie seu total nutricional daqui a seis meses.

3-5   Você está sob risco nutricional moderado. Descubra o que pode ser feito para melhorar seus hábitos alimentares e estilo de vida. Seu programa nutricional para idosos, centro de cidadãos idosos ou departamento de saúde podem ajudar. Reavalie seu total nutricional daqui a três meses.

6 ou mais   Você está sob risco nutricional alto. Leve esta lista em sua próxima consulta com seu médico, nutricionista ou outro profissional qualificado de saúde ou serviço social. Converse com eles sobre todos os problemas que você possa ter. Peça ajuda para melhorar sua saúde nutricional.

Lembre-se de que esses sinais sugerem risco, mas não são diagnósticos de nenhuma doença.

A Lista Nutricional é baseada nos sinais descritos abaixo. Use esta Lista de Fatores para se lembrar dos sinais.

Doença

Qualquer doença ou problema crônico que o obrigue a alterar sua alimentação ou que a dificulte provoca risco nutricional. Quatro a cada cinco adultos têm doenças crônicas afetadas pela alimentação. Estima-se que um quinto ou mais dos idosos tenha confusão ou perda de memória com piora contínua. Isso pode impedi-los de se lembrar o que, quando ou se comeram. Estar triste ou deprimido, o que ocorre com cerca de um a cada oito idosos, pode provocar grandes mudanças de apetite, digestão, nível energético, peso e bem-estar.

continua

continuação
Má alimentação

Comer muito pouco ou em excesso pode ser prejudicial à saúde. Comer os mesmos alimentos dia após dia, ou não consumir frutas, legumes e laticínios diariamente, também prejudica a saúde. Um a cada cinco adultos deixa de fazer refeições todos os dias. Apenas 13% dos adultos consomem mínimas quantidades necessárias de frutas e legumes. Um a cada quatro idosos consome álcool em excesso. Muitos problemas de saúde são agravados com o consumo de mais de uma ou duas doses de bebidas alcoólicas ao dia.

Perda dentária ou dor na boca

Para comer são necessários boca, dentes e gengivas saudáveis. Dentes faltando, frouxos ou apodrecidos, ou dentaduras que não estejam bem encaixadas ou façam feridas na boca, dificultam a alimentação.

Dificuldades econômicas

Dos idosos norte-americanos, 40% têm renda anual menor que 6 mil dólares. Ter – ou optar por gastar – menos de 25 a 30 dólares por semana em alimentos dificulta o consumo daqueles necessários para a manutenção da saúde.

Isolamento social

Um terço dos idosos vive sozinho. Ter contato diário com outras pessoas tem efeito positivo sobre sua disposição, bem-estar e alimentação.

Diversos medicamentos

Muitos idosos devem tomar remédios para problemas de saúde. Quase metade dos idosos norte-americanos toma diversos remédios ao dia. O envelhecimento pode alterar a resposta aos medicamentos. Quanto mais medicamentos, maior a chance de haver efeitos colaterais, como apetite elevado ou reduzido, alteração no paladar, constipação, fraqueza, sonolência, diarreia ou náusea. Quando consumidos em altas doses, vitaminas e minerais podem agir como drogas e ser prejudiciais. Informe a seu médico tudo o que você toma.

Perda ou ganho de peso involuntários

Perder ou ganhar muito peso sem a intenção de fazê-lo é um sinal importante que não deve ser ignorado. Ter sobrepeso ou magreza também aumenta suas chances de ter má saúde.

Necessidade de assistência no cuidado de si

Embora a maioria dos idosos seja capaz de comer, um a cada cinco tem dificuldade de caminhar, fazer compras e cozinhar, principalmente conforme envelhecem.

Idosos com mais de 80 anos

A maioria dos idosos leva uma vida completa e produtiva. Mas, conforme avança a idade, aumenta o risco de apresentarem debilidades e problemas de saúde. É sensato verificar sua saúde nutricional regularmente.

De ACSM, 2012, *ACSM's guide to exercise and cancer survivorship* (Champaign, IL: Human Kinetics). Reimpresso de B. Bagely, 198, "Nutrition and health", *American Family Physician* (57)5: 933–934. American Academy of Family Physicians. Disponível *online* em http://www.aafp.org/afp/980301ap/edits.html

Avaliação de Peso e Altura

O peso pode ser a ferramenta mais valiosa do profissional da atividade física para avaliar o estado de saúde associado ao câncer. Mesmo as menores alterações nesse item, principalmente quando não intencionais, podem ser de difícil reversão se não forem tratadas imediatamente. Como alterações no peso são frequentes no contínuo de câncer, desde o diagnóstico até a recuperação e a sobrevivência, é aconselhável registrá-lo antes do câncer como valor de referência e utilizá-lo para calcular a mudança em cada visita.

Cálculo de Mudança de Peso

{[Peso atual (quilos) − Peso antes do câncer (quilos)]/Peso antes do câncer (quilos)} × 100 = Porcentagem de mudança de peso.

Calcular um peso corporal razoável pode ajudar a estabelecer metas tanto para indivíduos com magreza como para os com sobrepeso. Muitos médicos preferem o método Hamwi por sua facilidade de uso e seu comprometimento com a memória.[55]

Tabela 7.3 Resumo de controle de peso no tratamento contra o câncer*

Peso	Definição	Riscos à saúde	Metas	Sugestão de estratégias
Peso normal	IMC = 18,5-24,9**		Aumentar o consumo de nutrientes, manter o peso.	Visitar o *site* www.choosemyplate.gov para recomendações sobre peso ideal por idade, altura e sexo.
Magreza Magreza leve Magreza moderada Magreza grave	IMC < 18,5 IMC = 17,0-18,49 IMC = 16,0-16,9 IMC < 16***	Má nutrição, mau prognóstico	Estabilizar o peso; evitar perda de massa corporal magra; prevenir ou tratar deficiências nutricionais; minimizar efeitos colaterais nutricionais.	Fazer refeições pequenas e frequentes (6-8 ao dia); ter petiscos à mão; consumir alimentos calóricos quando tiver pouco apetite (por exemplo, frutas secas, molhos e sorvete); considerar subtitutos líquidos para as refeições; tratar sintomas alimentares.
Sobrepeso Obesidade Classe I Classe II Classe III	IMC = 25,0-29,9 IMC = 30 ou mais 30,0-34,9 35,0-39,9 ≥ 40,0***	Declínio funcional; comorbidades (diabetes e doenças cardiovasculares); câncer de mama (pós-menopáusico), cólon, rim, endométrio, vesícula biliar, pâncreas e boca do estômago; doenças progressivas	Perder até 0,9 kg por semana (obter aprovação médica caso esteja sob tratamento de câncer); aumentar a atividade física e reduzir o consumo de calorias.	Reduzir o teor calórico da dieta da seguinte forma: aumentar o consumo de frutas e legumes; aumentar o consumo de alimentos com alto teor de líquido ou fibras (por exemplo, caldos, gelatina sem açúcar, pipoca sem manteiga); limitar o consumo de gorduras e açúcares simples; limitar o tamanho das porções de alimentos muito calóricos.

*Combine estratégias alimentares e atividade física (ver capítulo 6) para obter *deficit* energéticos.
**O WCRF/AICR recomenda um IMC entre 18,5 e 22,9 para saúde ideal.[5]
***Encaminhe esses pacientes a um nutricionista qualificado.

Cálculo Hamwi para Peso Corporal Razoável

Mulheres: 45 kg + 2,3 kg a cada 2,5 cm de altura acima de 1,52 m.

Homens: 48 kg + 2,7 kg a cada 2,5 cm de altura acima de 1,52 m.

O profissional da atividade física pode desejar ajustar a altura somando ou subtraindo 10% do valor final, caso o indivíduo seja significativamente mais alto ou mais baixo do que a média. Veja a tabela 7.3 para conceitos relacionados ao controle de peso no tratamento de câncer.

Ao medir a altura de um indivíduo, ele deve estar ereto, descalço, com os calcanhares juntos, ombros para trás e cabeça reta; a altura é registrada enquanto ele segura o ar após inspirar profundamente. Caso não seja possível medir a altura por causa de doenças, a medida de envergadura pode substituir a altura.[56] Para fazer a medição dessa forma, o indivíduo estende os braços para os lados, deixando-os paralelos ao chão, com a palma das mãos voltadas para frente.[57] É medida a distância (em polegadas) da ponta de um dedo médio à do outro na altura da clavícula (ver figura 7.2). Então, a altura pode ser calculada da seguinte maneira:[56]

Cálculo da altura (método da envergadura):

Altura (pol) = (0,87 × envergadura [pol]) + 20,54.

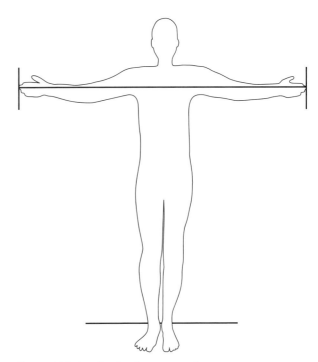

Figura 7.2 Avaliação de envergadura.

Adiposidade e Composição Corporal

É importante ter cuidado ao avaliar o peso de portadores de câncer. O acúmulo de líquido de ascites ou edemas concomitantes à perda de massa corporal magra pode dar a impressão de estabilidade nesse quesito. O ganho normal de peso envolve aumentos de tecido magro e adiposo, enquanto uma outra forma de ganho, a obesidade sarcopênica, é composta principalmente de gordura, mas não de tecido magro.[58] Esse fenômeno foi observado em 50 a 90% de pacientes com câncer de mama durante o período de quimioterapia adjuvante; também foi observado com terapias hormonais, bem como em indivíduos tratados nos tumores sólidos dos tratos respiratório e gastrointestinal.[59-67] Determinados inibidores de aromatase podem proteger contra o desenvolvimento de ganho de peso sarcopênico, embora os resultados sejam conflitantes.[65] A atividade física, em especial o treinamento de força, é atualmente a pedra angular para prevenção e tratamento desse tipo de obesidade.[58] Obviamente, os profissionais da atividade física são bem qualificados para ter papel de destaque no controle dessa síndrome.

Também é motivo de preocupação o ganho de peso acarretado pelo hipotireoidismo – observado em 15 a 48% de pacientes com câncer de cabeça e pescoço sob tratamento dirigido à glândula tireoide, mas também identificado em indivíduos com outros tipos de câncer.[68,69] Exames regulares com testes periódicos de função tireoidal se justificam no caso de sobreviventes ao câncer, porque o hipotireoidismo pode não ser detectado e, consequentemente, não ser tratado.[68,69] Tenha consciência de que determinados sintomas comuns dessa doença – edema, fadiga, fraqueza, dor muscular e pele ressecada – são semelhantes aos que, com frequência, são resultado do próprio câncer ou de seu tratamento.[68]

Avaliação de Adiposidade e Composição Corporal

Embora o uso do IMC ou do Índice de Quetelet tenha se tornado a técnica padrão de avaliação para estimar a obesidade das populações pela facilidade de coletar dados de peso e altura (ver o quadro "Cálculo do IMC"), é necessário ter cuidado com essa abordagem.[70,71] Medições simples de peso e altura não fazem distinção entre tecidos magros e adiposos. Na verdade, sendo o IMC uma avaliação de peso, pode ficar anormalmente alto em indivíduos com ascites, edemas, musculatura bem desenvolvida ou esqueleto grande e denso; ou anormalmente baixo como consequência de atrofia muscular ou osteoporose.[72] Assim sendo, o IMC deve ser considerado uma aproximação para avaliar a gordura corporal e é mais bem utilizado como medida de triagem para o risco de doenças:[71,73]

< 18,5 = Magreza
18,5 – 24,9 = Normal
25,0 – 29,9 = Sobrepeso
30,0 – 34,9 = Obesidade grau I
35,0 – 39,9 = Obesidade grau II (severa)
> 40 = Obesidade grau III (mórbida)

Dentro da categoria "peso normal", para maximizar o potencial de saúde, as diretrizes do WCRF/AIRC apoiam uma variação ainda mais estrita de IMC entre 18,5 e 22,9 kg/m².[5]

Cálculo do IMC

Medida: Peso (kg) / altura (m)²
Unidades S.I.: Peso (lb) x 703 / altura (in)²

A circunferência da cintura (CC) é uma medida bastante confiável de gordura abdominal e foi associada a níveis anormais de lipídios sanguíneos, hipertensão, resistência à insulina e diabetes.[70,74] Foram determinados como indicadores de alto risco circunferências absolutas acima de 102 cm para homens e maiores que 88 cm para mulheres.[75] Nos anos anteriores ao relatório consensual dos Institutos Nacionais da Saúde dos Estados Unidos sobre identificação, avaliação e tratamento de sobrepeso e obesidade em adultos,[71] era comum usar a razão cintura-quadril para avaliar o risco à saúde; no entanto, hoje ela é utilizada com menos frequência, pois apenas a CC é considerada uma medida mais confiável.[74]

As duas técnicas mais comuns de avaliação de CC são as seguintes: (1) posicione a fita métrica na cintura natural, entre a costela mais baixa e a crista ilíaca (marque as protuberâncias ósseas dos dois lados e, então, o ponto médio entre as duas medidas; certifique-se de que a fita envolve as duas marcas – ver figura 7.3); ou (2) posicione a fita na altura do umbigo (com frequência, esta é a escolha no caso de sujeitos obesos, porque pode ser difícil localizar as protuberâncias ósseas).[76] A fita deve estar paralela ao chão e o paciente deve expirar lentamente antes da leitura, que é feita puxando a fita até que esteja justa, mas sem comprimir a pele. Idealmente, devem ser usadas fitas métricas não elásticas com controle de tensão (em geral usadas em pesquisas) para obtenção de leituras mais precisas. Mais importante, entretanto, é o emprego de técnicas consistentes em todas as medições da cintura.

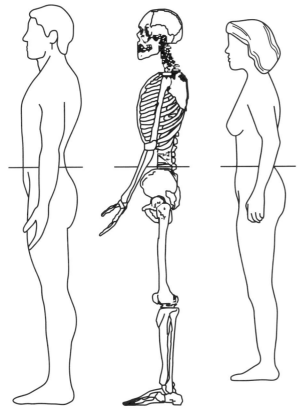

Figura 7.3 Posicionamento da fita para medição de circunferência da cintura.

Reimpresso de National Heart and Lung Institute, 1998. Disponível: www.nhlbi.nih.gov/guidelines/obesity/e_txtbk/txgd/4142.html

Outros métodos de avaliar os níveis de gordura corporal (medições de espessura de dobras cutâneas, absortometria de raios X de dupla energia [DEXA], pletismografia por deslocamento de ar de corpo inteiro [BOD POD, na sigla em inglês], hidrodensitometria [pesagem hidrostática] e impedância bioelétrica) exigem um técnico especializado e equipamentos calibrados regularmente que, em geral, são caros.[74,77,78] É digno de nota o fato de, embora os aparelhos de impedância bioelétrica estarem disponíveis ao público, os modelos para consumidores frequentemente negligenciam as regras pré-teste de hidratação, atividade física, bem como consumo de alimentos e bebidas; ademais, omitem a padronização de ar ambiente e temperaturas cutâneas, como também o posicionamento de eletrodos (mão e pé) necessários a medições clínicas precisas.[74,79] Um outro método, a interactância do infravermelho próximo – comumente utilizada em instalações atléticas e de condicionamento físico para estimar a gordura corporal – envia um sinal eletromagnético ao bíceps do braço não dominante.[72] O sinal, baseado na composição de água, proteína e gordura do indivíduo, é dispersado e refletido de volta para que seja feita a medição. Os padrões de referência para essa técnica ainda não foram validados em seres humanos e a variação de valores é bastante ampla. Assim, suas limitações parecem exceder suas vantagens, como a facilidade de uso.[72] Em contrapartida, a DEXA é cada vez mais reconhecida como um ótimo padrão para avaliar a composição corporal, além de discernir a distribuição de tecidos magros e adiposos em diversas partes do corpo. No entanto, como afirmado anteriormente, seu uso pode ser limitado a pesquisas.[74]

Para avaliar alterações de massa muscular, pode ser feita uma medição da circunferência muscular do braço (CMB) utilizando uma fita não elástica com controle de tensão.[74] A medição é realizada no ponto médio do braço entre o processo acrômio e a extremidade do olecrânio enquanto o braço pende naturalmente com a palma voltada para frente (ver figura 7.4). A fita não deve comprimir a pele. Os profissionais da atividade física devem ter consciência de que, ao menos entre norte-americanos, a deposição de gordura no braço varia substancialmente, e as inconsistências nas alterações de massa muscular identificadas com essa técnica podem torná-la pouco útil para comparações entre indivíduos.[74]

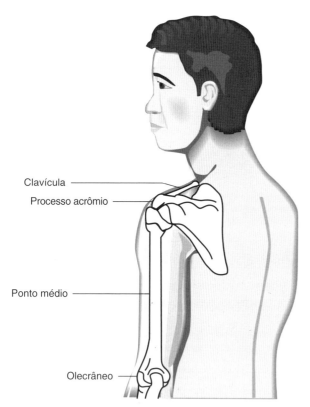

Figura 7.4 Meça a circunferência muscular do braço posicionando a fita no ponto médio.

De ROLFES/PINNA/WHITNEY, *Understanding Normal and Clinical Nutrition*, 8E. © 2009 Brooks/Cole, parte de Cengage Learning, Inc. Reproduzido com permissão. www.cengage.com/permissions.

Consumo de Energia e Câncer

Em animais de laboratório, restringir o consumo de energia em 60 a 80% do normal desacelera o crescimento do tumor e aumenta a expectativa de vida em 25%.[80,81] Embora seja difícil realizar ensaios controlados randomizados de restrição de energia em seres humanos, existem dados observacionais de mulheres na puberdade durante a Segunda Guerra Mundial – restrições alimentares obrigatórias mostraram redução de risco de câncer de mama durante a vida em comparação com coortes mais novas e mais velhas.[82] Por outro lado, resultados recentes de um grande estudo (n = 28.098) realizado durante 16 anos mostraram que um baixo consumo calórico (autorrelato) não protegeu contra o câncer, mas o grau de restrição energética dessa população foi menor do que o associado à desaceleração do crescimento tumoral em modelos animais.[83]

Para evitar o ganho de peso, o consumo energético (medido em calorias) deve ser equilibrado com o gasto energético. A ingestão de 3.500 calorias além do necessário – para o metabolismo corporal, o processamento de alimentos e a atividade física – resulta em aproximadamente 0,5 kg de ganho de peso. Para perder 0,5 a 1 kg por semana, o indivíduo deve ter um *deficit* diário de 500 a 1.000 calorias (seja por redução do consumo, aumento do gasto ou ambos). Tendências em dados populacionais sugerem que os norte-americanos estão, na verdade, comendo mais e se exercitando menos. Entre 1971 e 2000, o consumo calórico aumentou 7% em homens e 22% em mulheres, enquanto as porções escolhidas – principalmente de alimentos altamente energéticos – ficaram maiores.[84,85] Nesse período, mais tempo foi gasto em atividades sedentárias relacionadas ao trabalho em vez de atividades de lazer. Atividades com menor esforço físico, como dirigir, trabalhar no escritório e assistir à televisão, passaram a ser as três principais formas de gasto energético, apesar de queimarem relativamente menos calorias por hora.[86] O tipo e o estágio do câncer podem alterar as taxas metabólicas em 50 a 175% dos níveis esperados, afetando tanto o equilíbrio energético como o peso.[87,88] Ter consciência dessas relações prepara os profissionais da atividade física para trabalhar com profissionais da nutrição a fim de ajustar dietas e prescrições de exercícios, de maneira a ajudar os pacientes a atingirem suas metas de peso.

> **Mensagem a Lembrar**
> Por que a maioria das pessoas escolhe determinados alimentos? *Porque são gostosos é o motivo principal.* Os profissionais da atividade física devem conversar com seus pacientes sobre como podem começar a mudar esse raciocínio relativo à alimentação. Podem começar a se alimentar pensando na saúde? Como mudariam suas escolhas alimentares?

As necessidades energéticas totais são compostas de calorias gastas (1) em repouso (taxa metabólica basal [TMB]), (2) durante a digestão e a absorção de alimentos (aproximadamente 10% do consumo de energia), (3) durante a atividade física e (4) em exigências metabólicas de estados de saúde comprometidos (por exemplo, infecção, recuperação de lesões ou cirurgia, ou trauma relacionado a doenças).[72] Na maior parte dos casos, a TMB é o principal elemento das necessidades energéticas (é responsável por 60 a 75% do total) e ultrapassa as necessidades energéticas da atividade física.[72] Deve-se ressaltar que a TMB é baseada em dois fatores: temperatura externa (qualquer desvio de 26 °C exige maior uso energético) e massa muscular ou corporal magra (isto é, tecidos bastante metabolicamente ativos).[72] O exercício pode, portanto, influenciar indiretamente as necessidades energéticas por meio de seu efeito sobre a massa muscular – massa que pode estar diminuindo como consequência do tratamento de câncer ou do processo natural de envelhecimento e que o exercício pode melhorar. Como observado anteriormente, o câncer também pode afetar substancialmente as necessidades energéticas – grandes aumentos com relação aos níveis basais podem ser previstos caso a carga tumoral seja alta e/ou o câncer esteja localizado em tecidos altamente metabólicos ou em tecidos que influenciem diretamente o equilíbrio energético (por exemplo, a tireoide).

As necessidades energéticas totais podem ser medidas por calorimetria direta, que exige que o indivíduo passe a noite em uma câmara altamente sofisticada capaz de mensurar a quantidade de calor (diretamente relacionado ao gasto energético) liberado pelo corpo.[74] Pelo fato de essa técnica ser impraticável na maioria dos cenários clínicos, foram desenvolvidos outros métodos para avaliar as necessidades energéticas. O calorímetro indireto determina as necessidades energéticas em repouso medindo o consumo de oxigênio e a produção de gás carbônico com um aparelho portátil. Esse valor é, então, somado a estimativas energéticas de processamento alimentar, atividade física e estado de saúde. Aqueles que não têm acesso a um calorímetro indireto podem utilizar uma fórmula para estimar a TMB. A equação de Mifflin-St. Jeor foi considerada a que fornece resultados mais próximos dos obtidos por calorimetria:[89]

Homens: necessidades calóricas de repouso = (9,99 × peso [kg]) + (6,25 × altura [cm]) − (4,92 × idade [anos]) + 5.

Mulheres: necessidades calóricas de repouso = (9,99 × peso [kg]) + (6,25 × altura [cm]) − (4,92 × idade [anos]) − 161.

De maneira mais simples, talvez os profissionais da atividade física possam estimar as necessidades energéticas *totais* de portadores de câncer usando um dos seguintes parâmetros:[90,91]

Pacientes obesos: 21-25 calorias/kg.

Adultos sedentários: 25-30 calorias/kg.

Adultos com magreza: 30-35 calorias/kg.

Adultos severamente estressados:* ≥ 35 calorias/kg.

---

*Estresse se refere a um transtorno metabólico comum durante o tratamento de câncer em que não ocorrem ajustes metabólicos normais. O oncologista ou nutricionista avalia sintomas e valores de referência para determinar o grau de estresse.

> **Mensagem a Lembrar**
> Ao conversar sobre o que comer, os pacientes em geral querem ter uma prescrição calórica exata. Os profissionais da atividade física devem informá-los de que, sem o uso de equipamentos caros, esses cálculos são, na melhor das hipóteses, aproximações grosseiras. É muito melhor focar em melhorar o teor de nutrientes das escolhas alimentares por meio da redução de gorduras e açúcares e aumento do consumo de frutas, vegetais e alimentos integrais. Além disso, controlar as quantidades também é importante. Estratégias comportamentais, como manter um diário dos alimentos consumidos, comer devagar e cuidadosamente, bem como reduzir a exposição aos alimentos, também são fundamentais para o controle do peso.

As diretrizes da ACS recomendam o encaminhamento a um nutricionista para todos os portadores de câncer com problemas para comer ou ganhar peso.[4] De maneira semelhante, o encaminhamento é indicado com frequência a pacientes que precisem de orientação em suas dietas de perda de peso. Caso a perda de peso seja indicada, o nutricionista vai desenvolver planos que garantam o consumo dos nutrientes adequados e ajustar o nível energético do paciente para garanti-la numa faixa de 0,9 kg por semana, já que uma perda de peso mais rápida pode ter efeitos adversos sobre a massa muscular.[58]

Composição Alimentar e Estado Nutricional

A importância da nutrição adequada para o tratamento de câncer foi destacada em um estudo de tempo de internação, que revelou que o período médio de internação hospitalar de pacientes bem nutridos foi 5,8 dias, enquanto pacientes malnutridos ficaram em média 13,4 dias.[92] Não surpreende que pacientes malnutridos apresentem qualidade de vida reduzida e menor tolerância à terapia, o que pode resultar em menores taxas de sobrevivência.[42] Ter sobrepeso ou obesidade não protege contra a má nutrição, sobretudo quando se praticam continuamente dietas com alto teor energético e baixo teor nutricional baseadas em frituras, refrigerantes, bolos e confeitos.[93, 94]

Os profissionais da atividade física podem orientar escolhas alimentares com base nas diretrizes da ACS e do WCRF/AIRC, aumentando as chances de consumo adequado de nutrientes. Uma das maneiras mais fáceis de incentivar a adoção de uma dieta saudável (isto é, com pouca gordura e muitos nutrientes) é recomendar uma dieta baseada em vegetais. De modo geral, plantas (frutas, legumes, alimentos integrais, nozes, sementes, ervas e condimentos) têm alto teor de vitaminas, minerais, fibras e fitoquímicos, baixo teor de gordura, colesterol, sódio e calorias, e são associadas a uma incidência menor de muitos tipos de câncer e doenças comuns entre sobreviventes da doença.[4, 5]

Carboidratos, Proteínas e Gorduras

Os macronutrientes – as proteínas, os carboidratos e as gorduras de uma dieta – são elementos alimentares essenciais que fornecem energia. (Outro componente alimentar – o álcool em produtos alcoólicos – fornece calorias; no entanto, bebidas alcoólicas têm baixo valor nutricional e podem estimular o apetite). Ganhos e perdas de peso resultam de consumo calórico excessivo ou insuficiente, mas a manutenção do peso dentro da faixa saudável não é necessariamente indicativo de estado nutricional ideal. Uma mulher que precise de 1.450 calorias para manter o peso ideal de 57 kg poderia consumi-las em açúcar (carboidrato), gelatina (proteína) e manteiga (gordura). Mas, com essa dieta, seu perfil de micronutrientes (vitaminas e minerais) e, portanto, seu estado de saúde, seriam bastante pobres. De fato, uma dieta que obtém macronutrientes de frutas, legumes, pães e cereais integrais (carboidratos); carnes, aves e peixes magros (proteínas); e nozes, sementes, abacate, azeite e óleo de canola (gorduras) também incluiria os micronutrientes necessários e seria muito superior.

Comer uma ampla variedade de alimentos ricos em nutrientes permite que todos eles ajam em conjunto para ajudar a prevenir o desenvolvimento do câncer, a recidiva da doença e a ocorrência de comorbidades, além de poder aumentar a eficácia do tratamento. Assim sendo, o IM apoia ingestões dietéticas de referência (Dietary Reference Intakes – DRIs) de macronutrientes, o que direciona o consumo alimentar para a diminuição do risco de doenças crônicas.[95] As recomendações atuais do IM defendem 45 a 65% de energia de carboidratos, 10 a 35% de proteínas e 20 a 35% de gorduras.

Os carboidratos são fonte de glicose, a principal fonte de energia do corpo e a preferida pelo cérebro, pelos nervos periféricos e eritrócitos. Os carboidratos alimentares adequados conservam proteínas funcionais, que são queimadas como fonte de energia quando o nível de carboidratos está baixo. Um grupo de carboidratos alimentares, as fibras, é indigerível e, assim, ajuda a diminuir o risco de doenças cardíacas (aumentando a excreção de colesterol); também está relacionado ao melhor funcionamento intestinal.[4] Quando as fontes de carboidratos são refinadas para produzir açúcares com poucos micronutrientes (por exemplo, açúcar refinado e mascavo como também adoçantes de milho), eles são, em geral, consumidos em lugar de opções mais nutritivas. Os produtos alimentares feitos de açúcares refinados, especialmente refrigerantes e bebidas adoçadas com açúcar, podem aumentar substancialmente o nível energético de uma dieta, provocando ganho de peso e, com isso, afetando negativamente os resultados de muitos tipos de câncer.[4] Entre os alimentos ricos em nutrientes e com alto teor de carboidratos recomendados estão frutas, legumes, alimentos integrais e leite desnatado (os últimos três são fonte de carboidratos e proteínas, sendo os laticínios desnatados os mais ricos em proteínas dos três).

> **Mensagem a Lembrar**
> Os profissionais da atividade física podem utilizar uma lata vazia de bebida carbonatada para demonstrar como o açúcar pode somar: uma bebida de 360 mL com 39 gramas (ou 9,3 colheres de chá) de açúcar também contém 156 calorias. Em um ano, isso soma 56.940 calorias – energia suficiente para 7,3 kg de peso corporal. Podem perguntar a seus pacientes: essa é uma maneira saudável (rica em nutrientes) de abastecer esses tecidos?

Por sua vez, as proteínas têm papel estrutural e funcional fundamental em todas as células do corpo. Elas agem na sinalização celular, determinam taxas de resposta, tendo papel importante na função celular e imunológica, afetando tanto células normais como cancerígenas. Em razão de muitos alimentos ricos em proteínas conterem grandes quantidades de gordura saturada, os portadores de câncer devem optar por alimentos proteicos com baixo teor de gorduras saturadas (por exemplo, carne magra, peixes, laticínios desnatados, ovos, legumes, nozes e sementes) para terem uma dieta saudável ao coração. O consumo adequado de proteínas é crucial para portadores de câncer com destruição tecidual como consequência de cirurgia, quimioterapia ou radioterapia, especialmente quando esses tratamentos são complicados por diarreia ou má absorção.[4] As seguintes diretrizes podem ajudar a estimar as necessidades proteicas desses pacientes:[91]

Necessidades normais ou de manutenção: 0,8-1,0 g/kg de peso corporal.

Pacientes com câncer não estressados: 1,0-1,2 g/kg de peso corporal.

Pacientes com câncer severamente estressados: 1,5-2,5 g/kg de peso corporal.

Evidências inconclusivas destacadas pelo término de dois grandes estudos clínicos sugerem que o consumo total de gorduras afete os resultados do câncer. O estudo intitulado Women's Healthy Eating and Living (WHEL) testou uma dieta com baixo teor de gordura e rica em frutas, legumes e fibras contra a alimentação normal de sobreviventes ao câncer de mama durante sete anos.[96] Não foram observadas diferenças em sobreviventes sem doenças ou em geral; no entanto, essas descobertas foram atribuídas ao consumo elevado de frutas e legumes em ambos os grupos do estudo, bem como à ausência de perda de peso apesar da dieta pouco energética.[97] Em contrapartida, dados do *Women's Intervention Nutrition Study* (WINS) são marcadamente diferentes. Nesse estudo clínico com 2.437 sobreviventes ao câncer de mama acompanhadas durante cinco anos, a intervenção nutricional foi voltada apenas para a restrição de gorduras (menor do que 15% de energia) e testada contra uma dieta saudável.[98] Foi observada redução significativa do risco de recidiva – ainda maior em mulheres com câncer de mama com receptores de estrogênio negativos – no grupo de baixo teor de gordura. Contudo, os dados podem ter sido influenciados pela perda de peso de 2,7 kg observada nesse grupo durante o estudo (reforçando a importância do controle de peso como fator-chave de estilo de vida de sobreviventes ao câncer).[97]

Dados iniciais sugerem que alimentos ricos em ácidos graxos ômega-3 (presentes por exemplo, em peixes e nozes) podem ser de ajuda contra a caquexia e melhorar os efeitos de alguns tratamentos, além de estarem associados ao menor risco de DCV e menor taxa de mortalidade de modo geral.[4] O alto consumo de ácidos graxos ômega-6 (as fontes alimentares incluem milho, semente de algodão e óleo de açafrão, bem como produtos que contêm esse óleo, como biscoitos, bolachas e molhos de salada) interfere na conversão de ácidos graxos ômega-3 derivados de plantas em suas formas mais ativas (ácido eicosapentaenoico e ácido docosahexaenoico), e também no metabolismo geral desses ácidos. Acredita-se que os humanos evoluíram com uma dieta de razão 1:1 de ácidos graxos essenciais ômega-6 para ômega-3, enquanto a razão atual nos Estados Unidos está entre 15:1 e 16,7:1.[99] Assim, os potenciais riscos à saúde do padrão alimentar atual são preocupantes.

As recomendações atuais do IM para o consumo de gorduras incluem limites de gorduras saturadas (menores do que 10% de energia) e eliminação de gordura *trans* (isto é, gorduras que são formadas durante o processo de hidrogenação de óleos vegetais insaturados para aumentar o prazo de validade, para obtenção de óleos em margarinas e gorduras vegetais ou melhorar a textura de produtos assados).[95,100] Entre as opções alimentares saudáveis que contêm gordura estão nozes, gérmen de trigo, abacate, azeite de oliva e peixes oleaginosos. No entanto, pode ser necessário informar aos pacientes que, embora esses alimentos forneçam nutrientes essenciais, também são altamente calóricos e, portanto, recomenda-se o consumo moderado.

> **Mensagem a Lembrar**
> Os profissionais da atividade física devem ensinar a seus clientes uma maneira simples de escolher gorduras saudáveis. Eles devem reduzir o consumo de gorduras saturadas, limitando a ingestão de gorduras animais (por exemplo, contidas em carnes, leite e queijos) e de gorduras sólidas, além de consumir gorduras monoinsaturadas com moderação e optar por gorduras vegetais que, quando purificadas, são em geral líquidos e óleos. Óleo de canola e azeite de oliva são boas opções.

Dietas da Moda

A restrição de carboidratos, conforme propôs a dieta de Atkins e outras derivadas na mídia popular, pode proporcionar perda de peso ao menos a curto prazo, mas seus efeitos a longo prazo são desconhecidos, principalmente no caso de sobreviventes ao câncer.[101] Os melhores dados disponíveis sobre perda de peso bem-sucedida a longo prazo indicam que uma dieta relativamente pobre em gorduras e calorias é a melhor forma de controle saudável de peso e deve ser, é claro, combinada com exercícios regulares e modificações comportamentais.[28,102,103] A prescrição de controle de peso é apoiada atualmente por todas as organizações de saúde dos Estados Unidos, inclusive a American Cancer Society, o American Institute for Cancer Research, o World Cancer Research Fund, a American Dietetics Association, a American Heart Association, os Centros de Controle de Doenças e a American Diabetes Association.

Frutas e Legumes

Em razão de frutas e legumes conterem grandes quantidades de fibras e de água, eles aumentam a sensação de saciedade, têm poucas calorias e proporcionam controle saudável do peso. Esses alimentos contêm diversos nutrientes e fitoquímicos relacionados à redução do câncer e, embora ainda não se saiba qual combinação oferece a melhor proteção, os Centros de Controle e Prevenção de Doenças dos Estados Unidos, o U.S. Department of Health and Human Services e o National Cancer Institute recomendam ao menos sete porções diárias para as mulheres, e nove para os homens.[104]

Sejam frescos, congelados ou enlatados, tanto as frutas quanto os legumes podem ser opções alimentares ricas em nutrientes. Os alimentos frescos em geral têm os maiores valores nutricionais, mas longos períodos em trânsito, mercados e despensas contribuem para a perda de seus nutrientes. Por esse motivo, produtos congelados imediatamente após a colheita podem conter mais nutrientes do que alguns alimentos frescos. Os processos de enlatamento e de secagem reduzem o conteúdo de nutrientes sensíveis ao calor e solúveis em água, embora alimentos preservados com esses métodos possam gerar menos risco de infecção em pacientes sob tratamento imunossupressivo contra o câncer.[4] Esses pacientes também devem evitar frutas e vegetais crus e com casca porque eles podem conter elementos patogênicos, destruídos no processo de cozimento. Quanto às técnicas de cocção, esquentar no micro-ondas ou no vapor, em vez de ferver, evita a perda de nutrientes que ocorre quando eles são transferidos para a água que será eliminada.

Fazer sucos é um meio de aumentar o consumo de frutas e vegetais, principalmente no caso de pessoas com dificuldade de mastigação ou deglutição. Para os que se preocupam com superalimentação, sucos não saciam tanto quanto frutas e legumes inteiros; além disso, quando são consumidas grandes quantidades de sucos, o excesso calórico pode contribuir para o ganho de peso. Deve-se optar apenas por sucos puros – a adição de açúcar elimina parte dos nutrientes de qualquer bebida.

Pesticidas

O uso de pesticidas e de herbicidas aumentou substancialmente desde a década de 1940 e, embora muitos tenham sido eliminados progressivamente, seus resíduos podem estar presentes em alimentos consumidos ainda hoje.[5] Não há evidências epidemiológicas de que os níveis atuais de exposição causem câncer,[5] mas para os adeptos de abordagens preventivas, as frutas e os legumes podem ser descascados e imersos em suco de limão ou vinagre para reduzir os resíduos de pesticidas superficiais. O Grupo de Trabalho Ambiental (Environmental Working Group – EWG), uma organização de pesquisa e proteção situada em Washington, D.C., identificou uma lista "Dirty Dozen" ("Dúzia Suja") de frutas e vegetais (pera, maçã, pimentão, aipo, nectarina, morango, cereja, couve-crespa, alface, uva e cenoura importada), que podem conter mais resíduos de pesticidas se comparados a outras frutas e vegetais; como consequência, recomenda-se que os consumidores optem por alternativas orgânicas desses alimentos. Em contrapartida, eles consideram os "Clean 15" ("15 Limpos") (cebola, abacate, milho-verde, abacaxi, manga, aspargo, ervilha-de-cheiro, quiuí, repolho, berinjela, mamão papaia, melancia, brócolis, tomate e batata-doce) relativamente livres de resíduos de pesticidas. Considerando-se as mudanças em curso nos padrões de agricultura e compras em larga escala no mercado livre, não se sabe se essas categorizações serão úteis aos que buscam minimizar a exposição a pesticidas a longo prazo.

Alimentos Orgânicos

O termo *orgânico* frequentemente se refere a vegetais cultivados sem pesticidas ou modificações genéticas ou a carnes, aves e laticínios derivados de animais criados sem antibióticos ou hormônios de crescimento.[4] A FDA estabelece limites para a exposição dos produtos a químicos agriculturais, mas como observado anteriormente, não se tem conhecimento se optar por alimentos orgânicos em vez de alimentos convencionais influencia a incidência, recidiva ou progressão de câncer.[4] Quanto à qualidade dos nutrientes, uma análise sistemática da literatura dos últimos 50 anos não identificou diferenças entre gêneros alimentícios produzidos de forma orgânica e convencional.[105]

Alimentos Integrais

Os alimentos integrais, ricos em compostos antioxidantes e biologicamente ativos, podem reduzir o risco e a progressão do câncer.[106] Em grãos refinados, tanto o farelo como o gérmen são removidos no processo de moagem, além de outros nutrientes importantes, diminuindo suas características protetoras. Nos Estados Unidos, a maior parte dos grãos refinados são enriquecidos para garantir que determinadas vitaminas do complexo B e ferro sejam adicionados novamente após a moagem (uma exigência legal). Infelizmente, a maioria dos nutrientes – inclusive as fibras – não são reincorporados no enriquecimento.[107] Por esse motivo, as pessoas devem optar por produtos cujo principal ingrediente seja um grão integral (por exemplo, arroz integral, gérmen de trigo, farinha Graham, milho integral, farinha de aveia, pipoca, cevadinha, aveias integrais, centeio integral e trigo integral). Observe que a cor pode ser enganosa, pois muitos produtos são coloridos artificialmente para imitar a aparência dos alimentos integrais.

Carnes e Substitutos da Carne

As carnes magras fornecem nutrientes importantes, principalmente proteína, zinco, ferro e vitaminas B_6 e B_{12}. Embora o ferro contido na carne vermelha (de vaca, cordeiro, cabra e porco) seja absorvido mais prontamente do que o de fontes e suplementos vegetais, comer carne vermelha aumenta a formação de compostos N-nitrosos relacionados ao desenvolvimento de câncer de cólon.[5] Os carcinogênicos, como aminas heterocíclicas e hidrocarbonetos aromáticos policíclicos, podem ser formados cozinhando carnes em altas temperaturas, grelhando-as ou churrasqueando-as com uma chama direta.[5] As carnes processadas (conservadas defumadas, curadas, salgadas ou com adição de conservantes) foram ligadas de forma convincente a cânceres colorretais.[5]

Comparadas a fontes de proteína animais, as fontes vegetais (como feijões, lentilhas, ervilhas) apresentam baixo teor de gorduras saturadas e alto teor de fitoquímicos. Faz-se uma advertência, entretanto: produtos de soja apresentam concentrações significativas de fitoestrógenos, que podem imitar hormônios biológicos; seu efeito sobre cânceres femininos ainda é contraditório. Por esse motivo, os especialistas recomendam que a soja seja consumida com moderação – não mais de três porções ao dia.[4]

> **Mensagem a Lembrar**
> Embora grandes porções de carne sejam consumidas nos Estados Unidos e em outros países industrializados, 60 a 90 g de carne por dia é uma porção mais do que suficiente. Uma porção de carne do tamanho de um dedo equivale a 30 g. Usar essa regra prática para monitorar o consumo de carne é uma boa maneira de controlar a exposição a carcinogênicos animais. Uma dieta vegana é outra forma de reduzir a exposição a carcinogênicos contidos na carne.

Segurança Alimentar

Determinados regimes de tratamento de câncer, principalmente os que incluem quimioterapia, podem levar à imunossupressão, o que torna os indivíduos suscetíveis a infecções. Por esse motivo, a segurança alimentar merece atenção especial. Tanto superfícies quanto utensílios (inclusive as mãos) usados no preparo de alimentos devem ser muito bem lavados, com cuidado especial dispensado a superfícies, utensílios e esponjas que entrem em contato com carnes cruas. Os portadores de câncer devem cozinhar bem carnes e ovos, bem como armazenar todos os alimentos rapidamente em baixas temperaturas para evitar o crescimento de bactérias. Em restaurantes, alimentos que podem estar contaminados com bactérias (por exemplo, *sushi*, carnes cruas, alimentos em bufês de saladas) devem ser evitados, principalmente durante o tratamento ativo.

Biomarcadores Nutricionais

Os biomarcadores são substâncias observadas e monitoradas em fluidos e tecidos corporais que permitem avaliar a incidência ou o comportamento biológico de uma doença ou o estado de saúde de um indivíduo.[108-110] Os nutricionistas identificam inúmeros biomarcadores relacionados à nutrição, entre os quais estão os seguintes:

- alta taxa de creatinina, balanço nitrogenado e níveis de albumina e pré-albumina com marcadores do estado proteico;
- proteína C-reativa como indicador de inflamação e risco nutricional elevado causado por estresse;
- hipersensibilidade cutânea retardada e contagem total de linfócitos para avaliar a imunocompetência;
- volume de hematócritos e hemoglobinas e volume corpuscular médio como determinantes do estado vitamínico e mineral;
- níveis séricos de vitamina D ou vitamina B_{12} para avaliar os respectivos estados vitamínicos.

Embora haja testes laboratoriais para avaliar a maioria dos níveis de vitaminas e minerais de um indivíduo, muitos deles têm custo proibitivo e não são exames clínicos de rotina.[72] Os laboratórios comerciais anunciam exames nutricionais por análise de fios de cabelo, saliva ou unhas; no entanto, com raras exceções (por exemplo, alguns metais nas unhas), esses compostos não são indicadores comprovados do estado nutricional. As instalações certificadas pelo Clinical Laboratory Improvement Amendment (CLIA) são fontes confiáveis de exames nutricionais.

Água e Hidratação

A quantidade de água no corpo diminui com a idade como consequência de redução da atividade e da massa corporal magra. A desidratação pode ocorrer facilmente em portadores de câncer sob tratamentos quimio ou radioterápicos – principalmente nos que apresentam lesões no esôfago, estômago ou intestino. Ingerir uma quantidade suficiente de líquidos se torna difícil quando a radiação na cabeça e no pescoço provoca dor e inflamação na boca, na garganta e no esôfago.[72] Outros efeitos colaterais comuns relacionados ao tratamento de câncer e à hidratação inadequada são fadiga, delírios e náusea.[4] O mecanismo da sede nem sempre é um indicador confiável da necessidade de fluidos, principalmente em idosos, que são a maioria dos portadores de câncer (60% das pessoas com câncer têm mais de 65 anos).[16] Por esse motivo, os profissionais da atividade física devem questionar regularmente seus clientes em busca de sinais de desidratação (por exemplo, urina amarelo-escura, urina em pouca quantidade, boca seca ou perda de peso acelerada). As seguintes orientações podem ajudar os clientes a estimar suas necessidades de líquidos:[72, 91]

Manutenção: 30-35 mL/kg de peso corporal.

Durante o tratamento de câncer: 1 mL de fluido por caloria de necessidades energéticas estimadas.

Cálcio, Vitamina D e Osteoporose

A osteoporose em geral afeta adultos saudáveis com mais de 50 anos (o que corresponde a um terço das mulheres norte-americanas e um quarto dos homens norte-americanos); assim, não deveria surpreender o fato de um número considerável de pacientes com câncer apresentarem osteoporose no momento do diagnóstico.[111,112] Muitos tratamentos contra o câncer intensificam a perda óssea (por exemplo, terapias hormonais como os glicocorticoides; hormônios agonistas liberadores de gonadotrofinas; terapia de privação androgênica para câncer de próstata; determinadas quimioterapias como metotrexato, ciclofosfamida e fluorouracil para câncer de mama; terapia de supressão do hormônio estimulador da tireoide).[113-115] Como consequência, osteopenia, osteoporose e taxa de fraturas elevada foram observadas em sobreviventes a uma ampla variedade de tipos de câncer: de mama, próstata, testículos, tireoide, sistema nervoso central, gástricos, bem como linfoma não Hodgkin, diversas malignidades hematológicas e cânceres infantis.[115-120]

Os objetivos do atendimento aos pacientes envolvem identificação precoce dos indivíduos com alto risco de osteoporose, além de prevenção de fraturas em pacientes com deterioração óssea registrada. Para alcançar esses objetivos, a American Society of Clinical Oncology recomenda avaliação de densidade mineral com base em valores de referência óssea e monitoramento e tratamento farmacológico contínuos baseados em dados de densidade óssea.[121] Os profissionais da atividade física podem adotar uma atitude proativa em relação à redução de perda óssea, não apenas recomendando exercícios de sustentação do peso e de força, mas também tendo conhecimento dos fatores de risco: tabagismo, consumo excessivo de álcool, baixo IMC e dieta pobre.[122-124] Embora a importância do consumo adequado de cálcio (800 a 1.500 mg/dia) e de vitamina D (400 a 600 UI/ dia) para a formação óssea esteja estabelecida, uma dieta rica em nutrientes (dos quais laticínios desnatados são apenas um elemento) contribui significativamente para a saúde óssea.[125,126] O consumo excessivo de cafeína, sódio, proteínas ou suplementos de vitamina A pode afetar negativamente a absorção de cálcio e a remodelação óssea.[122,125]

> **Mensagem a Lembrar**
> A porcentagem de gordura registrada em embalagens de leite pode ser enganosa. Embora "leite 2%" possa sugerir uma pequena quantidade de gordura, esse número se refere à porcentagem de peso que contém gordura. Os profissionais devem esclarecer a seus pacientes que, no leite 2%, 36% das calorias provêm de gordura, enquanto no leite 1%, 21% delas provêm de gordura. O leite desnatado é o verdadeiro leite 2% – apenas 2% de suas calorias provêm de gordura. Além disso, pelo fato de a gordura do leite ser de origem animal, reduzir seu consumo é indicado.

Estabelecer recomendações para o consumo de vitamina D é uma tarefa complexa pelos seguintes motivos:

- É a exposição à luz solar, e não o consumo alimentar, a principal fonte de vitamina D para a maioria das pessoas,[127] e a capacidade de diferenciar o consumo oral de vitamina D da produção endógena dessa substância (25-hidroxivitamina D [25(OH)D]) é limitada.[128]
- Os valores de referência de alimentos e suplementos usados para avaliar o consumo alimentar apresentam variação excessiva, dificultando a quantificação dos consumos atuais.[128-130]
- Relações dose-resposta são de difícil mensuração por causa de variações nas técnicas de avaliação sérica de 25(OH)D, combinadas a flutuações no nível sérico com relação ao local (isto é, latitude) e período (a sazonalidade afeta a quantidade de exposição à luz solar) dos estudos.[128]
- A maior parte dos dados disponíveis sobre a dose-resposta de consumo e concentração sérica de 25(OH)D provêm de estudos desenvolvidos para medir um único resultado em uma população específica (isto é, saúde óssea em mulheres brancas pós-menopáusicas).[128]

Os sintomas evidentes de deficiência de vitamina D (isto é, dor óssea e muscular) são observados com valores séricos de 25(OH)D menores do que 20 nmol/L, enquanto níveis de deficiência subclínicos (isto é, os que afetam a função celular geral, mas não a mineralização óssea) são muito controversos, variando entre 27,5 e 100 nmol/L.[131]

Foi sugerido que os níveis séricos de 25(OH)D >75 nmol/L maximizam os benefícios à saúde.[127,132] As recomendações alimentares para adultos de 31 a 50 anos de idade são 200 UI ao dia (entre 51 e 70 anos, 400 UI e maiores do que 70 anos, 600 UI).[133] Até que haja mais evidências, suplementos com altas doses não são recomendados, a menos que exames de sangue indiquem insuficiência.

Medicina Complementar e Alternativa e Alimentos Funcionais

A expressão medicina complementar e alternativa (MCA) se refere às diversas práticas e terapias de medicina, saúde e estilo de vida que não são parte da medicina tradicional.[134,135] Aproximadamente 90% dos portadores de câncer e até dois terços dos adultos sobreviventes à doença utilizam algum tipo de terapia de MCA, tendo 69% relatado que elas previnem a recidiva e 25% demonstrado convicção de que ela proverá cura.[134-136] As terapias nutricionais de MCA incluem modificações alimentares, preparos herbais, terapias vitamínicas e minerais, assim como tratamentos metabólicos para desintoxicação, jejum e rejuvenecimento.[134,136] Há poucas evidências sólidas que sustentem esses métodos como tratamentos contra o câncer. Apesar disso, é importante reconhecer que tratamentos de MCA possam satisfazer necessidades emocionais, sociais ou espirituais que permanecem desconhecidas nas práticas médicas convencionais.[72] Da mesma maneira, algumas formas de tratamento de MCA podem estar relacionadas a efeitos colaterais significativos. Os profissionais da atividade física devem discutir abertamente esses tratamentos com seus pacientes e indicar a eles fontes confiáveis de informação (por exemplo, o U.S. National Institutes of Health's Office of Complementary and Anternative Medicine em http://nccam.nih.gov).

Alimentos Funcionais

Alimentos funcionais são aqueles convencionais e modificados (isto é, fortificados, enriquecidos ou aprimorados) que podem reduzir o risco de doenças, promover a saúde ideal, ou ambos.[137] Os tomates e seus derivados são exemplos de alimentos convencionais que foram associados a risco reduzido de câncer de próstata, ovário, pâncreas e cânceres gástricos; consumir suco de laranja funcionalmente modificado pela adição de cálcio pode reduzir o risco de câncer colorretal.[5,138]

Os fabricantes determinam a forma como seus alimentos funcionais serão regulamentados (isto é, como alimento convencional, aditivo alimentar, suplemento alimentar, droga, alimento medicinal ou alimento dietético especial) ao compor as informações em seus rótulos. Essas informações determinam a quantidade e a qualidade da ciência necessária para embasar os benefícios à saúde que professam, o que pode criar confusão sobre quais produtos têm valor de fato.[137] Embora pesquisas sobre um grande número de alimentos funcionais estejam em andamento e se encontrem, provavelmente, a décadas de obter consensos e dados definitivos, os profissionais da atividade física podem manter isso seguro conversando sobre dietas que contenham diversos alimentos vegetais convencionais que tendem a ser fontes de componentes anticancerígenos, como salicilatos, fitoesteróis, saponinas, glicosinolatos, polifenóis, inibidores de protease, fitoestrógenos, sulfetos, terpenos e lectinas.[5]

Terapias Alimentares Alternativas

A crença de que dietas específicas possam curar o câncer levou ao crescimento de terapias alimentares alternativas, que consistem em dietas vegetais ou "naturais" reforçadas por suplementos alimentares, em sua maioria de valor não comprovado.[139,140] Entre elas, a dieta macrobiótica é a opção mais comum para o tratamento de câncer, embora a dieta Gerson também seja popular entre adultos portadores de câncer.[4,140] A dieta macrobiótica foi proposta inicialmente como uma forma de evolução espiritual Zen, cujo ponto máximo era uma terapia com arroz integral e água anunciada como cura para o câncer.[141] Nos anos 1960, Michio Kushi popularizou a dieta nos Estados Unidos e a adaptou para incluir principalmente grãos integrais e vegetais, suplementados com menores quantidades de feijões e vegetais marinhos, enquanto recomendava evitar terapias convencionais.[141] Embora uma dieta macrobiótica bem planejada possa ser capaz de suprir as necessidades nutricionais, deve-se ter especial atenção para garantir que sejam consumidos proteínas, vitamina B_{12}, cálcio e fluidos necessários, principalmente durante o período de tratamento, quando as necessidades de nutrientes podem ser mais elevadas.[139, 141]

A dieta Gerson foi proposta por um médico alemão para o tratamento de tuberculose e, posteriormente, administrada como tratamento contra o câncer e outras doenças.[139, 141] Ela propunha desintoxicar o corpo com restrições de sódio e gordura, lavagens intestinais e suplementos de potássio, bem como ingestões de alimentos vegetais crus e suplementos de iodo, vitamina B_{12}, extrato de tireoide e enzimas pancreáticas.[139-141] Muitos proponentes da dieta Gerson defendem seu uso em lugar de outras terapias contra o câncer estabelecidas cientificamente, o que é evidente motivo de preocupação. Análises do U.S. National Cancer Institute e da American Cancer Society não encontraram evidências de que a dieta Gerson tenha benefícios para o controle da doença; na verdade, ela está relacionada a diversos problemas nutricionais.[4,139-141]

Suplementos Alimentares

Em 1994, foram estabelecidos limites à capacidade da U.S. Food and Drug Administration (FDA) de regulamentar suplementos alimentares (por exemplo, vitaminas, minerais, aminoácidos, ervas) com a aprovação do Dietary Supplement Health and Education Act.[142] Isso permite que doses concentradas de nutrientes e ervas (por exemplo, pílulas ou pós) sejam classificadas como alimentos em vez de drogas, o que, na prática, desobriga os fabricantes a demonstrarem a segurança e a eficácia do produto. Poucas evidências sugerem que os suplementos sejam benéficos ao tratamento de câncer ou à sobrevivência após a doença, e um crescente número de pesquisas indicam que são prejudiciais.[143-148]

Seguramente, o uso de suplementos é justificado quando são identificados riscos ou deficiências específicos; infelizmente, pode haver problemas quando os pacientes optam por se automedicar com vitaminas e minerais. Por exemplo, para a prevenção de defeitos do tubo neural nos fetos, são recomendados profilaticamente suplementos de ácido fólico a mulheres em ida de reprodutiva; no entanto, esses mesmos suplementos são contraindicados no caso de pacientes sob determinadas quimioterapias com antagonistas do ácido fólico (por exemplo, capecitabina, 5-fluorouracil e metotrexato).[149,150] Embora se considere que baixas doses de multivitamínicos apresentem riscos mínimos, portadores de câncer devem evitar altas doses de suplementos até que seus efeitos sobre terapias quimioterápicas e radioterápicas tenham sido estudados.

Considerando essas informações, é importante reiterar que a ACS e o WCRF/AICR recomendam alimentos em vez de suplementos como fonte de nutrientes. Assim, os profissionais da atividade física (no Brasil, os nutricionistas – N. E.) podem oferecer orientações oportunas indicando aos clientes os alimentos que são fontes de nutrientes mais seguras e, talvez, mais eficazes (ver tabela 7.4). Essa é uma tarefa significativa, dado que a maioria dos sobreviventes ao câncer (60 a 80%) relatam o uso de suplementos.

Álcool

O consumo de álcool aumenta o risco de câncer de boca, faringe, laringe, esôfago, fígado e mama; a cerveja está relacionada ao câncer de cólon.[4] Durante o tratamento de câncer de cabeça e pescoço, o consumo constante de álcool está relacionado a taxas mais altas de complicações e taxas de sobrevivência mais baixas; o álcool também agrava a mucosite oral associada ao tratamento em diversos subgrupos de pacientes. Uma recente análise epidemiológica do consumo de álcool em mais de um milhão de mulheres sugere que o consumo baixo a moderado aumenta o risco de certos tipos de câncer (isto é, mama, boca, faringe, laringe, esôfago, reto e fígado), mas diminui o risco de outros (câncer de tireoide e de células renais e linfoma não Hodgkin).[151]

Do ponto de vista nutricional, o álcool é uma bebida pobre em nutrientes e rica em calorias, que contribui potencialmente para problemas de controle de peso e pode sobrecarregar o fígado, porque precisa de vias metabólicas de desintoxicação. Por outro lado, quando consumido com moderação, seus efeitos cardioprotetores podem beneficiar alguns sobreviventes ao câncer, principalmente os que apresentem maior risco de DCV (por exemplo, homens com câncer de próstata).

Seguramente, os sobreviventes ao câncer não devem ser estimulados a iniciar o consumo de álcool caso não estejam acostumados a ele; no entanto, para os que não têm cânceres relacionados ao álcool, sugere-se limitar o consumo a menos de dois copos ao dia para os homens e de um copo ao dia para as mulheres.[4,5,152] Os profissionais da atividade física devem aconselhar os clientes a consultar seus médicos para orientações quanto à conveniência do consumo de álcool.

Tabela 7.4 Fontes alimentares ricas em nutrientes para componentes alimentares específicos

Exemplos de fontes alimentares ricas em nutrientes	
Nutrientes	
Macronutrientes	
Carboidratos	Frutas, vegetais, laticínios desnatados, alimentos integrais
Proteínas	Carnes e aves magras, leite e laticínios desnatados, leguminosas (feijão, ervilha), nozes
Gorduras	Abacate, nozes, sementes, gérmen de trigo, peixes de água fria (salmão, peixes pelágicos etc.)
Vitaminas	
Vitamina C	Frutas cítricas, brócolis, morangos, tomates, folhas verde-escuro, mamões papaia, pimentões
Vitamina D	Peixes, leite fortificado ou cereais prontos para o consumo, ovos, cogumelos
Vitamina E	Amêndoas, pistaches, sementes de girassol, avelãs, amendoins, brócolis, espinafre
Folato/ácido fólico	Folhas verde-escuro, frutas, feijões e ervilhas secos, grãos fortificados (inclusive cereais prontos para o consumo)
Minerais	
Selênio	Castanhas-do-pará, atum, carne de vaca, bacalhau, peru, macarrão fortificado, ovos, arroz integral
Cálcio	Leite, queijos e iogurte desnatados, folhas verde-escuras, sardinhas
Magnésio	Nozes e sementes (sementes de abóbora, amêndoas, sementes de soja, castanhas-de-caju e amendoins etc.), tofu, feijão, aveia, espinafre, laticínios
Ferro	Mariscos, carnes, legumes, lentilhas, espinafre, cereais prontos para o consumo, grãos fortificados, uvas-passas e frutas secas
Potássio	Bananas, laranjas, abacates, damascos, batatas-doces
Fibras	
	Farelo de cereais, feijões, ervilhas, alimentos integrais, morangos, peras, folhas verde-escuras
Fitoquímicos	
Isotiocianatos	Repolho, brócolis, couve-flor, couve-de-folhas
Isoflavonas	Derivados da soja
Luteína	Frutas e legumes amarelos e laranja, folhas verde-escuras
Licopeno	Tomates e derivados, melancias, toranjas rosas, damascos, goiabas
Ácido fenólico	Tomates, frutas cítricas, morangos, framboesas, cenouras, alimentos integrais, nozes
Polifenóis	Chá-verde, uvas, vinho
Quercetina	Maçãs, chá-verde e preto, cebolas, framboesas, uvas vermelhas, frutas cítricas, folhas verde-escuras, cerejas, brócolis
Terpenos	Cerejas, casca de frutas cítricas

Dados reunidos de informações em Whitney e Rolfes,[1] 2007, e WCRF/AIRC.[5]

Resumo

Estar adequadamente nutrido é importante para todos, mas é ainda mais importante para pacientes sob tratamento ativo contra o câncer e para sobreviventes em busca de saúde e de bem-estar ideais após o diagnóstico e o tratamento. Os profissionais da atividade física podem ter papel-chave na identificação de problemas nutricionais, intervindo quando adequado e encaminhando os clientes que precisem de atendimento especializado a nutricionistas. Além disso, também podem ter papel importante no reforço de recomendações nutricionais e na motivação dos clientes que sigam essas orientações. Considerando a interação e a sinergia entre exercício e alimentação no controle de questões-chave, como equilíbrio energético e saúde de modo geral, os profissionais da atividade física podem ser fontes importantes e confiáveis de orientação alimentar.

Referências

1. Whitney E, Rolfes SR. *Understanding Nutrition*. 11th ed. Belmont, CA: Thomson/Wadsworth; 2007.
2. Doll R, Peto R. The causes of cancer: Quantitative estimates of avoidable risks of cancer in the United States today. *J Natl Cancer Inst*. 1981; 66: 1191-1308.
3. Kushi LH, Byers T, Doyle C, Bandera EV, McCullough M, McTiernan A, Gansler T, Andrews KS, Thun MJ, and the American Cancer Society 2006 Nutrition and Physical Activity Guidelines Advisory Committee. American Cancer Society Guidelines on Nutrition and Physical Activity for cancer prevention: Reducing the risk of cancer with healthy food choices and physical activity. *CA Cancer J Clin*. 2006; 56: 254-281.
4. Doyle C, Kushi LH, Byers T, Courneya KS, Demark- Wahnefried W, Grant B, McTiernan A, Rock CL, Thompson C, Gansler T, Andrews KS. Nutrition and physical activity during and after cancer treatment: An American Cancer Society guide for informed choices. *CA Cancer J Clin*. 2006; 56: 323-353.
5. World Cancer Research Fund/American Institute for Cancer Research (AICR). *Food, Nutrition, Physical Activity, and the Prevention of Cancer: A Global Perspective*. Washington DC: AICR; 2007.
6. Aziz NM. Cancer survivorship research: State of knowledge, challenges and opportunities. *Acta Oncol*. 2007; 46: 417-432.
7. Chen Z, Maricic M, Bassford TL, Pettinger M, Ritenbaugh C, Lopez AM, Barad DH, Gass M, Leboff MS. Fracture risk among breast cancer survivors: Results from the Women's Health Initiative Observational Study. *Arch Intl Med*. 2005; 165: 552-558.
8. Chen Z, Maricic M, Pettinger M, Ritenbaugh C, Lopez AM, Barad DH, Gass M, Leboff MS, Bassford TL. Osteoporosis and rate of bone loss among postmenopausal survivors of breast cancer. *Cancer*. 2005; 104: 1520-1530.
9. Fouad MN, Mayo CP, Funkhouser EM, Irene Hall H, Urban DA, Kiefe CI. Comorbidity independently predicted death in older prostate cancer patients, more of whom died with than from their disease. *J Clin Epidemiol*. 2004; 57: 721-729.
10. Herman DR, Ganz PA, Petersen L, Greendale GA. Obesity and cardiovascular risk factors in younger breast cancer survivors: The Cancer and Menopause Study (CAMS). *Breast Cancer Res Treat*. 2005; 93: 13-23.
11. Jemal A, Clegg LX, Ward E, Ries LA, Wu X, Jamison PM, Wingo PA, Howe HL, Anderson RN, Edwards BK. Annual report to the nation on the status of cancer, 1875-2001, with a special feature regarding survival. *Cancer*. 2004; 101: 3-27.

12. Ketchandji M, Kuo Y-F, Shahinian VB, Goodwin, JS. Cause of death in older men after the diagnosis of prostate cancer. *J Am Getriatr Soc.* 2009; 57: 24-30.
13. Michaelson MD, Cotter SE, Gargollo PC, Zietman AL, Dahl DM, Smith MR. Management of complications of prostate cancer treatment. *CA Cancer J Clin.* 2008; 58: 196-213.
14. Ng AK, Travis LB. Second primary cancers: An overview. *Hematol Oncol Clin North Am.* 2008; 22: 271-289.
15. Oeffinger KC, Nathan PC, Kremer LC. Challenges after curative treatment for childhood cancer and long-term follow up of survivors. *Pediatr Clin North Am.* 2008; 55: 251-273.
16. Rowland J, Mariotto A, Aziz N, Tesauro G, Feuer EJ, Blackman D, Thompson P, Pollack LA. Cancer survivorship—United States. 1971-2001. *MMWR.* 2004; 53: 526-529.
17. Brown ML, Riley GF, Potosky AL, Etzioni RD. Obtaining long-term disease specific costs of care: Application to Medicare enrollees diagnosed with colorectal cancer. *Med Care.* 1999; 37: 1249-1259.
18. Chang S, Long SR, Kutikova L, Bowman L, Finley D, Crown WH, Bennett CL. Estimating the cost of cancer: Results on the basis of claims data analyses for cancer patients diagnosed with seven types of cancer during 1999 to 2000. *J Clin Oncol.* 2004; 22: 3524-3530.
19. Ramsey SD, Berry K, Etzioni R. Lifetime cancerattributable cost of care for long term survivors of colorectal cancer. *Am J Gastroenterol.* 2002; 97: 440-445.
20. Schultz PN, Beck ML, Stava C, Vassilopoulou-Sellin R. Health profiles in 5836 long-term cancer survivors. *Intl J Cancer.* 2003; 104: 488-495.
21. Stokes ME, Thompson D, Montoya EL, Weinstein MC, Winer EP, Earle CC. Ten-year survival and cost following breast cancer recurrence: Estimates from SEER-medicare data. *Value Health.* 2008; 11: 213-220.
22. Yabroff KR, Lawrence WF, Clauser S, Davis WW, Brown ML. Burden of illness in cancer survivors: Findings from a population-based national sample. *J Natl Cancer Inst.* 2004; 96: 1322-1330.
23. Fairley TL, Pollack LA, Moore AR, Smith JL. Addressing cancer survivorship through public health: An update from the Centers for Disease Control and Prevention. *J Women's Health.* 2009; 18: 1525-1531.
24. Hewitt M, Rowland JH, Yancik R. Cancer survivors in the United States: Age, health, and disability. *J Gerontol A Biol Sci Med Sci.* 2003; 58: 82-91.
25. Hewitt M, Greenfield S, Stovall EL. *Institute of Medicine and National Research Council: From Cancer Patient to Cancer Survivors: Lost in Transition.* Washington, DC: National Academies Press; 2005.
26. American Society of Clinical Oncology. *ASCO Curriculum: Cancer Prevention.* Alexandria, VA: American Society of Clinical Oncology; 2007.
27. Calle EE, Rodriguez C, Walker-Thurmond K, and Thun MJ. Overweight, obesity, and mortality from cancer in a prospectively studied cohort of U.S. adults. *N Eng J Med.* 2003; 348(17): 1625-1638.
28. Demark-Wahnefried W, Jones LW. Promoting a healthy lifestyle among cancer survivors. *Hematol Oncol Clin North Am.* 2008; 22(2): 319-342.
29. Irwin ML, Mayne ST. Impact of nutrition and exercise on cancer survival. *Cancer J.* 2008; 14: 435-441.
30. Wolin KY, Colditz GA. Can weight loss prevent cancer? *Br J Cancer.* 2008; 99: 995-999.
31. Chlebowski RT, Aiello E, McTiernan A. Weight loss in breast cancer patient management. *J Clin Oncol.* 2002; 20: 1128-1143.

32. Irwin ML, McTiernan A, Bernstein L, Gilliland FD, Baumgartner R, Baumgartner K, Ballard-Barbash R. Relationship of obesity and physical activity with C-peptide, leptin, and insulin-like growth factors in breast cancer survivors. *Cancer Epidemiol Biomarkers Prev*. 2005; 14(12): 2881-2888.

33. McTiernan A. Obesity and cancer: The risks, science, and potential management strategies. *Oncology*. 2005; 19(7): 871-881.

34. Brown JK, Byers T, Doyle C, et al. Nutrition and physical activity during and after cancer treatment: An American Cancer Society guide for informed choices. *CA Cancer J Clin*. 2003; 53: 268-291.

35. Kroenke CH, Chen WY, Rosner B, Holmes MD. Weight, weight gain, and survival after breast cancer diagnosis. *J Clin Oncol*. 2005; 23: 1370-1378.

36. Rock CL, Demark-Wahnefried W. Nutrition and survival after the diagnosis of breast cancer: A review of the evidence. *J Clin Oncol*. 2002; 20: 3302-3316.

37. Demark-Wahnefried W, Peterson B, McBride C, Lipkus I, Clipp E. Current health behaviors and readiness to pursue lifestyle changes among men and women diagnosed with early stage prostate and breast carcinomas. *Cancer*. 2000; 88: 674-684.

38. Caan B, Sternfeld B, Gunderson E, Coates A, Quesenberry C, Slattery ML. Life After Cancer Epidemiology (LACE) Study: A cohort of early stage breast cancer survivors (United States). *Cancer Causes Control*. 2005; 16: 545-556.

39. Demark-Wahnefried W, Aziz NM, Rowland JH, Pinto BM. Riding the crest of the teachable moment: Promoting long-term health after the diagnosis of cancer. *J Clin Oncol*. 2005; 23(24): 5814-5830.

40. Duguet A, Bachmann P, Lallemand Y, Blanc-Vincent MP. Summary report of the standards, options and recommendations for malnutrition and nutritional assessment in patients with cancer (1999). *Br J Cancer*. 2003; 89(Supp 1): S92-S97.

41. Smith JL, Malinauskas BM, Garner KJ, Barber-Heidal K. Factors contributing to weight loss, nutritionrelated concerns and advice received by adults undergoing cancer treatment. *Adv Med Sci*. 2008; 53. doi:10.2478/v10039-008-0019-7

42. Wilkes G. Nutrition: The forgotten ingredient in cancer care. *Am J Nurs*. 2000; 100(4): 46-51.

43. Huhmann MB, August DA. Review of American Society for Parenteral and Enteral Nutrition (A.S.P.E.N.) clinical guidelines for nutrition support in cancer patients: Nutrition screening and assessment. *Nutr Clin Pract*. 2008; 23: 182-188.

44. Capuano GG, Gentile PC, Bianciardi F, Tosti M, Palladino A, Di Palma M. Prevalence and influence of malnutrition on quality of life and performance status in patients with locally advanced head and neck cancer before treatment. *Support Care Cancer*. 2009. doi: 10.1007/s00520-009-0681-8

45. Gupta DD, Lis CG, Granick J, Grutsch JF, Vashi PG, Lammersfeld CA. Malnutrition was associated with poor quality of life in colorectal cancer: A retrospective analysis. *J Clin Epidemiol*. 2006; 59: 704-709.

46. Ravasco P, Monteiro GI, Marques VP, Camilo ME. Nutritional deterioration in cancer: The role of disease and diet. *Clin Oncol*. 2003; 15: 443-450.

47. Ravasco P, Monteiro Grillo I, Marques Vidal P, Camilo ME. Cancer disease and nutrition are keys determinants of patients' quality of life. *Support Care Cancer*. 2004; 12: 246-252.

48. Bosaeus I, Daneryd P, Lundholm K. Dietary intake, resting energy expenditure, weight loss and survival in cancer patients. *J Nutr*. 2002; 132: 3465S-3466S.

49. Bozzetti F and the SCRINIO Working Group. Screening the nutritional status in oncology: A preliminary report on 1,000 participants. *Support Care Cancer*. 2008. doi: 10.1007/s00520-008-0476-3
50. Hopkinson JB, Wright DNM, Foster C. Management of weight loss and anorexia. *Ann Oncol*. 2008; 19(Suppl 7): vii289-vii293.
51. Blackburn GL, Bistrian BR, Maini BS, et al. Nutritional and metabolic assessment of the hospitalized patient. *J Parenter Enteral Nutr*. 1977; 1(1): 11-22.
52. Tisdale MJ. Cachexia in cancer patients. *Nat Rev*. 2002; 2: 862-871.
53. Finley, JP. Management of cancer cachexia. *AACN Clinical Issues: Advanced Practice in Acute & Critical Care*. 2000; 11(4): 590-603.
54. Ottery FD, Kasenic S, DeBolt S, Rodgers K. Volunteer network accrues >1900 patients in 6 months to validate standardized nutritional triage. *Proceedings of ASCO*. 1998; 17: abstract 282.
55. Hamwi GJ. Changing dietary concepts. In: Donowski TS, ed. *Diabetes Mellitus: Diagnosis and Treatment*. New York: American Diabetes Association; 1964: 74.
56. Brown JK, Whittemore KT, Knapp TR. Is arm span an accurate measure of height in young and middle aged adults? *Clin Nurs Res*. 2000; 9: 84-94.
57. McMahon K, Brown JK. Nutritional screening and assessment. *Seminar Oncol Nurs*. 2000; 16(2): 106-112.
58. Heber D, Ingles S, Ashley JM, et al. Clinical detection of sarcopenic obesity by bioelectrical impedance analysis. *Amer J Clin Nutr*. 1996; 64: 472S-477S.
59. Demark-Wahnefried W, Peterson BL, Winer EP, et al. Changes in weight, body composition and factors influencing energy balance among premenopausal breast cancer patients receiving adjuvant chemotherapy. *J Clin Oncol*. 2001; 19(9): 2367-2369.
60. Ali PA, al-Ghorabie FH, Evans CJ, el-Sharkawi AM, Hancock DA. Body composition measurements using DXA and other techniques in tamoxifen-treated patients. *Appl Radiat Isot*. 1998; 49(5-6): 643-645.
61. Aslani A, Smith RC, Allen BJ, et al. Changes in body composition during breast cancer chemotherapy with the CMF-regimen. *Breast Cancer Res Treat*. 1999; 57: 285-290.
62. Demark-Wahnefried W, Hars V, Conaway MR, et al. Reduced rates of metabolism and decreased physical activity in breast cancer patients receiving adjuvant chemotherapy. *Amer J Clin Nutr*. 1997; 65: 1495-1501.
63. Demark-Wahnefried W, Rimer BK, Winer EP. Weight gain in women diagnosed with breast cancer. *J Am Diet Assoc*. 1997; 97: 519-529.
64. Francini G, Petrioli R, Montagnani A, Cadirni A, Campagna S, Francini E, Gonnelli S. Exemestane after tamoxifen as adjuvant hormonal therapy in postmenopausal women with breast cancer: Effects on body composition and lipids. *Br J Cancer*. 2006; 95: 153-158.
65. Goodwin PJ, Ennis M, Pritchard KI, McCready D, Koo J, Sidlofsky S, Trudeau M, Hood N, Redwood S. Adjuvant treatment and onset of menopause predict weight gain after breast cancer diagnosis. *J Clin Oncol*. 1999; 17: 120-129.
66. Kutynec Cl, McCargar L, Barr SI, et al. Energy balance in women with breast cancer during adjuvant chemotherapy. *J Amer Diet Assoc*. 1999; 99: 1222-1227.
67. Prado CMM, Lieffers JR, McCargar LJ, Reiman T, Sawyer MB, Martin L, Baracos VE. Prevalence and clinical implications of sarcopenic obesity in patients with solid tumours of the respiratory and gastrointestinal tracts: A population-based study. *Lancet Oncol*. 2008; 9: 629-635.

68. Miller MC, Agrawal A. Hypothyroidism in postradiation head and neck cancer patients: Incidence, complications, and management. *Curr Opin Otolaryng Head Neck Surg*. 2009; 17: 111-115.
69. Tell R, Lundell GO, Nilsson B, Odin HSJ, Lewin F, Lewensohn R. Long-term incidence of hypothyroidism after radiotherapy in patients with head and neck cancer. *Int J Radiation Oncol Biol Phys*. 2004; 60: 395-400.
70. Expert Panel on the Identification, Evaluation, and Treatment of Overweight in Adults. Clinical guidelines on the identification, evaluation, and treatment of overweight and obesity in adults: Executive summary. *Am J Clin Nutr*. 1998; 68: 899-917.
71. National Institutes of Health. *Clinical Guidelines on the Identification, Evaluation, and Treatment of Overweight and Obesity in Adults*. 1998; NIH Publication 98-4083.
72. Nelms M, Sucher K, Long S. *Nutrition Therapy and Pathophysiology*. Belmont, CA: Thomson Brooks/ Cole; 2007.
73. World Health Organization. BMI classification. http://apps.who.int/bmi/index/jsp?intro Page=intro_3.html. Accessed December 23, 2009.
74. Gibson RS. *Principles of Nutritional Assessment*. 2nd ed. New York: Oxford University Press; 2005.
75. Lean MEJ, Han TS, Morrison CE. Waist circumference as a measure for indicating need for weight management. *BMJ*. 1995; 311: 158-161.
76. Lohman TG, Roche AF, Martorell R. *Anthropometric Standardization Reference Manual*. Champaign, IL: Human Kinetics; 1988.
77. Clasey JL, Bouchard C, Teates CD, Riblett JE, Thorner MO, Hartman ML, Weltman A. The use of anthropometric and dual-energy X-ray absorptiometry (DXA) measures to estimate total abdominal and abdominal visceral fat in men and women. *Obesity Research*. 1999; 7(3): 256.
78. Fields DA, Hunter GR, and Goran MI. Validation of the BOD POD with hydrostatic weighing: Influence of body clothing. *Intl J Obes*. 2000; 24: 200-205.
79. Buzzell PR, Pintauro SJ. Bioelectrical impedance analysis (tutorial). University of Vermont, Department of Nutrition and Food Sciences. http://nutrition.uvm.edu/bodycomp/bia. Accessed September 21, 2009.
80. Berrigan D, Perkins SN, Haines DC, et al. Adult onset calorie restriction and fasting delay spontaneous tumorigenesis in p53-deficient mice. *Carcinogenesis*. 2002; 23: 817-822.
81. Hursting SD, Lavigne JA, Berrigan D, et al. Calorie restriction, aging, and cancer prevention: Mechanisms of action and applicability to humans. *Ann Rev Med*. 2003; 54: 131-152.
82. Tretli S, Gaard M. Lifestyle changes during adolescence and risk of breast cancer: An ecologic study of the effect of World War II in Norway. *Cancer Causes Control*. 1996; 7: 507-583.
83. Leosdottir M, Nilsson P, Nilsson JA, et al. The association between total energy intake and early mortality: Data from the Malmo Diet and Cancer Study. *J Intern Med*. 2004; 256: 499-509.
84. Centers for Disease Control and Prevention. Overweight and obesity. http://www.cdc.gov/obesity/data/index.html. Accessed November 2, 2009.
85. National Heart, Lung, and Blood Institute. Obesity Education Initiative (OEI) Slide Sets. http://hin. nhlbi.nih.gov/oei_ss/menu.htm #sl2. Accessed November 2, 2009.
86. Centers for Disease Control and Prevention. Behavioral Risk Factor Surveillance System. http://www.cdc.gov/BRFSS. Accessed November 2, 2009.

87. Knox LS, Crosby LO, Feurer ID, et al. Energy expenditure in malnourished cancer patients. *Ann Surg*. 1983; 197: 152-161.

88. Pi-Sunyer FX. Overnutrition and undernutrition as modifiers of metabolic processes in disease states. *Am J Clin Nutr*. 2000; 72: 533S--537S.

89. Frankenfield D, Roth-Yousey L, Compher C. Comparison of predictive equations for resting metabolic rate in healthy nonobese and obese adults: A systematic review. *J Am Diet Assoc*. 2005; 105(5): 775-789.

90. Martin C. Calorie, protein, fluid and micronutrient requirements. In: MacCallum PD, Polisena CG, editors. *The Clinical Guide to Oncology Nutrition*. Chicago: American Dietetic Association; 2000: 45.

91. Hurst JD, Gallagher AL. Energy, macronutrient, micronutrient, and fluid requirements. In: Elliott L, Molseed LL, McCallum PD, eds. *The Clinical Guide to Oncology Nutrition*. 2nd ed. Chicago: The American Dietetic Association; 2006.

92. Ottery FD. Definition of standardized nutritional assessment and interventional pathways in oncology. *Nutr*. 1996; 12(1): S15-S19.

93. Caballero B. A nutrition paradox—Underweight and obesity in developing countries. *N Eng J Med*. 2005; 352: 1514-1516.

94. Markovic TP, Natoli SJ. Paradoxical nutritional deficiency in overweight and obesity: The importance of nutrient density. *Med J Aust*. 2009; 190(3): 149-151.

95. Institute of Medicine. *Dietary Reference Intakes for Energy, Carbohydrate, Fiber, Fat, Fatty Acids, Cholesterol, Protein, and Amino Acids (Macronutrients)*. Washington, DC: National Academy Press; 2002.

96. Pierce JP, Natarajan L, Caan BJ, et al. Influence of a diet very high in vegetables, fruit, and fiber and low in fat on prognosis following treatment for breast cancer: The Women's Healthy Eating and Living (WHEL) randomized trial. *JAMA*. 2007; 298: 289-298.

97. Gapstur SM, Khan S. Fat, fruits, vegetables, and breast cancer survivorship. *JAMA*. 2007; 298(3): 335- 336.

98. Chlebowski RT, Blackburn GL, Thomson CA, et al. Dietary fat reduction and breast cancer outcome: Interim efficacy results from the Women's Intervention Nutrition Study. *J Natl Cancer Inst*. 2006; 98(24): 1767-1776.

99. Simopoulos AP. The importance of the omega-6/omega-3 fatty acid ratio in cardiovascular disease and other chronic diseases. *Exp Biol Med*. 2008; 233: 674-688.

100. Lopez-Garcia E, Schulze MB, Meigs JB, Manson JE, Rifai N, Stampfer MJ, Willett WC, Hu FB. Consumption of trans fatty acids is related to plasma biomarkers of inflammation and endothelial dysfunction. *J Nutr*. 2005; 135(3): 562-566.

101. Katz DL. Pandemic obesity and the contagion of nutritional nonsense. *Public Health Rev*. 2003; 31: 33-44.

102. Katz DL. Competing dietary claims for weight loss: Finding the forest through truculent trees. *Ann Rev Public Health*. 2005; 26: 61-88.

103. Freedman MR, King J, Kennedy E. Popular diets: A scientific review. *Obes Res*. 2001; 9(Suppl 1): 1S-40S.

104. Centers for Disease Control and Prevention, the Department of Health and Human Services, and the National Cancer Institute. Eat a variety of fruits & vegetables every day. http://www.fruitsandveggiesmatter.gov. Accessed December 3, 2009.

105. Dangour AD, Dodhia SK, Hayter A, Allen E, Lock K, Uauy R. Nutritional quality of organic foods: a systematic review. *Am J Clin Nutr*. 2009. doi: 10.3945/ajcn.2009.28041

106. Slavin J. Why whole grains are protective: Biological mechanisms. *Proc Nutr Soc*. 2003; 62: 129-134.
107. Weaver G. A miller's perspective on the impact of health claims. *Nutr Today*. 2001; 36(3): 115-119.
108. Branca F, Hanley AB, Pool-Zobel B, Verhagen H. Biomarkers in disease and health. *Br J Nutr*. 2001; 85: S55-S92.
109. Crews H, Alink G, Andersen R, Braesco V, Holst B, Maiani G, Ovesen L, Scotter M, Solfrizzo M, van den Berg R, Verhagen H, Williamson G. A critical assessment of some biomarker approaches linked with dietary intake. *Br J Nutr*. 2001; 86: S5-S35.
110. Davis CD, Milner JA. Biomarkers for diet and cancer prevention research: Potentials and challenges. *Acta Pharmacol Sin*. 2007; 28(9): 1262-1273.
111. Nelson RL, Turyk M, Kim J, et al. Bone mineral density and the subsequent risk of cancer in the NHANES I follow-up cohort. *BMC Cancer*. 2002; 2(1): 22.
112. Twiss JJ, Waltman N, Ott CD, et al. Bone mineral density in postmenopausal breast cancer survivors. *J Am Acad Nurse Pract*. 2001; 13: 276-284.
113. Chlebowski RT. Bone health in women with earlystage breast cancer. *Clin Breast Cancer*. 2005; 5 Suppl: S35-S40.
114. Krupski TL, Smith MR, Lee WC, Pashos CL, Brandman J, Wang Q, Botteman M, Litwin MS. Natural history of bone complications in men with prostate carcinoma initiating androgen deprivation therapy. *Cancer*. 2004; 101: 541-549.
115. Mackey JR, Joy AA. Skeletal health in postmenopausal survivors of early breast cancer. *Int J Cancer*. 2005; 114: 1010-1015.
116. Arikoski P, Voutilainen R, Kroger H. Bone mineral density in long-term survivors of childhood cancer. *J Pediatr Endocrinol Metab*. 2003; 16 Suppl 2: 343-353.
117. Greenspan SL, Coates P, Sereika SM, et al. Bone loss after initiation of androgen deprivation therapy in patients with prostate cancer. *J Clin Endocrinol Metab*. 2005; 90: 6410-6417.
118. Kelly J, Damron T, Grant W, et al. Cross-sectional study of bone mineral density in adult survivors of solid pediatric cancers. *J Pediatr Hematol Oncol*. 2005; 27: 248-253.
119. Lee H, McGovern K, Finkelstein JS, et al. Changes in bone mineral density and body composition during initial and long-term gonadotropin-releasing hormone agonist treatment for prostate carcinoma. *Cancer*. 2005; 104: 1633-1637.
120. Smith MR. Therapy insight: Osteoporosis during hormone therapy for prostate cancer. *Nat Clin Pract Urol*. 2005; 2: 608-615.
121. Hillner BE, Ingle JN, Chlebowski RT, et al. American Society of Clinical Oncology 2003 update on the role of bisphosphonates and bone health issues in women with breast cancer. *J Clin Oncol*. 2003; 21: 4042-4057.
122. Davison KS, Kendler DL, Ammann P, Bauer DC, Dempster DW, Dian L, Hanley DA, Harris ST, McClung MR, Olszynski WP, Yuen CK. Assessing fracture risk and effects of osteoporosis drugs: Bone mineral density and beyond. *Am J Med*. 2009; 122: 992-997.
123. Gass M, Dawson-Hughes B. Preventing osteoporosis related fractures: An overview. *Am J Med*. 2006; 119: S3-S11.
124. National Osteoporosis Foundation. Prevention. http://www.nof.org. Accessed October 27, 2009.
125. Cashman KD. Diet, nutrition, and bone health. *J Nutr*. 2007; 137: 2507S-2512S.
126. Prynne CJ, Mishra GD, O'Connell MA, Muniz G, Laskey MA, Yan L, Prentice A, Ginty

F. Fruit and vegetable intakes and bone mineral status: A crosssectional study in 5 age and sex cohorts. *Am J Clin Nutr.* 2006; 83: 1420-1428.
127. Holick MF, Chen TC. Vitamin D deficiency: A worldwide problem with health consequences. *Am J Clin Nutr.* 2008; 87(Suppl): 1080S-1086S.
128. Chung M, Balk EM, Brendel M, Ip S, Lau J, Lee J, Lichtenstein A, Patel K, Raman G, Tatsioni A, Terasawa T, Trikalinos TA. Vitamin D and Calcium: *A Systematic Review of Health Outcomes.* Evidence Report No. 183. AHRQ Publication No. 09-E015. Rockville, MD: Agency for Healthcare Research and Quality; 2009.
129. Holden JM, Lemar LE, Exler J. Vitamin D in foods: Development of the US Department of Agriculture database. *Am J Clin Nutr.* 2008; 87(Suppl): 1092S-1096S.
130. Yetley EA, Brule D, Cheney MC, et al. Dietary Reference Intakes for vitamin D: Justification for a review of the 1997 values. *Am J Clin Nutr.* 2009; 89: 719-727.
131. Calvo MS, Whiting SJ. Prevalence of vitamin D insufficiency in Canada and the United States: Importance to health status and efficacy of current food fortification and dietary supplement use. *Nutr Rev.* 2003; 61(3): 107-113.
132. Vieth R, Bischoff-Ferrari H, Boucher BJ, et al. The urgent need to recommend an intake of vitamin D that is effective (editorial). *Am J Clin Nutr.* 2007; 85: 649-650.
133. Institute of Medicine. *Dietary Reference Intakes for Calcium, Phosphorus, Magnesium, Vitamin D, and Fluoride.* Washington DC: National Academy Press; 1997.
134. Molseed LL. Complementary and alternative medicine. In: Elliott L, Molseed LL, McCallum, Grant B, eds. *The Clinical Guide to Oncology Nutrition.* 2nd ed. Chicago: American Dietetic Association; 2006.
135. Hann DM, Baker F, Roberts CS, et al. Use of complementary therapies among breast and prostate cancer patients during treatment: A multisite study. *Integr Cancer Ther.* 2005; 4: 294-300.
136. Yates JS, Mustian KM, Morrow GR, Gillies LJ, Padmanaban D, Atkins JN, Issell B, Kirshner JJ, Colman LK. Prevalence of complementary and alternative medicine use in cancer patients during treatment. *Support Care Cancer.* 2005; 13: 806-811.
137. American Dietetic Association. Position of the American Dietetic Association: Functional foods. *J Am Diet Assn.* 2009; 109: 735-746.
138. Kavanaugh CJ, Trumbo PR, Ellwood KC. The U.S. Food and Drug Administration's evidence-based review for qualified health claims: Tomatoes, lycopene, and cancer. *J Natl Cancer Inst.* 2007; 99: 1074-1085.
139. Maritess C, Small S, Waltz-Hill M. Alternative nutrition therapies in cancer patients. *Semin Oncol Nurs.* 2005; 21(3): 173-176.
140. Weitzman S. Complementary and alternative (CAM) dietary therapies for cancer. *Pediatr Blood Cancer.* 2008; 50: 494-497.
141. American Cancer Society. Questionable methods of cancer management: 'Nutritional' therapies. *CA Cancer J Clin.* 1993; 43: 309-319.
142. ADA. Position of the American Dietetic Association: Nutrient supplementation. *J Am Diet Assn.* 2009; 109: 2073-2085.
143. The Alpha-Tocopherol, Beta Carotene Cancer Prevention Study Group. The effect of vitamin E and beta carotene on the incidence of lung cancer and other cancers in male smokers. *N Eng J Med.* 1994; 330: 1029-1035.
144. Bjelakovic G, Nikolova D, Gluud LL, Simonetti RG, Gluud C. Mortality in randomized trials of antioxidant supplements for pri-

mary and secondary prevention: Systematic review and meta-analysis. *JAMA*. 2007; 297: 842-857.

145. Cole BF, Baron JA, Sandler RS, Haile RW, Ahnen DJ, Bresalier RS, McKeown-Eyssen G, Summers RW, Rothstein RI, Burke CA, Snover DC, Church TR, Allen JI, Robertson DJ, Beck GJ, Bond JH, Byers T, Mandel JS, Mott LA, Pearson LH, Barry EL, Rees JR, Marcon N, Saibil F, Ueland PM, Greenberg ER, and the Polyp Prevention Study Group. Folic acid for the prevention of colorectal adenomas: A randomized clinical trial. *JAMA*. 2007; 297: 2351-2359.

146. Forman D, Alttman D. Vitamins to prevent cancer: Supplementary problems. *Lancet*. 2004; 364: 1193-1194.

147. Lawson KA, Wright ME, Subar A, Mouw T, Hollenbeck A, Schatzkin A, et al. Multivitamin use and risk of prostate cancer in the national institutes of health-AARP diet and health study. *Natl Cancer Inst*. 2007; 99: 754-764.

148. Lippman SM, Klein EA, Goodman PJ, Lucia MS, Thompson IM, Ford LG, Parnes HL, Minasian LM, Gaziano JM, Hartline JA, Parsons JK, Bearden JD 3rd, Crawford ED, Goodman GE, Claudio J, Winquist E, Cook ED, Karp DD, Walther P, Lieber MM, Kristal AR, Darke AK, Arnold KB, Ganz PA, Santella RM, Albanes D, Taylor PR, Probstfield JL, Jagpal TJ, Crowley JJ, Meyskens FL Jr, Baker LH, Coltman CA Jr. Effect of selenium and vitamin E on risk of prostate cancer and other cancers: The Selenium and Vitamin E Cancer Prevention Trial (SELECT). *JAMA*. 2009; 301: 39-51.

149. De Mattia E, Toffoli G. C677T and A1298C MTHFR polymorphisms, a challenge for antifolate and fluoropyrimidine-based therapy personalisation. *Eur J Cancer*. 2009; 45(8): 1333-1351.

150. Sharma R, Rivory L, Beale P, Ong S, Horvath L, Clarke SJ. A phase II study of fixed-dose capecitabine and assessment of predictors of toxicity in patients with advanced/metastatic colorectal cancer. *Br J Cancer*. 2006; 94(7): 964-968.

151. Allen NE, Beral V, Casabonne D, Kan SW, Reeves GK, Brown A, Green J, and the Million Women Study Collaborators. Moderate alcohol intake and cancer incidence in women. *J Natl Cancer Inst*. 2009; 101: 296-305.

152. American Heart Association. Alcohol, wine, and cardiovascular disease. http://www.americanheart.org/presenter.jhtml?identifier=4422. Accessed October 6, 2009.

CAPÍTULO 8

Aconselhamento de Alteração de Comportamento de Saúde

Karen Basen–Engquist, PhD, MPH, Heidi Perkins, PhD, e Daniel C. Hughes, PhD

O conteúdo deste capítulo que consta nos tópicos do exame CET inclui:

- Conhecimento para identificar o momento em que os sobreviventes ao câncer estão mais receptivos ao ensino e capacidade de usar esse período para fornecer informações e instruções adequadas sobre a retomada ou adoção de um programa de exercícios.
- Conhecimentos gerais de problemas psicossociais comuns em sobreviventes ao câncer, como depressão, ansiedade, medo de recidiva, distúrbios do sono, temores quanto à imagem corporal, disfunções sexuais e dificuldades conjugais e de trabalho.
- Conhecimento de estratégias comportamentais que possam melhorar a motivação e a fidelidade ao programa de exercícios (por exemplo, estabelecimento de metas, registro de exercícios, planejamento).
- Conhecimento do impacto do diagnóstico e do tratamento de câncer sobre a qualidade de vida (QV) e o potencial do exercício de melhorar os resultados de QV para sobreviventes (por exemplo, em fatores como sono, fadiga, entre outros).
- Conhecimento da eficácia de programas de exercícios em grupo ou individuais e capacidade de determinar o melhor de acordo com as necessidades de cada cliente.
- Conhecimento da maneira como o câncer e seu tratamento estão relacionados à capacidade de iniciar um programa de exercícios e à prontidão para fazê-lo.
- Capacidade de dar suporte às necessidades de apoio social específicas ao câncer, inclusive por meio de *websites* e de grupos locais de apoio.

As evidências dos benefícios do exercício para os sobreviventes ao câncer é crescente. Apesar disso, muitos sobreviventes à doença não praticam atividades físicas ou iniciam um programa de exercícios, mas acabam voltando à vida sedentária. Eles podem apresentar obstáculos específicos à adoção de um programa de exercícios por causa de efeitos colaterais e sequelas relacionados à doença ou ao tratamento. No entanto, pesquisas sobre a adoção e a manutenção de exercícios mostram que o uso de teorias comportamentais e de mensagens pensadas para cada indivíduo pode aumentar a probabilidade de os sobreviventes ao câncer praticarem mais atividades e permanecerem ativos. Este capítulo descreve os efeitos psicológicos e comportamentais do diagnóstico e do tratamento de câncer e a maneira como eles afetam a disposição dos clientes para começar um programa de exercícios e continuá-lo a longo prazo.

Efeito do Câncer sobre a Prontidão para o Exercício

Apesar dos benefícios do exercício para sobreviventes ao câncer, determinados aspectos da experiência com a doença podem impedir o início ou a retomada de um programa de exercícios após o seu diagnóstico. Esta seção descreve as sequelas comuns do câncer que podem afetar a capacidade do sobrevivente de praticar exercícios ou sua motivação para isso. Fadiga, função cognitiva reduzida, distúrbios do sono, sofrimento psicológico e medo de linfedema foram citados como obstáculos ao exercício.

A fadiga é um efeito colateral de diversas modalidades de tratamento de câncer e, para muitos sobreviventes, ela continua após o término do tratamento. Pesquisas estimam que entre 30 e 60% dos sobreviventes ao câncer apresentem fadiga persistente de intensidade moderada a severa após o tratamento.[1] A fadiga não apenas é comum, mas também parece ter um efeito maior do que outros sintomas sobre a qualidade de vida de pacientes e sobreviventes.[2,3] Suas causas são multidimensionais, mas descondicionamento físico e níveis elevados de citocinas pró-inflamatórias são dois possíveis mecanismos.

O exercício pode aliviar a fadiga relacionada ao câncer, mas motivar as pessoas com esse problema a praticar exercícios pode ser complicado. Estratégias úteis para essa população podem envolver escolher uma atividade que seja muito apreciada pelo cliente, iniciar com rápidas doses de exercício ao longo do dia, marcar sessões de exercício em momentos do dia de menor fadiga e enfatizar os benefícios. Muitas vezes, incentivar os participantes a se concentrarem em apenas começar uma sessão marcada – e não no tempo que vão se exercitar – estimula maior nível de atividade. Para os clientes com fadiga, os profissionais da atividade física devem ter em mente que o primeiro minuto é sempre o mais difícil, mas começar é o mais importante.[5,6]

Os portadores de câncer e sobreviventes à doença, especialmente os que receberam quimioterapia ou tratamentos imunomoduladores como o interferon, com frequência relatam que o tratamento afetou sua função cognitiva. É comum que os sobreviventes se refiram a esse efeito como químio-cérebro e o comparem a uma confusão mental. Muito frequentemente, o grau desses *deficit* é pequeno[7] e, exceto no caso de indivíduos que foram submetidos a tratamentos no sistema nervoso central, é improvável que esses problemas cognitivos afetem a capacidade física de exercício. Estudos sobre exercício em idosos, que fornecem evidências para a relação entre atividade física e função cognitiva,[8] levaram outros pesquisadores a considerar a hipótese de que o exercício também poderia atenuar a disfunção cognitiva decorrente do tratamento de câncer. Essa questão não foi bem estudada, assim como não foi estudado o efeito da função cognitiva de portadores de câncer e de sobreviventes a ele sobre a manutenção do exercício. É possível que clientes com problemas cognitivos tenham maior dificuldade de achar tempo disponível para o exercício, por terem um cotidiano muito ocupado ou por terem dificuldade de organizar seu tempo. Também podem ter dificuldade de se lembrar das recomendações e prescrições de exercícios. Auxiliar esses clientes na administração de seu tempo e fornecer a eles instruções para todos os exercícios por escrito e por imagens pode dar mais apoio à manutenção de suas atividades físicas. Além disso, pode ser importante centralizar esforços no prazer em uma atividade em vez de fazê-lo em metas detalhadas ou planos de progressão.

Os distúrbios do sono são um dos problemas mais comuns relatados por portadores de câncer e sobreviventes a ele, principalmente pelos que estão sob tratamento. Os sintomas e efeitos colaterais como dor e ansiedade podem agravar os problemas do sono. Em especial, sobreviventes sob terapia hormonal ou cujo tratamento tenha interferido na função hormonal frequentemente apresentam sintomas vasomotores (ondas de calor) que afetam o sono.[9-11] Os distúrbios do sono podem afetar diversas dimensões da vida de um indivíduo, podendo agravar problemas de função cognitiva, fadiga e sofrimento psicológico. Clientes que relatam sintomas de distúrbio do sono, como apneia (cujos sintomas são ronco alto, pausas no ronco seguidas de sons de arfadas ou sufocação, cansaço durante o dia) devem se consultar com um médico para encaminhamento a um especialista do sono. Os que sofrem de insônia devem praticar exercícios de manhã cedo, evitar cochilos, não consumir cafeína ao final do dia e considerar fazer alguma atividade que envolva mente e corpo, como ioga, antes de se deitar.

> **Mensagem a Lembrar**
> Os portadores de câncer e sobreviventes a ele podem apresentar obstáculos específicos ao início e à manutenção de um programa de exercícios que não são tão comuns em indivíduos que não tiveram a doença. Podem sofrer de fadiga, distúrbios ou dificuldades na função cognitiva e no sono. Esses problemas exigem que sejam feitas adaptações ao programa de exercícios ou à abordagem instrutiva, como realizar os exercícios em diversas pequenas doses caso haja fadiga.

O diagnóstico de câncer e o espectro da experiência com o problema podem ser extremamente perturbadores. O sofrimento psicológico tende a alcançar o auge logo após o diagnóstico e nas fases iniciais do tratamento, e melhora gradualmente ao longo do tempo. Aproximadamente 24 a 33% dos pacientes oncológicos não internados apresentam sofrimento psicológico,[12] mas estudos que comparam sobreviventes ao câncer no longo prazo à população geral com frequência indicam risco elevado de sofrimento psicológico nos sobreviventes, principalmente em níveis clínicos.[13] Embora grande parte do sofrimento associado ao câncer pareça desaparecer ao longo do tempo, às vezes eventos e áreas específicas de sofrimento podem ser mais notáveis em sobreviventes ao câncer. Por exemplo, medo e ansiedade de recidiva são especialmente comuns e em geral mais intensos antes de consultas médicas. Os profissionais da atividade física devem ser sensíveis a sofrimento maior dos clientes e praticar habilidades ativas de compreensão (ver o quadro da página 198) em vez de tranquilizar os clientes dizendo que "tudo vai ficar bem". Além disso, os clientes devem ser incentivados a continuar seu programa de exercícios durante esses períodos, já que a atividade moderada está relacionada à ansiedade reduzida e maior sensação de energia[5,6,14] e pode aliviar sintomas de depressão.[15,16]

O sofrimento relacionado a mudanças na aparência também é frequente, tanto em pacientes sob tratamento como em sobreviventes. A maioria dos pacientes perde cabelo – não só do couro cabeludo, mas também das sobrancelhas, cílios, braços, pernas e virilha. Outras questões de aparência envolvem cirurgias desfiguradoras (por exemplo, mastectomia, amputações de membros, cirurgias faciais e radiação), agentes quimioterápicos que provocam erupções cutâneas e perda ou ganho de peso. Alguns pacientes ficam muito constrangidos pelas alterações na aparência e podem não se sentir confortáveis em praticar exercícios em público, principalmente quando usam roupas que não encobrem essas alterações. Esses participantes podem ficar mais à vontade praticando exercícios em ambientes privados até que se sintam mais confortáveis.

Os profissionais da atividade física também estimulam uma imagem corporal saudável ao incentivar seus clientes a conversar com pessoas em quem confiem sobre seus sentimentos e experiências relativas às alterações físicas. Elas podem ajudá-los a entender que o sofrimento causado pela aparência é normal, mas se afastar dos outros não é uma resposta saudável. Os clientes podem ser incentivados a refletir sobre aspectos de sua aparência de que gostem e que apreciem, em vez de se concentrarem nos aspectos negativos. A experiência do câncer pode fazer que alguns pacientes prefiram se exercitar em lugares mais privados, enquanto outros vão querer se exercitar em ambientes coletivos porque buscam contato social. Ambas as abordagens podem ser eficazes. Os sentimentos vão variar entre os clientes e também podem mudar ao longo do tempo.

Os sobreviventes que foram submetidos a tratamentos (por exemplo, remoção de linfonodos, radioterapia) que os colocam sob risco de linfedema podem temer esse efeito colateral, o que pode interferir em seus exercícios. As recomendações de exercícios para sobreviventes sob risco de linfedema estão apresentadas no capítulo 6, mas o que se deve mencionar aqui é que os dados de causas e mecanismos de linfedema estão começando a surgir. Embora os sobreviventes recebessem (e talvez ainda recebam) conselhos médicos para evitar exercícios com o membro afetado para prevenir possíveis lesões e aumento do risco de linfedema, essa recomendação não é embasada em evidências sólidas. Atualmente, estamos descobrindo que o exercício, executado da maneira correta, pode até mesmo reduzir o aparecimento de sintomas em mulheres com câncer de mama e linfedema.[17]

Habilidades ativas de compreensão para profissionais da atividade física

- Fique atento ao conteúdo verbal e não verbal da mensagem do cliente.
- Demonstre interesse por meio de comportamentos não verbais, como encarar o cliente, manter contato visual, balançar a cabeça afirmativamente e manter uma postura aberta.
- Evite pensar em respostas enquanto o cliente fala; atente com cuidado ao que ele diz.
- Faça perguntas para que o cliente possa expressar seus sentimentos. Ouça em vez de interpretar ou analisar o que o cliente diz.
- Parafraseie o que o cliente falou para verificar o conteúdo da mensagem.

A chave é o exercício *executado da maneira correta*. Apesar disso, muitos sobreviventes nutrem medos sobre linfedemas, e esses medos podem afetar a manutenção do exercício. Os profissionais da atividade física devem seguir as recomendações no capítulo 6 e estar cônscios da apreensão dos participantes em relação ao exercício.

Embora o diagnóstico de câncer e suas consequências possam ser obstáculos à participação em exercícios, também podem ser momentos de maior recepção à instrução – os sobreviventes estão interessados em agir para melhorar a saúde e podem estar abertos a mudanças, como a adoção de um programa de exercícios. Pesquisas com sobreviventes ao câncer revelam que aproximadamente um quarto a um terço deles relatam aumento de atividade física após o diagnóstico de câncer.[18-20] Reconhecer o potencial para maior motivação para alterações comportamentais após o diagnóstico de câncer pode ajudar os profissionais da atividade física a manter os clientes focados em suas metas de exercício.

> **Mensagem a Lembrar**
> O exercício pode aliviar muitos dos sintomas e efeitos colaterais relacionados ao câncer e seu tratamento. As informações sobre os benefícios do exercício para portadores de câncer e sobreviventes a ele pode motivá-los a iniciar ou continuar um programa de exercícios, principalmente aqueles que relutam em iniciar um programa ou dão sinais de interrompê-lo.

Enfoques Teóricos e Exercício

Há muitas vantagens em compreender e aplicar teorias comportamentais ao estimular o exercício em portadores de câncer e sobreviventes a ele. Na população geral, mostrou-se que programas para aumentar a atividade física ou o comportamento esportivo eram mais eficazes quando embasados em teorias comportamentais. Ademais, conhecer essas teorias ajuda os profissionais da atividade física a incentivar os clientes a iniciar e manter os programas de exercício. As teorias (ou modelos) que foram aplicadas com sucesso em ambientes de exercícios são a teoria social cognitiva, a teoria do comportamento planejado e o modelo transteórico.

Teoria Social Cognitiva

A teoria social cognitiva (TSC, ver figura 8.1),[21,22] frequentemente utilizada como base para intervenções de alteração comportamental, sugere que nós adquirimos habilidades e desempenhamos novos comportamentos pela observação dos outros, bem como realizando-os nós mesmos e recebendo reforço por nosso desempenho. Ademais, nosso comportamento é influenciado por nossas expectativas de comportamentos formadas por experiências diretas e observadas. Entre elas estão expectativas de que conseguiremos desempenhar o comportamento com sucesso (autoeficácia) e de que suas consequências (expectativa de resultado) são previsíveis e desejadas.

A autoeficácia de desempenhar determinado comportamento foi relacionada a uma variedade de comportamentos de saúde, inclusive o próprio exercício. Ela parece exercer maior influência sobre a manutenção da atividade física em momentos em que o indivíduo enfrenta novos desafios, como iniciar um novo programa de exercícios,[23-25] e continuar se exercitando após o término do programa estruturado.[25,26] Alterações na autoeficácia entre pacientes em intervenções de exercício estão relacionadas à manutenção dele,[27] mas a autoeficácia de um indivíduo ao início de um programa de exercícios também é relevante, e demonstrou-se que ela prognostica a continuidade do exercício em diversas populações, inclusive pacientes de reabilitação cardíaca,[28,29] pacientes sedentários com sobrepeso em atendimento geral,[30] idosos[31,32] e mulheres em meia-idade.[33]

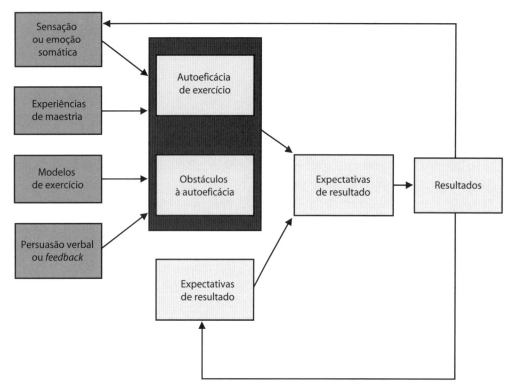

Figura 8.1 Modelo baseado na teoria social cognitiva de manutenção do exercício.

Adaptado de *Psychology of Sport and Exercise*, vol. 12, K. Engquist et al., 2011, "Design of the steps to health study of physical activity in survivors of endometrial cancer: Testing a social cognitive theory model". pp. 27-35, copyright 2011, com permissão de Elsevier.

A autoeficácia também está associada ao comportamento de exercícios em sobreviventes ao câncer. A autoeficácia de conseguir se exercitar e superar obstáculos à manutenção do exercício ao longo do tempo foi relacionada a maior gasto energético diário em uma pesquisa com sobreviventes ao câncer de mama.[34] A autoeficácia ao início de um programa de exercícios para sobreviventes ao câncer de mama prenunciou a quantidade de exercício (minutos de exercício, passos no pedômetro e porcentagem da meta atingida) que realizaram em um programa de 12 semanas.[35] Um estudo de intervenção de exercício e dieta para sobreviventes ao câncer de mama, de próstata e de cólon observou que a autoeficácia ao final do programa estava relacionada à duração.[36]

A percepção de um indivíduo sobre os resultados do exercício (expectativa de resultado) estão ligadas, primeiro, ao início de uma sequência de exercícios. Atingir ou não essas expectativas pode afetar a alteração comportamental a longo prazo. Em especial, pesquisas mostraram que a concretização de resultados esperados, como melhor condicionamento físico, está relacionada à manutenção do exercício a longo prazo[37] e que os participantes que não atingem os resultados esperados têm mais chance de desistir do que os que conseguem.[38,39] A expectativa de resultado também pode desempenhar um papel no padrão de exercício dos sobreviventes ao câncer. Estudos transversais com sobreviventes ao câncer de mama mostraram que determinados resultados psicológicos e físicos positivos, como sentir menor depressão e ganhar força muscular, bem como de expectativas gerais de resultados positivos, estavam relacionados à atividade física.[34,40] Maior expectativa de resultado negativo está ligada a menos atividade física.[34]

Os programas que aplicam a TSC para aumentar a manutenção do exercício frequentemente utilizam um ou mais dos quatro tipos de experiência ou informação que afetam a autoeficácia: *realizações pessoais*, ou experiências com exercício bem-sucedidas; *modelagem*, ou observação de que outros participam de exercício com sucesso; *persuasão verbal*, apoio ao exercício ou *feedback* sobre o desempenho; e *respostas fisiológicas ou emocionais* durante o exercício, como experiência e interpretação de sensações somáticas como aumento de frequência cardíaca e respiração, dor muscular e fadiga.[21,22] Os profissionais da atividade física podem ajudar os clientes a aumentar sua autoeficácia e a continuidade da atividade física oferecendo experiências bem-sucedidas em contexto de apoio, fornecendo *feedback* incentivador, mas realista, sobre o desempenho, expondo-os a exemplos de outros sobreviventes ao câncer que se exercitem e ajudando-os a distinguir sensações somáticas normais do exercício daquelas que indiquem problemas. Além disso, ajudar os clientes a estabelecer expectativas positivas e realistas sobre os resultados do exercício deve incentivar a continuidade a longo prazo.

Teoria do Comportamento Planejado

De maneira resumida, a teoria do comportamento planejado (TCP) afirma que o comportamento é uma função da intenção de desempenhar um comportamento e o controle comportamental subjetivo do indivíduo sobre tal comportamento (um construto semelhante à autoeficácia). A intenção se forma por atitudes em relação ao comportamento, a norma subjetiva (isto é, a percepção de como os outros querem que o indivíduo aja) e o controle comportamental percebido. As atitudes se formam por crenças sobre resultados do comportamento pesadas pela maneira como o indivíduo os valoriza. Da mesma forma, as normas se formam pelas crenças daqueles que fazem parte da rede social do indivíduo sobre ele dever ou não desempenhar o coomportamento e são pesadas pela motivação do indivíduo de aquiescer aos membros de sua rede social.[41]

Pesquisadores aplicaram a TCP para explicar a atividade física em indivíduos com câncer de mama,[42-44] câncer colorretal[45-47] e câncer de próstata,[44] além de amostras mistas de câncer[48] e de pacientes com transplante de medula óssea.[49] Essas pesquisas demonstram que modelos de comportamento de exercício para sobreviventes ao câncer diferem em alguns aspectos dos modelos para indivíduos saudáveis,[50] principalmente quanto às crenças sobre resultados propostas para criar atitudes com relação ao exercício.[42,45] Os estudos variam quanto ao grau em que atitude, norma subjetiva ou controle comportamental percebido determinam a intenção de se exercitar, de maneira que não é possível estabelecer a variável que contribui mais significativamente na formação da intenção de exercício. No entanto, a intenção foi associada de forma consistente a comportamento futuro de exercício.[47-49] Vallance et al. (2008)[51] testaram intervenções de atividade física para sobreviventes ao câncer de mama usando material impresso com base na TCP. O grupo que recebeu o material de TCP apresentou maior melhora em atitudes, intenções e planejamento (isto é, fazer planos específicos para iniciar o exercício). O efeito da intervenção sobre a atividade física foi explicado parcialmente pelas mudanças que produziu nas intenções e no planejamento de atividade física dos participantes.

Pesquisas sobre TCP aprimoram nosso conhecimento sobre alguns dos fatores associados à adoção de atividade física e ajudam a identificar mensagens de intervenção adequadas a populações específicas.[52] Por exemplo, mensagens sobre os benefícios do exercício podem ter de ser diferentes para sobreviventes ao câncer do que para outros clientes, sendo focadas em distração do câncer, trabalho com o estresse da doença, recuperação e volta ao normal após o diagnóstico de câncer. Além disso, a forte relação entre intenção e exercício destaca a importância de fazer os clientes estabelecerem metas específicas, bem como planos para alcançá-las.

Modelo Transteórico

O modelo transteórico (MTT) incorpora variáveis de algumas teorias. Foi originalmente desenvolvido para descrever o processo de descontinuação do tabagismo e as variáveis psicológicas importantes no processo. Desde então, foi aplicado a outros comportamentos de saúde, inclusive à prática de exercícios. É provável que o conceito mais conhecido do MTT seja o de estágios de mudança. De acordo com o MTT, as pessoas não fazem mudanças de uma vez, como um vegetal de sofá passa a ser um esportista dedicado da noite para o dia. Em vez disso, passam por uma série de estágios em sua decisão e comprometimento para mudar seu comportamento. Os estágios, que variam de pré-contemplação a manutenção, estão descritos na figura 8.2. Os indivíduos em estágio pré-contemplativo são inativos e não consideram mudanças. Aqueles em estágio contemplativo estão começando a pensar em ser ativos e podem estar pesquisando ou buscando informações para comparar os prós e contras do exercício. No estágio de preparação, os indivíduos frequentemente investem no exercício (por exemplo, compram roupas ou sapatos para o exercício, fazem planos concretos de se exercitar) e já se tornaram ativos, mas ainda não fazem exercícios regulares nos níveis recomendados. O estágio de ação inclui indivíduos que se exercitam nos níveis recomendados, mas que o fazem regularmente há menos de seis meses. Os que estão em estágio de manutenção têm se exercitado regularmente há mais de seis meses.

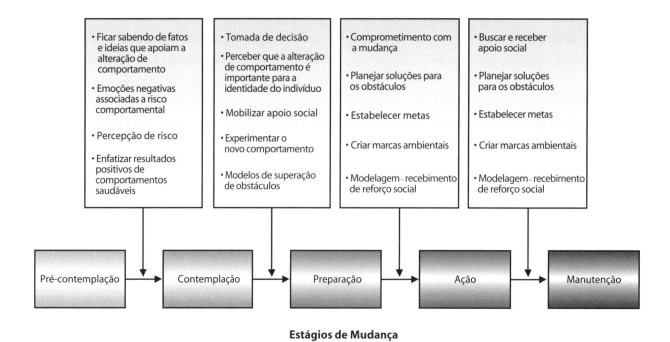

Figura 8.2 Modelo transteórico.

Adaptado de Bartholomew et al., 2001. *Intervention Mapping: Designing Theory- and Evidence-Based Health Promotion Programs*. Mountain View, CA: Mayfield.

As pessoas que adotam um programa de exercícios podem avançar e retroceder nos estágios, dependendo de suas experiências e crenças em relação ao exercício. São necessárias diferentes estratégias de incentivo ao exercício nos diferentes estágios.[53] Por exemplo, um indivíduo em estágio contemplativo pode se beneficiar mais de receber informações sobre os benefícios do exercício do que sobre que exercícios fazer. Por outro lado, um indivíduo em estágio de preparação ou ação se beneficiará de atividades para aumentar sua habilidade e autoeficácia no exercício. É importante observar que o movimento entre os estágios não é necessariamente linear e pode exigir diversas tentativas para passar de um estágio a outro. Os clientes empregam uma série de processos comportamentais e cognitivos para se movimentar entre os estágios, usando mais processos cognitivos (por exemplo, acumulação de informações) nos estágios iniciais e mais estratégias comportamentais (por exemplo, recompensas) nos estágios posteriores.[54, 55] Assim sendo, devem ser empregadas estratégias distintas nos diferentes estágios.

Da Teoria à Prática

As teorias comportamentais são úteis para ajudar clientes a adotar e manter o exercício como parte de seu estilo de vida. O primeiro passo para incorporar ferramentas teóricas no trabalho com clientes é descobrir seus interesses, preferências e estilo de vida. Os profissionais da atividade física devem incluir os clientes no processo de planejamento para ajustar o programa de exercícios a suas necessidades e seus interesses, levando em conta suas metas de exercício e preferência quanto ao tipo de exercício (isto é, em grupo ou individual, ou ambos), o momento e a intensidade.

Os profissionais da atividade física também devem considerar o grau de prontidão de seus clientes ao ajudá-los a alterar seus hábitos de exercício (ver figura 8.3 para uma forma de ajudar a avaliar o grau de prontidão), tratando dos obstáculos enfrentados pelos clientes para se tornarem mais ativos e ajudando-os a se tornar mais confiantes sobre sua capacidade de serem ativos. Por exemplo, quando um cliente está começando a pensar em se tornar mais ativo, o profissional da atividade física pode explorar os benefícios do exercício e a maneira como ele corresponde aos valores do cliente. É o caso de dizer que o exercício pode aumentar o nível de energia, o que o ajudará a conseguir passar mais tempo brincando com seus netos. Além disso, o profissional da atividade física pode abordar questões de saúde ou outros fatores que constituam obstáculos ao exercício e discutir estratégias para superar essas barreiras. Nesse estágio, é adequado conscientizar sobre os benefícios do exercício e os obstáculos a ele e explorar possíveis estratégias. Expressar confiança na capacidade do cliente de se tornar ativo faz que ele se sinta mais confiante. Destacar o sucesso de outros sobreviventes ao câncer utiliza modelos e também pode gerar confiança na capacidade de se exercitar e superar obstáculos.

Em estágios posteriores de mudança, quando o cliente está realizando alguma atividade, mas deseja aumentar seu nível visando à manutenção a longo prazo, mais teorias comportamentais podem ser utilizadas para promover o cumprimento de metas. É adequado resolver problemas sobre a maneira de superar obstáculos. Discussões sobre o estabelecimento de metas, o automonitoramento (isto é, registro de exercícios) e as recompensas também são importantes.

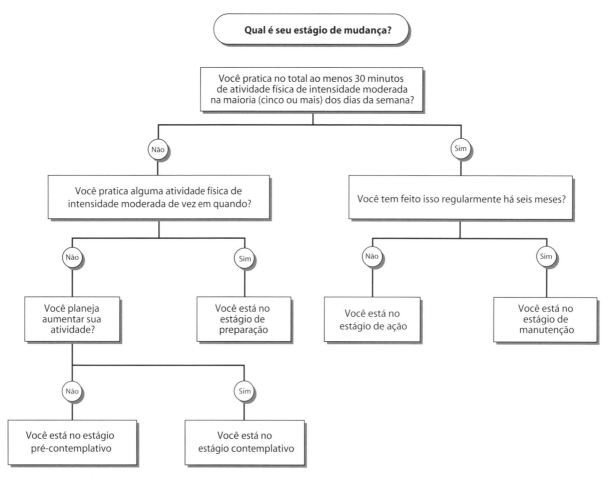

Figura 8.3 Identificando sua prontidão para o exercício.

Adaptado, com permissão, de S. N. Blair et al., 2001, *Active living every day: 20 weeks to lifelong vitality* (Champaign, IL: Human Kinetics), 9.

Mensagem a Lembrar

Os profissionais da atividade física devem considerar o estágio de prontidão do cliente ao ajudá-lo a alterar seu comportamento de exercício. Quando um cliente ou cliente em potencial está começando a pensar em se tornar mais ativo, pode ser útil explorar os benefícios do exercício e discutir como eles correspondem aos valores do cliente. Como o exercício vai ajudá-lo a alcançar suas metas de vida ou participar de atividades valiosas? Uma vez que o cliente se comprometeu a começar o exercício, é importante desenvolver habilidades e autoeficácia.

A fim de aumentar a autoeficácia do cliente para o exercício, os profissionais da atividade física devem considerar as quatro fontes de informação que influenciam a autoeficácia: experiências de maestria, modelagem, persuasão e *feedback* verbal como também respostas fisiológicas e emocionais. O primeiro passo é criar um plano de exercícios que permitirá que o cliente seja bem-sucedido. O profissional da atividade física e o cliente devem criar esse plano de exercícios juntos, e o profissional da atividade física deve orientar o cliente para a realização bem-sucedida da atividade, seja ela 10 minutos de caminhada ou uma série de alongamentos ou exercícios de força. Outra forma de criar confiança é identificar modelos de mesma faixa etária e capacidade do cliente que tenham tido sucesso com programas de exercícios. Os clientes também podem identificar pessoas de suas próprias redes sociais que possam incentivá-los a praticar exercícios. Isso pode envolver a criação de um plano para pedir a um cônjuge ou amigo que pratique exercícios junto ou que possa oferecer apoio moral e logístico. Indicar o sucesso recente na atividade e fornecer incentivos verbais para os esforços recentes pode aumentar a confiança nesse estágio.

O estabelecimento adequado de metas pode motivar os clientes a praticar exercícios (ver a figura 8.4 para um formulário de estabelecimento de metas). Estabelecer e alcançar uma meta pode ajudar os clientes a se manter na direção certa com seus planos de exercício. Para serem eficazes, as metas devem ser escolhidas pelo cliente e devem ser específicas, mensuráveis, realistas e alcançáveis em um período de tempo relativamente curto. Ao discutir os benefícios do exercício, os profissionais da atividade física devem determinar o que o cliente espera obter do exercício e ajudá-lo a criar metas com base nesses interesses. Embora seja importante ser ambicioso ao estabelecer metas, ser ambicioso demais pode acarretar desencorajamento se o cliente não alcançar a meta no tempo previsto. Os profissionais da atividade física devem estar prontos para ajudar seus clientes a adaptar suas metas, caso seja necessário, com base em novas circunstâncias, e para criar metas mais alcançáveis como passos para atingir metas a longo prazo.

Figura 8.4 Pronto? Estabeleça Metas!

Estabelecer metas realistas e alcançáveis é a chave para o sucesso.

Você pratica algum exercício?

Estabeleça uma meta para aumentar a duração ou frequência de sua atividade. Lembre-se de ser específico. Pense nos momentos do dia em que você poderia encaixar mais atividades.

Qual é sua meta a longo prazo? (Certifique-se de que seja específica e realista).

....
....

O que é uma meta realista de curto prazo para você para a próxima semana? (Certifique-se de que seja específica e realista).

....
....

De que maneira você vai monitorar seu progresso?

....
....

De que maneira você vai se recompensar quando alcançar sua meta?

....
....

De ACSM, 2012, *ACSM's guide to exercise and cancer survivorship* (Champaign, IL: Human Kinetics).

> **Mensagem a Lembrar**
> Um programa de exercícios adaptado de maneira adequada pode ajudar a melhorar a autoeficácia. Começar com um programa de exercícios acessível e com metas personalizadas e alcançáveis proporciona aos clientes uma sensação de sucesso que eleva a autoeficácia. Incentivos verbais e normalização de sensações físicas que eles podem ter com o exercício também podem ampliar a autoeficácia, da mesma forma que observar outras pessoas em situação semelhante alcançarem suas metas de exercício.

Por fim, alguns clientes apresentam preocupações relacionadas ao câncer que estão além da área de conhecimento do profissional da atividade física. Estes devem conhecer grupos de apoio e outros serviços disponíveis na comunidade para portadores de câncer a fim de que possam encaminhar os clientes com dificuldades indevidas, como sofrimento psicológico, fadiga severa ou linfedema. A divisão local da American Cancer Society pode ser uma boa fonte para esse tipo de informações. Seu *website* lista serviços como grupo de apoio e educação de saúde na região do indivíduo (www.cancer.org/asp/search/crd_global.asp).

> **Mensagem a Lembrar**
> Os profissionais da atividade física devem reconhecer que algumas das preocupações e problemas de seus clientes podem estar além de seus conhecimentos. Familiarizando-se com recursos para sobreviventes ao câncer na comunidade, como a American Cancer Society, poderão encaminhar os clientes a esses grupos, caso seja necessário, e buscar, eles mesmos, mais informações.

Resumo

Os portadores de câncer e sobreviventes a ele enfrentam obstáculos ao exercício que indivíduos que não tiveram a experiência da doença não apresentam. O câncer e seu tratamento podem ter efeitos como fadiga, dificuldades de função cognitiva e medo de linfedema, que podem afetar a motivação para praticar exercícios e para manter um programa nesse sentido. Contudo, já que um programa regular de exercício pode melhorar muitas dessas questões, os portadores de câncer e sobreviventes a ele devem ser incentivados a evitar o sedentarismo e praticar exercícios tão regularmente quanto possível. Por exemplo, diversos estudos indicaram que o exercício diminui a sensação de fadiga, melhora a função física e qualidade de vida, além de aliviar o sofrimento psicológico. Também estão surgindo evidências que indicam que o exercício pode reduzir o risco de desenvolvimento de linfedema e, em mulheres com linfedema, o exercício pode melhorá-lo. Há evidências recentes de que o exercício pode melhorar a imagem corporal. Pesquisas em populações sem câncer mostraram que há uma relação entre exercício e melhor função cognitiva e qualidade de sono. Esses benefícios devem ser enfatizados ao trabalhar com essa população, principalmente com clientes que passam por essas dificuldades. Empregar abordagens teóricas pode melhorar a eficácia dos programas de exercício para os portadores de câncer e sobreviventes a ele; essas abordagens incluem adaptar mensagens para prontidão para mudança do cliente, elevar a autoeficácia e ajudar os clientes a estabelecer metas e identificar recompensas.

Referências

1. Bower, JE. Behavioral symptoms in patients with breast cancer and survivors. *J Clin Oncol.* 2008; 26: 768-777.

2. Arndt V, Stegmaier C, Ziegler H, Brenner H. A population-based study of the impact of specific symptoms on quality of life in women with breast cancer 1 year after diagnosis. *Cancer.* 2006; 107: 2496-2503.

3. Meeske K, Smith AW, Alfano CM, McGregor BA, McTiernan A, Baumgartner KB, Malone KE, Reeve BB, Ballard-Barbash R, Bernstein L. Fatigue in breast cancer survivors two to five years post diagnosis: A HEAL Study report. *Qual Life Res*; 2007; 16: 947-960.

4. Cramp F, Daniel J. Exercise for the management of cancer-related fatigue in adults. *Cochrane Database Syst Rev.* 2008: CD006145.

5. Ekkekakis P, Hall EE, VanLanduyt LM, Petruzzello SJ. Walking in (affective) circles: Can short walks enhance affect? *J Behav Med.* 2000; 23: 245-275.

6. Petruzzello SJ, Landers DM, Hatfield BD, Kubitz KA, Salazar W. A meta analysis on the anxiety-reducing effects of acute and chronic exercise. *Sports Med.* 1991; 11: 143-182.

7. Falleti MG, Sanfilippo A, Maruff P, Weih L, Phillips KA. The nature and severity of cognitive impairment associated with adjuvant chemotherapy in women with breast cancer: A meta-analysis of the current literature. *Brain Cogn.* 2005; 59: 60-70.

8. Yaffe K, Fiocco AJ, Lindquist K, Vittinghoff E, Simonsick EM, Newman AB, Satterfield S, Rosano C, Rubin SM, Ayonayon HN, Harris TB. Predictors of maintaining cognitive function in older adults: The Health ABC study. *Neurology.* 2009; 72: 2029-2035.

9. Couzi RJ, Helzlsouer KJ, Fetting JH. Prevalence of menopausal symptoms among women with a history of breast cancer and attitudes toward estrogen replacement therapy. *J Clin Oncol.* 1995; 13: 2737-2744.

10. Carpenter JS, Elam JL, Ridner SH, Carney PH, Cherry, GJ Cucullu, HL. Sleep, fatigue, and depressive symptoms in breast cancer survivors and matched healthy women experiencing hot flashes. *Oncol Nurs Forum.* 2004; 31: 5591-5598.

11. Savard J, Davidson JR, Ivers H, Quesnel C, Rioux D, Dupere V, Lasnier M, Simard S, Morin CM. The association between nocturnal hot flashes and sleep in breast cancer survivors. *J Pain Symptom Manage.* 2004; 27: 513-522.

12. Jacobsen PB, Donovan KA, Trask PC, Fleishman SB, Zabora J, Baker F, Holland JC. Screening for psychologic distress in ambulatory cancer patients. *Cancer.* 2005; 103, 1494-1502.

13. Ganz PA, Desmond KA, Leedham B, Rowland JH, Meyerowitz BE, Belin TR. Quality of life in long-term, disease-free survivors of breast cancer: A follow up study. *J Natl Cancer Inst.* 2005; 94: 39-49.

14. Thayer R. *The Biopsychology of Mood and Arousal.* 1st ed. New York: Oxford University Press; 1989.

15. Dunn AL, Trivedi MH, Kampert JB, Clark CG, Chambliss HO. Exercise treatment for depression: Efficacy and dose response. *Am J Prev Med.* 2005; 28: 1-8.

16. Daley A. Exercise and depression: A review of reviews. *J Clin Psychol Med Settings.* 2008; 15: 140-147.

17. Schmitz KH, Ahmed RL, Troxel A, Cheville A, Smith R, Lewis-Grant L, Bryan CJ, Williams Smith CT, Greene QP. Weight lifting in women with breastcancer-related lymphedema. *N Engl J Med.* 2009; 361: 664-673.

18. Alfano CM, Day JM, Katz ML, Herndon JE, Bittoni MA, Oliveri JM, Donohue K, Paskett ED. Exercise and dietary change after diagnosis and cancerrelated symptoms in long-term survivors of breast cancer: CALGB 79804. *Psycho-Oncology.* 2009; 18: 128-133.

19. Humpel N, Magee C, Jones SC. The impact of a cancer diagnosis on the health behaviors

of cancer survivors and their family and friends. *Support Care Cancer.* 2007; 15: 621-630.
20. Hawkins NA, Smith T, Zhao L, Rodriguez J, Berkowitz Z, Stein KD. Health-related behavior change after cancer: Results of the American cancer society's studies of cancer survivors (SCS). *J Cancer Surviv.* 2010; 4: 20-32.
21. Bandura A. *Social Foundations of Thought and Action: A Social-Cognitive Theory.* Englewood Cliffs, NJ: Prentice Hall; 1986.
22. Bandura A. *Self-Efficacy: The Exercise of Control.* New York: W. H. Freeman; 1997.
23. McAuley E. The role of efficacy cognitions in the prediction of exercise behavior in middle-aged adults. *J Behav Med.* 1992; 15: 65-87.
24. McAuley E, Courneya KS, Rudolph DL, Lox CL. Enhancing exercise adherence in middle-aged males and females. *Prev Med.* 1994; 23: 498-506.
25. Oman RF, King AC. Predicting the adoption and maintenance of exercise participation using selfefficacy and previous exercise participation rates. *Am J Health Promot.* 1998; 12: 154-161.
26. McAuley E. Self-efficacy and the maintenance of exercise participation in older adults. *J Behav Med.* 1993; 16: 103-113.
27. Miller YD, Trost SG, Brown WJ. Mediators of physical activity behavior change among women with young children. *Am J Prev Med.* 2002; 23: 98-103.
28. Moore SM, Dolansky MA, Ruland CM, Pashkow FJ, Blackburn GG. Predictors of women's exercise maintenance after cardiac rehabilitation. *J Cardiopulm Rehabil.* 2003; 23: 40-49.
29. Carlson JJ, Norman GJ, Feltz DL, Franklin BA, Johnson JA, Locke SK. Self-efficacy, psychosocial factors, and exercise behavior in traditional versus modified cardiac rehabilitation. *J Cardiopulm Rehabil.* 2001; 21: 363-373.
30. Steptoe A, Rink E, Kerry S. Psychosocial predictors of changes in physical activity in overweight sedentary adults following counseling in primary care. *Prev Med.* 2000; 31: 183-194.
31. Rhodes RE, Martin AD, Taunton JE. Temporal relationships of self-efficacy and social support as predictors of adherence in a 6-month strength-training program for older women. *Percept Mot Skills.* 2001; 93: 693-703.
32. Garcia AW, King AC. Predicting long-term adherence to aerobic exercise: A comparison of two models. *J Sport & Exerc Psychol.* 1991; 13: 394-410.
33. Wilbur J, Miller AM, Chandler P, McDevitt J. Determinants and physical activity and adherence to a 24-week home-based walking program in African American and Caucasian women. *Res Nurs Health.* 2003; 26: 213-224.
34. Rogers LQ, Shah P, Dunnington G, Greive A, Shanmugham A, Dawson B, Courneya KS. Social cognitive theory and physical activity during breast cancer treatment. *Oncol Nurs Forum.* 2005; 32: 807-815.
35. Pinto, BM, Rabin C, Dunsiger S. Home-based exercise among cancer survivors: Adherence and its predictors. *Psycho-Oncology.* 2009; 18: 369-376.
36. Mosher CE, Fuemmeler BF, Sloane R, Kraus W, Lobach D, Snyder D, Demark-Wahnefried W. Change in selfefficacy partially mediates the effects of the FRESH START Intervention on Cancer Survivors' Dietary Outcomes. *Psycho-Oncology.* 2008; 17: 1014-1023.
37. Brassington GS, Atienza AA, Perczek RE, DiLorenzo TM, King AC. Intervention-related cognitive versus social mediators of exercise adherence in the elderly. *Am J Prev Med.* 2002; 23: 80-86.
38. Sears SR, Stanton AL. Expectancy-value constructs and expectancy violation as predictors of exercise adherence in previously sedentary women. *Health Psychol.* 2001; 20: 326-333.

39. Desharnais R, Bouillon J, Gaston G. Self-efficacy and outcome expectations as determinants of exercise adherence. *Psychological Reports*. 1986; 59: 1155-1159.

40. Rogers LQ, Courneya KS, Shah P, Dunnington G, Hopkins-Price P. Exercise stage of change, barriers, expectations, values and preferences among breast cancer patients during treatment: A pilot study. *Eur J Cancer Care (Engl)*. 2007; 16: 55-66.

41. Ajzen I. The Theory of Planned Behavior. *Orgl Beh and Hum Dec Proc*. 1991; 50: 1-33.

42. Courneya KS, Friedenreich CM. Utility of the theory of planned behavior for understanding exercise during breast cancer treatment. *Psycho-Oncology*. 1991; 8: 112-122.

43. Courneya KS, Blanchard CM, Laing DM. Exercise adherence in breast cancer survivors training for a dragon boat race competition: A preliminary investigation. *Psycho-Oncology*. 2001; 10: 444-452.

44. Blanchard C, Courneya KS, Rodgers WM, Murnaghan DM. Determinants of exercise intention and behavior in survivors of breast and prostate cancer: An application of the Theory of Planned Behavior. *Cancer Nurs*. 2002; 25: 88-95.

45. Courneya, KS, Friedenreich CM. Determinants of exercise during colorectal cancer treatment: An application of the theory of planned behavior. *Oncol Nurs Forum*. 1997; 24: 1715-1717.

46. Courneya KS, Friedenreich C, Arthur K, Bobick TM. *Determinants of exercise in postsurgical colorectal cancer patients*. Paper presented at the Society of Behavioral Medicine, San Diego, California, March 3-6, 1999.

47. Courneya KS, Friedenreich CM, Arthur K, Bobick TM. Understanding exercise motivation in colorectal cancer patients: A prospective study using the Theory of Planned Behavior. *Rehabilitation Psychology*. 1999; 44: 68-84.

48. Courneya, KS, Friedenreich CM, Sela RA, Quinney HA, Rhodes RE. Correlates of adherence and contamination in a randomized controlled trial of exercise in cancer survivors: An application of the Theory of Planned Behavior and the five factor model of personality. *Ann Behav Med*. 2002; 24: 257-268.

49. Courneya KS, Keats MR, Turner AR. Social cognitive determinants of hospital-based exercise in cancer patients following high-dose chemotherapy and bone marrow transplantation. *Int J Behav Med*. 2000; 7: 189-203.

50. Rhodes RE, Courneya KS. Investigating multiple components of attitude, subjective norm, and perceived control: An examination of the Theory of Planned Behaviour in the exercise domain. *Br J Soc Psychol*. 2003; 42: 129-146.

51. Vallance JK, Courneya KS, Plotnikoff RC, Mackey, JR. Analyzing theoretical mechanisms of physical activity behavior change in breast cancer survivors: Results from the activity promotion (ACTION) trial. *Ann Behav Med*. 2008; 35: 150-158.

52. Bartholomew, LK, Parcel GS, Kok G, Gottlieb NH. Intervention mapping: Designing theory- and evidence-based health promotion programs. *Health Educ Behav*. 1998; 25: 545-563.

53. Marcus, BH, Bock BC, Pinto BM, Forsyth LH, Roberts MB, Traficante RM. Efficacy of an individualized, motivationally-tailored physical activity intervention. *Ann Behav Med*. 1998; 20: 174-180.

54. Marcus BH, Rossi JS, Selby VC, Niaura RS, Abrams DB. The stages and processes of exercise adoption and maintenance in a worksite sample. *Health Psychol*. 1992; 11: 386-395.

55. Marshall SJ, Biddle SJ. The transtheoretical model of behavior change: A meta-analysis of

applications to physical activity and exercise. *Ann Behav Med.* 2001; 23: 229-246.

56. Basen-Engquist K, Carmack C, Perkins H, Hughes D, Serice S, Scruggs S, Pinto BM, Waters AJ. Design of the Steps to Health study of physical activity in survivors of endometrial cancer: Testing a social cognitive theory model. *Psychol Sport Exerc.* 2011; 12:27-35.

CAPÍTULO 9

Segurança, Prevenção de Lesões e Procedimentos de Emergência

Anna L. Schwartz, PhD, FNP, FAAN

O conteúdo deste capítulo que consta nos tópicos do exame CET inclui:

- Conhecimento e capacidade de reconhecer questões de segurança específicas ao câncer – como suscetibilidade a infecção, alterações musculoesqueléticas e ortopédicas, edema unilateral, fadiga, linfedema, alterações neurológicas, osteoporose, declínio cognitivo associado ao tratamento – e de responder a elas.
- Conhecimento e capacidade de responder a emergências específicas ao câncer, inclusive: perda repentina da função dos membros, febres em pacientes imunodeprimidos e alterações de estado mental.
- Conhecimento e capacidade de responder a sinais e sintomas de novas e importantes complicações do câncer que podem pôr a vida em risco, como síndrome da veia cava superior (SVCS), septicemia ou infecção e compressão da medula espinhal.
- Conhecimento e capacidade de escrever relatórios de ocorrência relacionados a eventos adversos específicos ao câncer.

Segurança, prevenção de lesões e procedimentos de emergência são significativamente importantes ao se trabalhar com sobreviventes ao câncer. Devem ser seguidas todas as estratégias de segurança e prevenção de lesões utilizadas com praticantes saudáveis de exercícios físicos, mas é necessário atentar para mais considerações e precauções com essa população. Este capítulo discute considerações de segurança, procedimentos de emergência e relatórios de ocorrência específicos referentes ao câncer e relacionados a alterações funcionais dos sistemas imunológico, neurológico e musculoesquelético.

Considerações de Segurança Específicas ao Câncer

Os profissionais da atividade física devem entender e estar cientes de diversas considerações importantes de segurança específicas ao câncer. Entre elas, estão alterações nas funções imunológica, neurológica e musculoesquelética. Além disso, procedimentos de emergência devem estar preparados para garantir respostas rápidas e relatórios de ocorrência claros e precisos.

Alterações Imunológicas

A causa de infecção em pacientes com câncer é multifatorial e pode ser decorrente da doença ou de seu tratamento.[1] As infecções que resultam da doença acontecem quando há infiltração da medula óssea por células cancerosas de casos como leucemia, mieloma múltiplo e linfoma. Uma infecção em um sobrevivente ao câncer com comprometimento do sistema imunológico pode ser uma emergência médica; com uma febre, ele pode rapidamente desenvolver septicemia caso a infecção não seja tratada.

As infecções decorrentes do tratamento podem ser provocadas por diversas terapias, inclusive quimioterapia mielossupressora, que inclui drogas que reduzem a produção de linhas celulares (eritrócitos, leucócitos e plaquetas), radioterapia e corticosteroides.[2,3] A quimioterapia pode diminuir a quantidade e a função de leucócitos, eritrócitos e plaquetas. A radioterapia em locais de produção de medula óssea, como o esterno, a pelve e os ossos longos, pode reduzir a hematopoiese (formação e desenvolvimento de células sanguíneas). Os corticosteroides causam supressão da função imunológica pela redução da quantidade de leucócitos e de suas funções. A combinação de hematopoiese reduzida, mielossupressão e função celular prejudicada aumenta o risco de infecção.

A febre é o principal sintoma de infecção em sobreviventes ao câncer com baixa contagem de leucócitos. Ela é definida como três temperaturas orais maiores do que 38 °C consecutivas em 23 horas ou uma temperatura maior do que 38,5 °C. No entanto, a febre pode ser suprimida em sobreviventes ao câncer sob tratamento e com contagem de leucócitos extremamente baixa; esses indivíduos podem não apresentar função imunológica adequada para organizar uma resposta imunológica.

A prevenção de infecções é crucial, principalmente quando um sobrevivente está recebendo tratamento. Entre as estratégias de redução de risco de infecção estão lavar bem as mãos e evitar pessoas doentes e multidões. Caso um sobrevivente ao câncer desenvolva uma infecção, o tratamento médico deve ser feito com antibióticos até que a infecção seja eliminada. Infecções não tratadas podem se desenvolver em septicemia ou choque séptico, uma séria infecção sistêmica, que pode provocar falência múltipla de órgãos, inclusive função cardiovascular, perfusão microvascular e oxigenação de tecidos. A taxa de mortalidade por choque séptico é de 30 a 50%.[4]

> **Mensagem a Lembrar**
> Os profissionais da atividade física devem lembrar aos clientes de lavar as mãos e o rosto após o exercício. Essa é uma maneira fácil de reduzir o risco de infecção.

Um profissional da atividade física que se depara com um sobrevivente ao câncer com febre deve concentrar seus esforços em ajudá-lo a buscar cuidados médicos antes que o problema se torne uma infecção séria ou septicemia. É fundamental que o profissional reconheça os sinais de infecção e o período de risco, e encaminhe imediatamente o sobrevivente a sua equipe de atendimento médico. O sobrevivente não deve praticar exercícios nesse período. Os documentos devem incluir informações relativas à febre ou infecção, ao tempo trascorrido desde que o indivíduo relatou os sintomas e ao local aonde ele foi encaminhado para tratamento. Antes de o cliente retomar os exercícios, o profissional da atividade física deve conversar com o sobrevivente e sua equipe médica para saber sobre as limitações que devem ser ajustadas. Pode ser prudente que o profissional da atividade física obtenha autorização médica para o cliente retomar os exercícios.

Instalações limpas podem ajudar muito a garantir que os clientes tenham experiências saudáveis de exercício. Documentar procedimentos de limpeza pode ser uma boa maneira de oferecer um ambiente limpo (ver figura 9.1).

> **Mensagem a Lembrar**
> A quimioterapia pode aumentar o risco de infecção dos clientes. Deve-se perguntar àqueles sob quimioterapia se têm febres ou calafrios. Eles devem conversar com sua equipe médica caso sintam náusea nos dias após a administração de quimioterapia.

Alterações Neurológicas

Os sintomas neurológicos podem ser profundamente debilitantes, tanto no aspecto físico como no psicológico, e podem ser uma complicação do câncer ou de seu tratamento. Eles podem se manifestar a qualquer momento da trajetória da doença e variam de ansiedade leve a afasia grave. A afasia é consequência de danos cerebrais e faz que as pessoas tenham dificuldade de produzir e, até mesmo, compreender palavras e frases. Seus sintomas variam de quase imperceptíveis a agudos, e o grau da doença pode variar entre insignificante, severamente debilitante e potencialmente letal. Tumores cerebrais e metástases no sistema nervoso central e no cérebro podem provocar alterações neurológicas relacionadas ao câncer. Entre as alterações neurológicas relacionadas ao tratamento estão a neuropatia periférica (dormência nos dedos) e a disfunção cerebelar, frequentemente relacionadas a tratamento com agentes como paclitaxel, cisplatina e altas doses de citosina-arabinosídeo. Infecção do sistema nervoso central e septicemia também podem causar distúrbios neurológicos.

A compressão da medula espinhal é uma emergência médica. A intervenção médica imediata pode reduzir o risco de deficiência neurológica permanente, inclusive *deficit* sensitivo-motor e paralisia.[5,9] Dor nas costas, fraqueza motora e sensação diminuída são os primeiros sintomas de compressão da medula espinhal, e normalmente ocorrem durante meses, ou em dias, ou horas, dependendo da agressividade de crescimento tumoral. Os sintomas são variados, mas os sobreviventes ao câncer podem reclamar de peso ou rigidez nos membros, ou formigamento ou dormência nos dedos. Os sintomas tardios incluem perda motora, perda sensitiva, perda de propriocepção e disfunção autonômica. A propriocepção é a percepção inconsciente de movimento e orientação espacial.

Figura 9.1 Lista de checagem de limpeza de instalações duas vezes ao dia

Tarefa	Data	Iniciais/Horário	Data	Iniciais/Horário
Saboneteiras preenchidas				
Saboneteiras funcionando				
Porta-bactericidas preenchidos				
Frascos de *spray* bactericida preenchidos				
Porta-papel-toalha preenchidos				
Toalhas limpas disponíveis				
Todos os balcões limpos				
Aparelhos de exercício limpos				
Chuveiros limpos e desinfetados				
Banheiros limpos e desinfetados				
Latas de lixo esvaziadas				
Roupa branca suja removida				

De ACSM, 2012, *ACSM's guide to exercise and cancer survivorship* (Champaign, IL: Human Kinetics).

Personal trainers devem atentar para sobreviventes ao câncer em risco e reconhecer rapidamente possíveis alterações neurológicas. Declínios cognitivos (por exemplo, alterações na memória, atenção ou tomada de decisão) ou alterações no estado mental podem prenunciar alterações neurológicas que demandem cuidados. Os clientes que pareçam desorientados, inquietos, letárgicos ou instáveis, ou que apresentem fraqueza marcada nas pernas ou mudança no caminhar, devem buscar atendimento médico de imediato. Infelizmente, o tratamento para compressão da medula espinhal pode apenas limitar ou aliviar os sintomas para impedir que a deficiência seja agravada.

A neuropatia periférica é provocada por inflamação e lesão das fibras de nervos periféricos e ocorre com mais frequência nos dedos, mas também pode se estender para nervos mais centrais.[6] Essa doença é um efeito colateral comum de diversos agentes quimioterápicos e pode ameaçar significativamente a independência pessoal e a qualidade de vida. Esse efeito colateral em geral é descrito como uma sensação de "alfinetes e agulhas" nas mãos ou nos pés. Pode ser doloroso e tornar difíceis, se não impossíveis, tarefas diárias simples, como pegar uma moeda ou abotoar uma camisa. A neuropatia periférica severa pode provocar perda de controle motor fino e pé e mão caídos.

O risco de lesão por neuropatia periférica está relacionado à sensibilidade reduzida, à temperatura, ao distúrbio no caminhar e à propriocepção reduzida. O profissional da atividade física deve atentar para sobreviventes ao câncer com neuropatia periférica e fazer adaptações aos exercícios que realizem e aos aparelhos que usem. O sobrevivente com neuropatia periférica nas mãos pode não conseguir segurar halteres e deve ser aconselhado a usar aparelhos fixos que ele não possa derrubar e que não possam lesioná-lo. A neuropatia periférica nos dedos dos pés pode afetar o equilíbrio e exigir modificações no programa para reduzir o risco de queda. O profissional da atividade física pode considerar a hipótese de trabalhar o equilíbrio e a coordenação de um cliente.

> **Mensagem a Lembrar**
> Quando um cliente está recebendo quimioterapia com drogas como paclitaxel, o profissional da atividade física deve se certificar de perguntar se ele está sentindo alguma dormência nos dedos. Quanto mais tempo o cliente for submetido aos agentes causadores de neuropatia periférica, pior a doença pode ficar. O profissional da atividade física deve planejar um programa de exercícios que reduza o risco de derrubar halteres e que trabalhe o equilíbrio.

A veia cava superior (VCS) pode ser facilmente comprimida por tumores mediastinais.[7, 8]

A obstrução da veia cava superior provoca efusões pleurais e edema na face, braço e traqueia. Quando a síndrome da veia cava superior (SVCS) se torna grave, edemas cerebrais e diminuição do enchimento cardíaco podem prejudicar a consciência e a função neurológica. Os sintomas dependem da gravidade e da rapidez de compressão da VCS. Apenas uma pequena porcentagem de pacientes com SVCS de início rápido correm risco de complicações potencialmente letais. Embora a SVCS possa ser uma emergência médica, é mais comum que ela tenha início gradual de sintomas que devem ser examinados e tratados imediatamente.[9,10]

Alterações Musculoesqueléticas

As alterações musculoesqueléticas podem variar de fraqueza e atrofia a perda de um membro ou da função de um membro. Os sintomas musculoesqueléticos variam de acordo com o que provoca a alteração: cirurgia, desuso ou doença. A amputação de um membro por causa de um câncer como sarcoma provoca alterações repentinas em mobilidade e força que terão consequências para toda a vida. Cirurgias que provocam o rompimento de fibras musculares, linfonodos e nervos podem alterar significativamente a amplitude de movimento e a função muscular. Fraqueza muscular e atrofia por desuso podem ser as causas mais comuns de alterações musculoesqueléticas em sobreviventes ao câncer, e podem transformar um indivíduo completamente funcional em uma pessoa fraca e debilitada. A densidade mineral óssea e a estrutura podem ser negativamente afetadas por câncer metastático, câncer ósseo ou quimioterapia. O câncer ósseo metastático pode alterar a arquitetura dos ossos afetados, aumentando o risco de fraturas. Alguns agentes quimioterápicos e corticosteroides provocam perda óssea e aumentam o risco de um sobrevivente ao câncer desenvolver osteoporose e ter fraturas. Muitas das drogas usadas para tratar ou controlar o câncer contribuem para a perda óssea, o que pode ser ainda mais acelerado pelo sedentarismo durante o tratamento posterior.

A atrofia muscular causada pelo desuso pode ser lentamente corrigida com exercícios. Contudo, eles podem ter de ser adaptados para se adequar à perda de função do membro, amplitude de movimento limitada, neuropatia periférica ou equilíbrio prejudicado. Exercícios de fortalecimento do tronco devem ser utilizados para ajudar os sobreviventes com problemas de equilíbrio (os profissionais da atividade física devem dar exemplos e localizar os músculos a serem usados).

> **Mensagem a Lembrar**
> Os sobreviventes ao câncer podem estar debilitados, com força muscular e condição cardiopulmonar baixas. Antes de iniciar um programa de exercício, os profissionais da atividade física devem avaliar o tipo e a quantidade de atividade física que os clientes faziam. Muitos clientes dirão que costumavam correr e levantar pesos, mas com mais algumas perguntas, os profissionais podem descobrir que isso foi há 30 anos! Os programas de exercícios devem ser personalizados de acordo com as capacidades dos clientes e sua condição atual, não de 30 anos atrás.

Os pacientes com metástases ósseas ou osteoporose conhecidas devem ser acompanhados de perto. O levantamento de pesos deve ser limitado a halteres que eles consigam segurar usando a maneira correta durante toda a amplitude de movimento. Idealmente, isso seria determinado com testes de uma repetição máxima, mas avaliar o esforço subjetivo também poderia ser uma maneira de determinar os pesos adequados. O equilíbrio e o fortalecimento do tronco são especialmente importantes para que indivíduos com esses problemas diminuam o risco de quedas e melhorem sua estabilidade.

O linfedema talvez seja o efeito colateral mais debilitante da cirurgia. Ele provoca inchaço na extremidade afetada, seja causado por uma anomalia na produção de fluido linfático ou – o que é mais frequente – por uma obstrução do fluido linfático em circulação. O linfedema pode ocorrer imediatamente após a cirurgia ou ser desencadeado meses ou anos após o procedimento, como consequência de radioterapia ou infecção. Os locais de cirurgia comuns relacionados ao linfedema são dissecção de nódulos na axila e nódulos inguinais (estes últimos menos frequentes que os primeiros). O linfedema provoca dor e inchaço da pele, que fica lustrosa e causa sensação de enchimento e rigidez. Pode provocar inchaço de dedos, mão, braço ou perna. O inchaço pode ser intermitente, desaparecer completamente ou persistir. O linfedema prejudica a circulação e aumenta o risco de infecção na extremidade afetada.

Preveni-lo é difícil. Exercícios, tanto aeróbicos como de força, são seguros.[11-13] No entanto, exercícios de força devem ser realizados metodicamente. O praticante de exercícios deve iniciar um programa sem nenhuma resistência adicional e progredir lentamente, aumentando os pesos. Um estudo recente com mulheres com linfedema demonstrou que exercícios de força reduziram a incidência e severidade do problema.[11] Muitos pacientes com linfedema utilizam luvas de compressão para controlar o inchaço, e a Rede Nacional de Linfedema recomenda que sobreviventes ao câncer com a doença usem essas luvas ao praticar exercícios.

O edema unilateral pode ser um sinal de obstrução circulatória e deve ser considerado um risco para o exercício. A menos que o sobrevivente ao câncer possa atribuir o inchaço unilateral a uma lesão recente específica, ele não deve ter permissão para praticar exercícios. A causa do edema unilateral pode ser infecção, tumor comprimindo estruturas circundantes ou um novo linfedema. Os sobreviventes com edema unilateral devem ser encaminhados para sua equipe médica para avaliação e tratamento.

> **Mensagem a Lembrar**
>
> Os clientes com risco de linfedema devem ser questionados, antes de cada sessão de exercício, se sentem surgimento ou piora de inchaço nos dedos, braço ou tórax. O profissional da atividade física deve adaptar a sessão de exercícios caso o cliente relate um novo linfedema ou a piora do atual, e recomendar que ele converse com sua equipe médica. O profissional deve registrar essa ocorrência no registro de exercícios de cliente e incluir detalhes sobre quando o linfedema começou, como o cliente está fazendo tratamento e como o programa de exercícios foi modificado.

Procedimentos de Emergência

Uma instalação deve ter à disposição planos escritos de contingência para lidar com emergências. O profissional da atividade física astuto pode, muitas vezes, impedir emergências graves observando com atenção alterações sutis no sobrevivente ao câncer e ouvindo ativamente o cliente. A maioria das pessoas não se sente muito bem ou tem sensações incomuns antes de ocorrências significativas. Prestar atenção ao início de novos sintomas e atenuar o programa de exercícios pode ser suficiente para impedir uma situação emergencial.

Um profissional da atividade física que recomenda que um sobrevivente ao câncer consulte um médico é responsável por documentar esse fato e acompanhar o sobrevivente, a equipe médica ou ambos. Em uma emergência, obter atendimento médico imediato é crucial. Um plano de emergência pode ser tão simples como ligar para o atendimento emergencial e ficar com o cliente. O profissional da atividade física não é responsável por determinar a causa da doença, mas sim por agir rapidamente e dentro do escopo de prática, e por documentar a ocorrência após o sobrevivente ao câncer ter sido atendido pela equipe médica adequada.

Documentação

A documentação completa e precisa é uma das habilidades mais importantes a ser desenvolvida por um profissional da atividade física que trabalhe com sobreviventes ao câncer. A documentação escrita precisa é um aspecto integrante do controle de risco e é crucial quando um cliente apresentar novos sintomas, sofrer uma ocorrência ou emergência adversa ou retomar os exercícios após uma doença. Os profissionais da atividade física podem ser responsabilizados pelo que documentem ou deixem de documentar sobre um cliente, de maneira que devem pensar com cuidado na sequência de eventos e documentar exatamente o que fizeram e, se possível, citar as testemunhas da ocorrência.

Toda a documentação deve ser escrita a caneta e assinada ao final da página. Caso seja escrita no computador, o documento deve ser assinado eletronicamente ou impresso e assinado e, então, adicionado ao registro de exercícios do sobrevivente (ver a figura 9.2 para um exemplo de formulário de documentação). Os profissionais da atividade física devem manter registros claros e precisos de alterações no estado de saúde de um cliente, detalhes de procedimentos de emergência e registros de encaminhamento a atendimento médico. Alterações no estado de saúde devem ser documentadas, inclusive a data de início, alterações em medicamentos, condição e capacidade físicas.

> **Mensagem a Lembrar**
> A documentação clara e precisa após cada sessão de exercícios é importante para planejar a sessão seguinte e mostrar aos clientes como estão progredindo. Também é importante para o controle de risco após uma emergência.

Após uma emergência, a documentação deve incluir informação sobre a hora e a data do incidente, detalhes do que ocorreu com o cliente e o que foi feito para ajudá-lo. Devem ser documentadas informações sobre o local aonde o cliente foi levado para atendimento médico e como foi feito o transporte. Todas as informações devem ser totalmente escritas, em afirmações claras e concisas. Antes de um sobrevivente ao câncer retomar o exercício, o profissional da atividade física deve pedir uma liberação médica ou assinar uma isenção de responsabilidade caso não haja autorização médica para o exercício.

Resumo

As questões de segurança específicas ao câncer incluem suscetibilidade à infecção, alterações musculoesqueléticas e ortopédicas, edema unilateral, fadiga, linfedema, alterações neurológicas, osteoporose e declínio cognitivo associado ao tratamento. Emergências relacionadas ao câncer podem ser evitadas conhecendo-se os sinais e sintomas de início e as principais complicações potencialmente letais do câncer. Quaisquer ocorrências relativas a eventos adversos específicos ao câncer devem ser bem documentadas.

Figura 9.2 Formulário de registro de ocorrências

Data da ocorrência: .... Hora da ocorrência: ....

Principal reclamação/problema do cliente: ....

....

Detalhes da ocorrência

O que o cliente estava fazendo? ....

....

Quando aconteceu? ....

....

Como aconteceu? ....

....

Quem mais estava presente? ....

....

Havia testemunhas no local? ....

....

Que medidas você tomou? ....

....

Que atendimento médico foi pedido? ....

....

O cliente foi transportado para:

Médico?   ( ) Sim   ( ) Não

Atendimento de emergência?   ( ) Sim   ( ) Não

Como ele foi transportado?   ( ) Ambulância   ( ) Veículo privado

Exigido antes de o cliente retomar os exercícios

( ) Liberação médica para a prática de exercícios

( ) Análise de novas limitações ao exercício com a equipe médica

( ) Discussão e documentação das preocupações e medos do cliente quanto à retomada do exercício

Assinatura: ....

Data: ....

De ACSM, 2012, *ACSM's guide to exercise and cancer survivorship* (Champaign, IL: Human Kinetics).

Referências

1. Rieger C, Herzog P, Eibel R, Fiegl M, Ostermann H. Pulmonary MRI—A new approach for the evaluation of febrile neutropenic patients with malignancies. *Support Care Cancer.* 2008; 16: 6, 599-606. Online publication date: July 1, 2008.
2. National Cancer Institute. Surveillance, Epidemiology, and End Results initiative (SEER). http://seer.cancer.gov. Accessed July 21, 2011.
3. Williams DM, Braun LA, Cooper LM, et al. Hospitalized cancer patients with severe sepsis: Analysis of incidence, mortality and associated costs of care. *Critical Care.* 2008, 8: R291-R298.
4. Regazzoni CJ, Irrazabal C, Luna CM, Poderoso JJ. Cancer patients with septic shock: Mortality predictors and neutopenia. *Support Care Cancer.* 2004; 12: 833-839.
5. Loblaw DA, Perry J, Chambers A, Laperriere NJ. Systematic review of the diagnosis and management of malignant extradural spinal cord compression: The Cancer Care Ontario Practice Guidelines Initiative's Neuro-Oncology Disease Site Group. *J Clin Oncol.* 2005: 9(20): 2028-2037.
6. Quasthoff S, Hartung PH. Chemotherapy-induced peripheral neuropathy. *J Neurol.* 2002; 249(1): 1432-1459.
7. Nunnelee J. Superior vena cava syndrome. *J Vasc Nurs.* 2007; 25(1): 2-5.
8. Wan JF, Bezjak A. Superior vena cava syndrome. *Emerg Med Clin North Am.* 2009; 27(2): 243-255.
9. Colen FN. Oncologic emergencies: Superior vena cava syndrome, tumor lysis syndrome, and spinal cord compression. *J Emerg Nurs.* 2008; 34(6): 535-7. Epub: September 5, 2008.
10. Walji N, Chan AK, Peake DR. Common acute oncological emergencies: Diagnosis, investigation and management. *Postgrad Med J.* 2008; 4(994): 418- 427.
11. Schmitz KH, Troxel AB, Cheville A, et al. Physical activity and lymphedema (the PAL trial): Assessing the safety of progressive strength training in breast cancer survivors. *Contemp Clin Trials.* 2009; 30(3): 233- 245. Epub: January 8, 2009.
12. Sagen A, Kåresen R, Risberg MA. Physical activity for the affected limb and arm lymphedema after breast cancer surgery. A prospective, randomized controlled trial with two years follow-up. *Acta Oncol.* 2009; 23: 1-9.
13. Harmer V. Breast cancer-related lymphoedema: Risk factors and treatment. *Br J Nurs.* 2009; 18(3): 166-172.

CAPÍTULO 10

Administração do Programa

Carole M. Schneider, PhD

O conteúdo deste capítulo que consta nos tópicos do exame CET inclui:
- Conhecimento do papel na administração e no gerenciamento do programa em centros de câncer, instalações de tratamento de câncer e locais com pacientes não internados.
- Conhecimento dos tipos de programas de exercício disponíveis à comunidade e de quais deles são desenvolvidos especificamente para atender às necessidades de sobreviventes ao câncer.
- Conhecimento e capacidade para implementar práticas profissionais eficazes e promoção ética de serviços de *personal training* para a comunidade de atendimento de câncer (por exemplo: médicos, enfermeiros, assistentes sociais, fisioterapeutas, sobreviventes e suas famílias).
- Conhecimento sobre o Health Insurance Portability and Accountability Act (HIPAA) e capacidade de implementar sistemas que garantam a confidencialidade de informações protegidas e relativas ao câncer sobre a saúde dos participantes.
- Conhecimento e capacidade para obter indicação médica e se comunicar com o médico sobre ocorrências adversas, capacidades e limitações do sobrevivente e resultados de testes e do treinamento.
- Capacidade de recomendar *websites* adequados e encaminhar a outros profissionais da saúde.
- Conhecimento sobre programas de reembolso disponíveis.

- Conhecimento e capacidade para reconhecer os limites do escopo de prática de profissionais da atividade física ao trabalharem com sobreviventes ao câncer com problemas de saúde complexos.
- Conhecimento sobre como se comunicar de maneira efetiva com as principais especialidades médicas com que os sobreviventes ao câncer possam interagir, inclusive cirurgia, oncologia, radiologia, nutrição e psicologia/psiquiatria.

A criação e a administração de programas de exercício para reabilitação de câncer exigem que os profissionais da atividade física tenham conhecimento e habilidade para trabalhar com a comunidade médica, e com o sobrevivente ao câncer, que pode apresentar diversas complicações relacionadas ao tratamento. O objetivo da criação de um programa de exercícios para reabilitação de câncer é oferecer atendimento de qualidade com avaliação, prescrição e intervenção de exercício adequadas e, ao mesmo tempo, fornecer instrução e programas seguros por profissionais certificados e qualificados. Este capítulo fornece informação sobre administração e gerenciamento de programas de exercício para reabilitação de câncer, com ênfase especial sobre procedimentos operacionais, papéis e responsabilidades da equipe de reabilitação, questões de reembolso e avaliação de resultados.

A reabilitação de sobreviventes ao câncer e o alívio de efeitos colaterais relacionados ao tratamento contra o câncer deram origem ao National Cancer Act de 1971. O objetivo legislativo direcionou fundos para o desenvolvimento de programas de treinamento e pesquisas. No mesmo ano, o National Cancer Institute patrocinou a Conferência Nacional de Planejamento de Reabilitação de Câncer, que definiu quatro objetivos para a reabilitação de sobreviventes ao câncer: (1) apoio psicossocial, (2) melhora da função física, (3) aconselhamento vocacional e (4) favorecimento da função social.[1]

> **Mensagem a Lembrar**
> Em razão de sobreviventes ao câncer não representarem uma população "aparentemente saudável", a reabilitação da doença com exercícios deve ser realizada por especialistas qualificados em treinamento para a questão. Esses profissionais devem estar familiarizados com os diversos tipos de câncer, os tipos de tratamento contra ele e os seus efeitos colaterais e os de seus tratamentos. Personalizar o programa para cada sobrevivente ao câncer garante atendimento de qualidade.

A reabilitação de câncer exige uma abordagem multidisciplinar em virtude das diversas complicações e toxicidades da doença e de seus tratamentos.[2] Para alcançar os quatro objetivos, a equipe de atendimento do câncer envolvia médicos, gerentes do caso, enfermeiros de oncologia e reabilitação, assistentes sociais, psicólogos, terapeutas ocupacionais, nutricionistas, fonoaudiólogos, conselheiros vocacionais e fisioterapeutas. Os fisioterapeutas tinham o papel de melhorar a função física. A dificuldade da fisioterapia é o tempo limitado de que dispõem os fisioterapeutas para avaliar e tratar os sobreviventes ao câncer. Como consequência, treinadores certificados pelo ACSM/ACS (Certified Cancer Exercise Trainers) seriam necessários na área de fisiologia do exercício e de condicionamento físico.

Criação de Programas de Reabilitação de Câncer

A criação de programas de exercício de reabilitação de câncer inclui quatro passos: avaliação de necessidades, criação, implementação e avaliação do programa.[3] A avaliação de necessidades envolve pesquisar as necessidades da população de sobreviventes ao câncer. Essa informação, junto a informações sobre as necessidades da comunidade (por exemplo, a Associação Cristã de Moços local tem interesse em oferecer aulas de exercício para sobreviventes ao câncer? Há alguma aula de exercício na comunidade de sobreviventes ao câncer?), pode auxiliar a determinação do programa e de serviços.[4] As necessidades de sobreviventes e de sua comunidade podem ser determinadas usando instrumentos e estratégias como pesquisas de mercado, pesquisas com participantes, grupos de discussão, avaliação de programas comunitários atuais e bases de dados de organizações locais (por exemplo, American Cancer Society).

Após a avaliação de necessidades e a definição das necessidades da comunidade, o passo seguinte é criar o programa. Isso começa com a criação de uma declaração da missão e, então, o desenvolvimento de metas do programa que embasem essa declaração. Os objetivos, desenvolvidos em seguida, devem apoiar a declaração da missão e as metas. Eles constituem a base para decisões sobre o programa e ajudam a garantir seu sucesso[4] (veja o quadro a seguir).

Declaração da missão, metas e objetivos para um programa de reabilitação de câncer

Declaração da missão
Melhorar a qualidade de vida de sobreviventes ao câncer durante e após o tratamento contra o câncer por meio da reabilitação prescritiva por exercícios.

Metas
- Fornecer programas prescritivos de exercício personalizados e cientificamente embasados para sobreviventes ao câncer.
- Aumentar o número de clientes em 15% por trimestre.
- Instruir sobreviventes ao câncer quanto ao espectro de atendimento de câncer.

Objetivos
- Reunir descobertas científicas sobre exercício e reabilitação de câncer e desenvolver o programa de exercícios com base nessas descobertas.
- Preparar um folheto que defina os serviços do programa de reabilitação de câncer.
- Fornecer aos sobreviventes ao câncer materiais instrutivos que ampliem sua compreensão do processo de atendimento da doença.

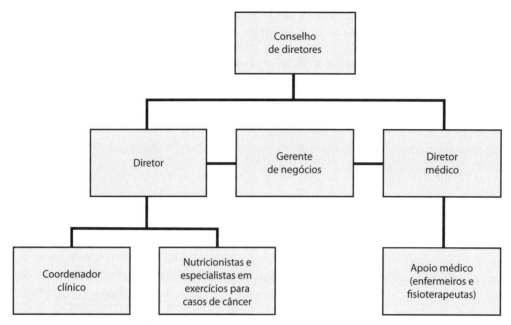

Figura 10.1 Estrutura organizacional.

Criar uma estrutura organizacional da equipe do programa é o passo seguinte em seu desenvolvimento. A figura 10.1 mostra um exemplo de estrutura organizacional. O papel do conselho de administradores é liderança, e não gerenciamento. O conselho fornece supervisão e direção aos administradores seniores sobre questões como supervisão financeira e governança. O diretor desenvolve e implementa políticas e estratégias, fornece liderança estratégica, trabalha com a comunidade e gerencia equipe e recursos. O diretor médico supervisiona o atendimento médico e trabalha com a equipe interdisciplinar (enfermeiros, fisioterapeutas) para garantir a qualidade do atendimento aos pacientes. O gerente de negócios pode se especializar em uma área específica de operações organizacionais. Por exemplo, ele pode se especializar em compras, equipe ou serviços administrativos. Em outros casos, um gerente de negócios pode ser responsável pela precisão dos relatórios financeiros da organização. O coordenador clínico é responsável por operações diárias da clínica, como agendamento de consultas de clientes, gerenciamento da equipe (profissionais da atividade física e nutricionistas) e desenvolvimento da avaliação e do manual de procedimentos da clínica. Os profissionais da atividade física, nutricionistas e fisioterapeutas são responsáveis pela implementação das intervenções do programa.[4]

O planejamento de programas inclui a escolha de componentes do programa de reabilitação de câncer. O Rocky Mountain Cancer Rehabilitation Institute tem sete componentes: triagem; exames físicos; avaliação, reavaliação e prescrição fisiológicas e psicológicas; avaliação nutricional; intervenções personalizadas de prescrição de exercícios; pesquisas clínicas e básicas, bem como desenvolvimento educacional e profissional avançados para promoção de altos padrões na reabilitação de câncer.[4,5] No entanto, os componentes de programas de reabilitação de câncer irão variar com base nos resultados da avaliação de necessidades e do conteúdo do programa.

Uma vez terminada a preparação do programa, devem ser definidos orçamento, preço do programa e planos de *marketing*. As despesas financeiras podem incluir salários e benefícios de empregados, equipamentos e materiais, e *marketing*. É necessária consideração cuidadosa do número de participantes necessários para ao menos equilibrar as finanças quanto ao retorno e situação financeira. O balanço de pagamentos deve apresentar a movimentação e a disponibilidade de fundos do programa em determinado período de tempo. Todos os retornos e despesas financeiros devem ser analisados regularmente. A implementação do programa se baseia em decisões tomadas na fase de planejamento quanto a estratégias mercadológicas, equipe e orçamento.

A avaliação do programa deve começar durante sua implementação. Ela é essencial para garantir a eficácia do programa e determinar se os objetivos programáticos e financeiros estão sendo alcançados. A avaliação do programa é um método sistemático de coletar, analisar e utilizar informações para responder a perguntas básicas sobre o programa.

> **Mensagem a Lembrar**
> Um programa de reabilitação de câncer bem-sucedido deve ter um processo de avaliação. Todos os programas devem ser corroborados por algum tipo de administração geral. Os gerentes do programa devem ser capazes de apresentar progresso fisiológico e psicológico nos clientes para merecer a continuidade do financiamento.

Os tipos de avaliação de programa são a avaliação de processo e de resultado. A avaliação de processo analisa a eficácia dos componentes do programa para que possam ser feitas adaptações, caso sejam necessárias, para manter a rota. Os dados são coletados da equipe e de participantes por meio de questionários de pesquisa com perguntas como: O que você faz? Quando? Onde? Quanto? Estamos fazendo o que nos propomos a fazer? Se não, por que a variação? Estamos no caminho certo quanto a cronogramas e recursos? O que não está dando muito certo e por quê? Estamos atingindo o público-alvo? As perguntas devem tratar de adequação das instalações, oferecimento do programa, desempenho da equipe, cronograma de atividades e adequação do processo de triagem.[6]

A avaliação de resultados está voltada para o final do processo. As perguntas a serem feitas incluem as seguintes: O que alcançamos? Atingimos nossos objetivos? Por que ou por que não? O que podemos aprender com participantes que desistiram do programa? O que poderíamos fazer diferente da próxima vez para ter melhores resultados? Existiram influências externas que poderiam ter facilitado ou prejudicado a conquista de resultados esperados? Essas perguntas tratam de receita *versus* gasto, quantidade de novos participantes e desempenho dos participantes determinado por meio de avaliações antes e depois dos exercícios.

As avaliações podem ser realizadas a qualquer momento do programa.[6] A tabela 10.1 é um exemplo de modelo de plano de avaliação de resultados do programa.

É necessário gerenciamento do programa e da equipe para fornecer, nas instalações, condições físicas, psicológicas, sociais e profissionais que melhorem os serviços oferecidos. Para a reabilitação de câncer, isso significa responder a cada aspecto da operação para garantir que as intervenções de exercício façam diferença positiva na qualidade de vida de sobreviventes ao câncer. Um gerenciamento bem-sucedido se baseia em liderança e visão. O diretor, ou gerente, deve ser capaz de delegar poder para que outros ajam conforme necessário a fim de criar um ambiente de confiança, segurança e autoestima.

Tabela 10.1 Modelo de avaliação de resultados do programa

Meta do programa	Resultado almejado	Passos para alcançar o resultado	Resultados	Análise e plano de ação	Indivíduo responsável
Oferecer a sobreviventes ao câncer uma intervenção de exercício prescritiva, personalizada e científica	85% de melhora no desempenho	Os participantes recebem uma intervenção de exercício abrangente e personalizada durante três meses	Avaliações de condicionamento físico, antes e depois da intervenção, que mostram que os participantes apresentaram melhora de 75% no consumo de oxigênio e tempo na esteira	Analisar a intervenção do programa para avaliar em que pode ser fortalecida	Coordenador clínico

O controle de qualidade total é uma boa teoria a ser adotada em programas de reabilitação de câncer.[7] O modelo científico mais próximo dessa teoria é o modelo de controle de qualidade de Grantham et al. (1998):[8] a Teoria do Controle de Qualidade. Esse modelo é focado em oferecer o melhor serviço da maneira mais eficaz, o que significa alta qualidade a baixo custo. Se o processo de controle for eficaz, cada aspecto do serviço clínico também o será.

Programas e Ambientes de Reabilitação de Câncer

Alguns fatores a serem considerados ao criar um programa de reabilitação de câncer são: conveniência da localização das instalações, horários que não coincidam com os de programas comunitários, declaração de isenção de responsabilidade e de consentimento informado exigida na região, quantidade de participantes no programa em relação ao número de membros da equipe e tipo de equipe (por exemplo, especialistas em exercícios para o câncer, fisioterapeutas).

Os programas de reabilitação de câncer são realizados em diversos ambientes. No entanto, a maioria dos programas bem-sucedidos é clínica, tendo lugar em hospitais ou instalações de fisioterapia por causa de questões de reembolso e acesso para sobreviventes ao câncer. Uma quantidade limitada de programas de reabilitação de câncer é realizada em centros comunitários, como os da Associação Cristã de Moços. Há ainda menos programas abrangentes de reabilitação de câncer realizados em ambientes comerciais. Esses últimos, em geral, oferecem programas para sobreviventes após o tratamento contra o câncer.

Independentemente do ambiente, o público-alvo determina as necessidades das instalações. Na reabilitação de câncer, as necessidades do público-alvo normalmente se baseiam nas metas de saúde ou de condicionamento físico. Os ambientes clínicos geralmente estabelecem metas, como melhorar a saúde e prevenir o início e a recidiva enquanto melhora a função física. Os programas tratam de instrução, alteração comportamental e planejamento de exercícios que enfatizam fases de início, melhora e manutenção. O programa tem início com a introdução gradual à atividade física e enfatiza participação constante e técnica adequada. A fase de melhora oferece progressão gradual não linear com base no estado de saúde do sobrevivente ao câncer. Em alguns dias, os indivíduos não conseguirão praticar exercícios com tanto esforço como em outros, principalmente durante o tratamento. Assim sendo, a progressão será paulatina, e não linear. A fase de manutenção do programa incentiva alterações de estilo de vida nos hábitos de exercício e continuidade dessas alterações.

> **Mensagem a Lembrar**
> O tipo de programa de exercícios dependerá da fase do espectro do câncer em que se encontra o cliente. Caso ele esteja sob tratamento, a prática de exercícios deve ser de intensidade leve a moderada – sessões de intensidade moderada em dias bons e de intensidade leve em dias ruins. Os profissionais da atividade física determinam os dias bons e ruins perguntando aos clientes como estão se sentindo no dia. Também devem se inteirar de quando o cliente passou pela sessão de tratamento. Até que haja mais pesquisas que sugiram o contrário, os clientes não devem praticar exercícios no próprio dia do tratamento ou no dia seguinte.

Um público-alvo com a meta de ter melhor condicionamento físico deve receber programas baseados na meta de se tornar mais forte e perder peso. O programa deve fazer com que tenham melhor aparência e se sintam bem e a prescrição de exercícios deve ser mais concentrada na fase da melhora do planejamento de exercícios. Esse tipo de planejamento seria mais adequado a sobreviventes ao câncer que já terminaram o tratamento há pelo menos seis meses.[3,4]

Descrição e Operações de Programa

Embora haja outros programas de reabilitação de câncer, esta seção fornece uma visão geral de um programa bem-sucedido no alcance de objetivos específicos como melhora de desempenho psicológico e fisiológico e alto nível participativo. O relatório do sobrevivente ao câncer deve ser preenchido antes para auxiliar a coleta de informações importantes. A figura 10.2 mostra o que deve constar em um relatório do cliente.

Todos os clientes devem passar por triagem antes de participar do programa. Os formulários de triagem podem ser enviados aos clientes para que possam preenchê-los antes do retorno às instalações. A triagem de saúde deve incluir histórico de câncer, histórico médico e familiar, análise de fatores de risco, avaliação do estilo de vida, análise da escala de fatores de risco, registro de depressão, índice de qualidade de vida e registro nutricional. Nem sempre é necessária uma avaliação física, mas se houver um médico para fazê-la, o profissional da atividade física deve levar o cliente até ele (figura 10.3). Deve ser realizada uma avaliação abrangente de condicionamento físico e nutrição, pois as toxicidades relacionadas ao tratamento afetam o corpo inteiro. A avaliação deve incluir resistência cardiorrespiratória, função pulmonar, oximetria de pulso, força e resistência muscular, equilíbrio, medidas de composição corporal e de circunferência, flexibilidade e amplitude de movimento, bem como avaliação e aconselhamento nutricional.

> **Mensagem a Lembrar**
> As avaliações devem incluir possíveis toxicidades a que os clientes possam ter sido expostos no tratamento contra o câncer (por exemplo, avaliação cardiovascular por toxicidades cardiovasculares da quimioterapia). Porque não há relação direta entre sintomas e toxicidades, devem ser feitas diversas avaliações, abrangendo todos os sistemas corporais.

As prescrições de exercícios individualizadas ou personalizadas devem ser baseadas nos resultados dos exames do cliente, e intervenções e programas de exercício disponíveis nas instalações devem se basear na prescrição de exercícios. Por exemplo, se for oferecida uma intervenção ou programa para sobreviventes ao câncer que nunca se exercitaram e sua prescrição recomenda exercício supervisionado de intensidade moderada, então é nisso que deve consistir a intervenção ou programa. Após o período de planejamento de sua intervenção de exercícios, devem ser realizadas reavaliações idênticas às primeiras para determinar se o objetivo de melhorar o condicionamento físico foi alcançado.[4,5]

Deve ser estabelecido um plano operacional bem planejado para as instalações, e procedimentos básicos, como os de abertura e fechamento, os de controle de qualidade dentro das instalações e os de emergência, devem ser estabelecidos e cuidadosamente implementados. Em razão de os clientes esperarem constância na abertura e no fechamento das instalações, essa função deve ser atribuída a um empregado, que deve receber uma lista com os procedimentos de abertura e de fechamento. Essa lista de abertura pode incluir checar a limpeza dos aparelhos (de especial importância para sobreviventes ao câncer altamente suscetíveis a infecções), checar a disponibilidade de materiais perecíveis usados no programa e garantir que o equipamento de emergência esteja em condições de uso. Além disso, a lista de fechamento deve incluir trancar todas as portas e janelas e ativar os alarmes. O quadro da página 231 enumera tópicos que devem fazer parte do plano operacional das instalações.

Figura 10.2 Conteúdo dos relatórios: avaliação inicial

Nome:..

Documento	Data	Iniciais
Lado direito		
Folha de relatório		
Prescrição de exercícios		
Folha de coleta de informações (avaliação)		
Impressão do biodex		
Impressão pulmonar		
Escala de fadiga de Piper		
Escala Beck		
Índice de qualidade de vida		
Consentimento informado		
Fatores de risco de doenças cardiovasculares		
Avaliação de estilo de vida		
Análise nutricional		
Correspondência		

continua

continuação

Documento	Data	Iniciais
Lado esquerdo		
Lista de problemas		
Histórico de câncer		
Histórico médico		
Exame físico		
Informação do seguro		

De ACSM, 2012, *ACSM's guide to exercise and cancer survivorship* (Champaign, IL: Human Kinetics). Reimpresso de C. M. Schneider, C. A. Dennehy e S. D. Carter, 2003, *Exercise and cancer recovery* (Champaign, IL: Human Kinetics), 167. Usado com permissão do Rocky Mountain Cancer Rehabilitation Institute.

Figura 10.3 Apresentando o sobrevivente ao câncer ao médico

Nome:... Idade:......................................

Fonte de encaminhamento:.. Principal médico: ....

Último dia de visita ao centro de reabilitação de câncer foi há .... anos.

Diagnóstico
Tipo de câncer (localização):..

Estágio do câncer (se conhecido): ....

Histórico de Doenças Atuais (HDA)
Data(s) do diagnóstico:...

Cirurgias (tipo e data): ....

Quimioterapia:..

Radioterapia:...

Histórico de câncer
Desde a última visita ao centro de reabilitação de câncer, o histórico de câncer (circule uma das opções):

( ) Mudou   ( ) Não mudou

Alterações:..

Recidiva: ....

Novo tratamento: ....

Tratamento finalizado: ....

....

continua

continuação
Lista de problemas
Outras doenças significativas:...

Problemas atuais: ....

Histórico médico
Desde a última visita ao centro de reabilitação de câncer, o histórico médico (circule uma das opções):

( ) Mudou   ( ) Não mudou

Alterações:..

Medicamentos (circule uma das opções): ( ) Mudaram   ( ) Não mudaram

Medicamentos e motivos para esses medicamentos:..

Alterações (novos medicamentos, medicamentos interrompidos e dose prescrita):.........................

Histórico familiar
Outros cânceres: ....

Doenças graves:..

Alergias
Medicamentos: ....

Látex, fita e assim por diante:..

Nível atual de atividade
Tipo de exercício: ....

Duração: ....

Frequência:...

Período de tempo em que o cliente participou desse tipo de exercício: ....

Laboratório
Resultados recentes importantes, se conhecidos:..

Metas
De curto e longo prazos durante o programa de exercícios: ....

Acessibilidade a aparelhos de exercício, instalações e transporte: ....

De ACSM, 2012, *ACSM's guide to exercise and cancer survivorship* (Champaign, IL: Human Kinetics). Reimpresso, com permissão, de Rocky Mountain Cancer Rehabilitation Institute.

> ### Tópicos de procedimentos operacionais
> ### para instalações de reabilitação de câncer
>
> - Entrada e dispensa de clientes.
> - Registros e relatórios de clientes.
> - Cobrança e seguro.
> - Comunicação com profissionais da saúde, clientes e empregados.
> - Instalações.
> - Procedimentos de abertura e fechamento.
> - Manutenção e controle de qualidade.
> - Limpeza.
> - Planos de emergência.
> - Avaliações do programa.
> - Criação e disseminação de prescrições.
> - Intervenções de exercícios.
> - Mudança e adaptação às necessidades do cliente.

O controle de qualidade é parte essencial da segurança e satisfação do cliente. É importante realizar inspeções regulares da área de exercício, das salas de exame, das salas de avaliação e dos banheiros. Por causa da suscetibilidade dos clientes a infecções, elas devem incluir checar a limpeza da ventilação, dos aparelhos de exercício (esteiras, bicicletas, equipamento de musculação, postes, faixas, bolas, espirômetro), dos carpetes, dos bebedouros, e assim por diante. Além disso, os procedimentos de emergência são fundamentais (ver capítulo 9).

As questões de equipe e a escolha dos equipamentos são considerações importantes no plano operacional. As descrições de trabalho ajudam a estabelecer as responsabilidades e expectativas dos empregados em cargos específicos. Contratar funcionários qualificados e bem apessoados vai garantir que os clientes se mantenham no programa. Os sobreviventes ao câncer irão às instalações não apenas para buscar melhor função física, mas também porque podem ter a sensação – pela primeira vez desde o diagnóstico de câncer – de algum controle sobre sua própria vida. Eles apreciam a normalidade de suas horas nas instalações e o trabalho com funcionários saudáveis e felizes.

Os funcionários mais importantes em instalações de reabilitação de câncer são os profissionais da atividade física. Essas pessoas devem reconhecer, abordar e administrar sintomas relacionados à doença; garantir a segurança de cada cliente; criar um ambiente positivo e apoiador; promover a continuidade; ajudar os clientes a alcançar suas metas durante e após o tratamento; adaptar a prescrição e a intervenção de exercícios de acordo com as necessidades dos clientes; monitorar o progresso dos clientes e se comunicar com eles, os médicos e os prestadores de serviços. O mais importante é que o profissional da atividade física reconheça o escopo de prática ao trabalhar com sobreviventes ao câncer. Mais especificamente, ele deve ter conhecimento sobre quando e como se comunicar de maneira efetiva com as principais especialidades médicas com as quais os sobreviventes ao câncer possam interagir, inclusive cirurgia, oncologia, radiologia, psicologia/psiquiatria e nutrição. Um profissional da atividade física, por exemplo, não deve prescrever práticas nutricionais ou medicamentos.

A escolha dos aparelhos deve ser baseada na clientela, ser segura e confiável, oferecer variedade, acomodar o volume e as necessidades de clientes, bem como ser alterável. Também devem ser considerados o espaço das instalações e o orçamento. Os clientes podem utilizar aparelhos semelhantes aos de outras instalações de condicionamento físico com algumas alterações. Por exemplo, aparelhos de musculação muitas vezes têm pesos exagerados para sobreviventes ao câncer; esses clientes precisam de muitos equipamentos de equilíbrio (postes e almofadas de equilíbrio) e, em virtude do potencial para neuropatias, ter acesso a faixas, bolas e halteres leves. Como afirmado anteriormente, os equipamentos devem ser limpos após o uso de cada sobrevivente ao câncer. Além disso, se possível, apenas sobreviventes ao câncer devem praticar atividades na área de exercício para evitar a exposição a resfriados, gripes e tosses que poderiam prejudicar seus sistemas imunológicos já comprometidos.[4]

Para ser abrangente, uma instalação de reabilitação de câncer deverá contar com serviços auxiliares para conhecimento especializado. Esses serviços podem incluir massagens, terapia ocupacional, fisioterapia, drenagem linfática, controle da dor, *biofeedback* e aconselhamento psicológico.

Políticas e Procedimentos

As políticas e os procedimentos devem corresponder aos padrões estabelecidos por organizações de saúde e exercício locais, estaduais, regionais e nacionais, ou excedê-los. Os programas devem seguir diretrizes publicadas (por exemplo, as Diretrizes e Padrões para Instalações de Saúde/Condicionamento Físico do American College of Sports Medicine) que estabelecem os padrões básicos para o atendimento de pacientes. Essas diretrizes utilizam padrões de atendimento que tratam de responsabilidade legal.[9]

O ambiente das instalações de reabilitação de câncer afetará os tipos de padrões usados. Por exemplo, se o programa for realizado em um hospital, o manual de políticas e procedimentos hospitalares determinará o controle de infecções, emergências e outras políticas. Se o programa for oferecido em um ambiente comunitário, deve ser desenvolvido um manual de políticas e procedimentos que aborde gerenciamento do ambiente em relação ao uso do espaço, aquisição de equipamentos, controle de materiais perigosos, prevenção de lesões, treinamento seguro e treinamento de funcionários para situações de emergência. O manual de políticas e procedimentos deve conter medidas que garantam programas de qualidade e obtenção de resultados. Ele também deve incluir procedimentos para o controle de informações – acesso a registro de pacientes, sigilo sobre pacientes, armazenamento de dados e cobrança de seguro.[4] Por fim, as políticas e os procedimentos devem tratar da avaliação e atendimento do momento de adesão dos clientes até o de sua saída do programa.

O American College of Sports Medicine recomenda padrões para instalações de condicionamento físico que também devem ser empregados no caso de instalações de reabilitação de câncer.[1] Esses padrões estão enumerados no quadro da página 233.

Questões Legais e Documentação

As considerações legais devem ser sua prioridade na área da reabilitação de câncer. Gerência e empregados devem ter consciência das responsabilidades legais envolvidas na reabilitação. O envolvimento do profissional da atividade física em questões legais está relacionado ao ambiente e aos serviços prestados. Um plano bem estruturado de gerência ou de operações deve incluir altos padrões de atendimento em todos os serviços e consistência nos prestadores desses serviços.

No plano operacional, a gerência do programa de reabilitação de câncer, junto a advogados, deve desenvolver um manual de questões legais. Elas devem ser conhecidas por todos os envolvidos nas instalações e princípios de controle de risco devem ser aplicados para melhorar a qualidade do serviço, elevar a satisfação dos clientes e reduzir a probabilidade de lesões e de disputas legais.

Padrões para instalações de saúde/condicionamento físico do American College of Sports Medicine

1. Os administradores das instalações deverão fornecer uma ferramenta genérica de triagem pré-atividade (por exemplo, PAR-Q) e/ou uma ferramenta específica de triagem pré-atividade (por exemplo, avaliação de risco à saúde [HRA, na sigla em inglês] e um questionário de histórico de saúde [HHQ, na sigla em inglês]) a todos os novos membros e futuros usuários.
2. Ferramentas genéricas de triagem pré-atividade (por exemplo, PAR-Q) deverão fornecer a novos membros e/ou usuários meios certificados de identificar se há um grau de risco que indique que eles devem buscar a opinião de um profissional qualificado da saúde antes de participar de um programa de atividade física.
3. Todas as ferramentas específicas de triagem pré-atividade (por exemplo, HRA, HHQ) deverão ser analisadas e interpretadas por equipes qualificadas (por exemplo, um profissional qualificado da atividade física/saúde ou um profissional do atendimento), e os resultados da análise e interpretação deverão ser mantidos no arquivo pela instalação por um período de ao menos um ano.
4. Se um administrador das instalações souber que um membro, usuário ou futuro usuário tem uma doença cardiovascular, metabólica ou pulmonar conhecida, dois ou mais fatores importantes de risco de doença cardiovascular ou qualquer outra preocupação médica apresentada pelo cliente, esse indivíduo deverá ser aconselhado a se consultar com um profissional da saúde antes de iniciar um programa de atividade física.
5. As instalações deverão fornecer um meio para comunicar aos atuais membros (por exemplo, os que são membros há mais de 90 dias) a importância de preencher uma ferramenta genérica e/ou específica de triagem pré-atividade regularmente (por exemplo, de preferência uma vez ao ano) durante o período de sua adesão. Essa comunicação pode ser feita por meio de diversos mecanismos, inclusive, mas não apenas, com uma declaração no acordo de adesão das instalações, uma declaração no formulário de triagem pré-atividade para novos membros e uma declaração no *website*.
6. Após um novo membro ou futuro usuário terminar o processo pré-atividade, os administradores das instalações deverão fornecer a ele orientações gerais sobre as instalações.

continua

continuação

7. As instalações deverão fornecer meios pelos quais os membros e usuários que participam de programas de atividade física nesses espaços obtenham assistência e/ou orientação sobre seu programa de atividade física.
8. Os administradores das instalações devem ter políticas e procedimentos de resposta de emergência por escrito, que devem ser analisados regularmente e fisicamente simulados ao menos duas vezes ao ano. Essas políticas deverão permitir que a equipe responda a situações de primeiros socorros e de emergência da maneira adequada e em tempo hábil.
9. Os administradores das instalações deverão garantir a realização de controles de segurança que inspecionem rotineiramente todas as áreas das instalações de maneira a reduzir ou eliminar perigos que possam provocar lesões em empregados, membros ou usuários.
10. Os administradores das instalações deverão ter um sistema escrito para compartilhar informações com membros e usuários, empregados e contratantes independentes sobre o manejo de materiais potencialmente perigosos, inclusive o manejo de fluidos corporais pela equipe de acordo com as diretrizes da U.S. Occupational Safety and Health Administration (OSHA).
11. Além de cumprir todos os requerimentos federais, estaduais e locais adequados com relação a desfibriladores externos automáticos (DEAs), todas as instalações (por exemplo, com ou sem equipe) deverão ter, como parte de suas políticas e procedimentos por escrito de resposta a emergências, um programa de acesso público à desfibrilação (APD) de acordo com as práticas geralmente aceitas conforme destacado nesta seção.
12. Os DEAs deverão estar localizados a menos de um minuto e meio de caminhada de qualquer lugar em que possam ser necessários.
13. Deverão ser realizadas avaliações de habilidades, sessões de treinamento e simulações práticas com o DEA no mínimo a cada seis meses, incluindo diversas possíveis situações de emergência (por exemplo, água, presença de marca-passo, medicamentos, crianças).
14. Instalações com equipe deverão ter ao menos um membro dessa equipe em serviço durante todo o horário comercial que seja treinado e qualificado a realizar ressuscitação cardiopulmonar e manejar um DEA.
15. Instalações sem equipe devem cumprir todos as exigências federais, estaduais e locais adequadas relativas a DEAs. Elas deverão ter, como parte de suas políticas e procedimentos por escrito de resposta a emergências, um programa de acesso público à desfibrilação, no qual membros e usuários ou um indivíduo externo possam responder em quatro minutos ou menos, do momento do colapso à desfibrilação.
16. Os profissionais da saúde/atividade física que têm responsabilidade de supervisão sobre os programas de atividade física e a equipe que os administra deverão ter o grau adequado de instrução profissional, experiência de trabalho e/ou certificação. São exemplos desses profissionais o diretor de condicionamento físico, o diretor de exercício em grupo, o diretor aquático e o diretor de programa.
17. Os profissionais da saúde/atividade física em posição de supervisão de aconselhamento, instrução e atividade física deverão ter o grau adequado de instrução profissional, experiência

continua

continuação

de trabalho e/ou certificação. Os principais profissionais e contratantes independentes nessas posições são instrutores de condicionamento físico, instrutores de exercícios em grupo, conselheiros de estilo de vida e *personal trainers*.

18. Os profissionais da saúde/atividade física que realizem triagem pré-atividade ou prescrevam, instruam, monitorem ou supervisionem programas de atividade física para membros e usuários das instalações deverão ter certificação em desfibrilação externa automática e ressuscitação cardiopulmonar de uma organização qualificada que forneça tal certificação. Ela deve incluir um exame prático.

19. As instalações deverão ter um sistema operacional ativo que monitore, de forma manual ou tecnológica, a presença e a identidade de todos os indivíduos (por exemplo, membros e usuários) que entram nas instalações e lá participam de atividades, programas e serviços.

20. Instalações que deixem disponíveis saunas úmidas ou secas e ofurôs deverão ter um sistema de monitoramento técnico para garantir que essas áreas sejam mantidas à temperatura e a nível de umidade adequados, e que os sistemas adequados de aviso e sinalização estejam ativos para notificar membros e usuários de riscos relacionados ao uso dessas áreas, inclusive subsequentes alterações inseguras de temperatura e umidade.

21. Instalações que ofereçam aos membros e usuários acesso a piscinas ou ofurôs deverão fornecer evidências de que cumprem todas as exigências de segurança química da água estabelecidas por códigos e normas estaduais e locais.

22. Instalações que ofereçam serviços ou programas à juventude deverão fornecer evidências de que cumprem todas as exigências estaduais e locais adequadas com relação à sua supervisão.

23. Quando uma criança está sob supervisão direta da equipe das instalações – como participante de uma atividade organizada ou de um programa contínuo – ou está sob supervisão temporária da equipe enquanto seu responsável utiliza as instalações, o indivíduo da equipe responsável por ela deverá ter acesso imediato a informações médicas básicas da criança, previamente fornecidas pelo parente durante o processo de registro da criança.

24. O processo de registro de instalações que ofereçam atendimento a crianças deverá exigir que os pais ou responsáveis legais de todas as crianças deixadas sob responsabilidade das instalações preencham uma declaração de isenção de responsabilidade, uma autorização para atendimento emergencial e uma liberação para tais crianças.

25. As instalações deverão exigir que pais e responsáveis forneçam os nomes dos indivíduos autorizados por eles a buscar cada criança. Elas não deverão permitir a saída de crianças com indivíduos sem autorização e, ademais, deverá manter registros da data e hora de saída e entrada de todas as crianças e do nome do indivíduo com quem saíram.

26. As instalações deverão ter políticas escritas com relação a questões infantis, como exigências de que a equipe supervisione as crianças, limites de idade, uso dos banheiros, alimentação e presença dos pais no local. Deverão informar os pais e/ou responsáveis sobre essas políticas e exigir que assinem um formulário declarando que tomaram conhecimento de tais políticas, compreendem-nas e agirão de acordo com elas.

continua

continuação

27. As instalações, tanto quanto exigido por lei, devem seguir os padrões de construção relativos a projetos, construção, expansão ou renovação de espaços conforme detalhados no *Americans with Disabilities Act* (ADA).
28. As instalações devem estar de acordo com todos os códigos federais, estaduais e locais de construção (capítulo 6).
29. As instalações aquáticas devem oferecer os equipamentos de segurança adequados de acordo com códigos e normas estaduais e locais.
30. Os administradores das instalações deverão afixar sinais adequados de aviso, precaução e perigo à vista onde a equipe souber que existem condições e situações que exigem tais sinais.
31. Os administradores das instalações deverão afixar sinais adequados de emergência e segurança relativos a incêndios e situações de emergência, de acordo com códigos federais, estaduais e locais.
32. Os administradores das instalações deverão afixar sinais indicando a localização de todos os DEAs e kits de primeiros socorros, inclusive orientações de como acessar esses locais.
33. As instalações deverão afixar todas as sinalizações do *Americans with Disabilities Act* e as *Occupational Safety and Health Administration* exigidas pelas leis e normas federais, estaduais e locais.
34. Todos os sinais de precaução, perigo e aviso deverão apresentar ícones, texto, cor e formato especificados em ASTM F1749.

Reimpresso, com permissão, do American College of Sports Medicine, 2012, ACSM's health/fitness facility standards and guidelines, 4th ed. (Champaign, IL: Human Kinetics), 74-76.

Embora as leis relativas a equipes e instalações de reabilitação variem de país para país e de estado para estado, alguns princípios fundamentais se aplicam a todos. Dois conceitos legais abrangentes, legislação contratual e *tort law*, estão envolvidos em ambientes de reabilitação de câncer com exercícios. A legislação contratual se refere a atividades entre indivíduos. Os contratos básicos são os realizados com as instalações e com os clientes, bem como isenções de responsabilidades e liberações.

Um exemplo de quebra de contrato por causa da não obtenção de informações adequadas seria não obter consentimento informado do cliente, embora isso seja considerado, antes de mais nada, negligência. O consentimento informado obriga as instalações e o profissional da atividade física a apresentar aos clientes detalhes, benefícios e possíveis riscos de todas as estratégias de intervenção propostas para que eles possam tomar decisões conscientes quanto à sua participação. Um consentimento informado adequado, detalhando riscos e benefícios do programa, pode ser usado como defesa legal contra reclamações baseadas em princípios contratuais ou de *tort law*. A defesa usaria o consentimento informado como suposição dos riscos do autor da ação. Isso, entretanto, não desobriga o profissional da atividade física de agir de forma profissional e competente. A veracidade – ou dever de falar e agir de acordo com a verdade – é um componente ético do consentimento informado.

Ocorre um delito civil quando um indivíduo deixa de agir de acordo com um dever de atendimento ou responsabilidade (negligência ou imperícia), resultando em lesão pessoal ou morte. Isso pode envolver equipamentos com defeito, vizinhança perigosa ou falha na supervisão de um cliente.[3,4]

Atualmente, não há padrões específicos para a reabilitação de câncer com exercícios. Contudo, há normas para instalações e centros de reabilitação, como o Manual of Standards for Rehabilitation Centers and Facilities desenvolvido pelo U.S. Department of Health and Human Services. O conselho administrativo de instalações de reabilitação de câncer pode desejar aconselhamento legal sobre que padrões usar como diretrizes para a prática clínica até que sejam desenvolvidas e aceitas normas no campo da reabilitação de câncer com exercícios. A melhor maneira de evitar circunstâncias que poderiam acarretar disputas legais é operar de acordo com práticas que minimizem o risco de lesões ou de negligência para garantir a segurança dos clientes.[4]

A confidencialidade é importante para toda a equipe e todos os empregados das instalações de reabilitação de câncer. O Health Information Portability and Accountability Act (HIPAA) é uma lei federal dos Estados Unidos criada para garantir a confidencialidade de informações de saúde protegidas, sejam elas orais, escritas ou eletrônicas. Violações do HIPAA podem ter consequências sérias, inclusive ação disciplinar, multas e prisão. Entre as estratégias para garantir a confidencialidade estão associar um número aos pacientes para ser utilizado em bases de dados; guardar as pastas dos pacientes em arquivos trancados; identificar os pacientes por números ao utilizar meios de comunicação com *e-mail*; exigir que as pastas de todos os pacientes sejam mantidas nas instalações; destruir todos os materiais relativos a pacientes; utilizar os formulários de assinatura do HIPAA, que devem ser firmados por toda a equipe, todos os empregados e os internos e arquivados, como prova de que as instalações estão agindo de acordo com a lei.[4]

Questões de Reembolso

Companhias de seguro ainda não reconhecem a reabilitação de câncer com exercícios como uma categoria de reembolso. Todavia, fisioterapeutas e oncologistas podem obter reembolso por seus serviços (por exemplo, exames físicos, algumas avaliações). Instalações que contam com médicos ou fisioterapeutas na equipe devem obter um número de provedor para o faturamento. Em ambientes hospitalares, ele pode ser feito por meio do departamento de faturamento do próprio hospital. Clínicas para pacientes não internados que não estejam ligadas a hospitais, mas tenham a possibilidade de contratar médicos ou fisioterapeutas, podem utilizar seus números de provedor para reembolso. Códigos de diagnóstico estão disponíveis *online*. Basicamente, as instalações devem utilizar as diretrizes da Medicare (seção 2535) com o padrão. Exigências de faturamento e documentação (por exemplo, nominativo, objetivo, avaliação e plano) de terceiros pagantes devem ser cumpridas para receber reembolso. Criar uma rede de contatos com centros de câncer e instalações de tratamento da doença também pode ajudar com o reembolso.[4]

Organizações locais, como a associada Susan G. Komen Race for the Cure, são outro caminho de obter financiamento para instalações de reabilitação de câncer. Também podem ser efetuados pagamentos individuais, embora muitos sobreviventes ao câncer tenham que arcar com grandes despesas médicas e a probabilidade de pagarem do próprio bolso seja pequena, a menos que eles possam ser convencidos da importância do exercício na recuperação da doença. Diversas agências estaduais e federais norte-americanas oferecem concessões para a sobrevivência ao câncer (por exemplo, a American Cancer Society, os Institutos Nacionais de Saúde), que podem estar disponíveis para instalações envolvidas em pesquisas.

Apoio Comunitário

Criar instalações de reabilitação de câncer exige relações públicas e difusão mercadológica às comunidades médica e leiga. Essa difusão dá apoio, aumenta a conscientização e cria atitudes positivas. Uma vez que as pessoas da comunidade reconhecem a necessidade de programas de reabilitação de câncer, a probabilidade de elas participarem é maior.[10]

Os programas de reabilitação de câncer bem-sucedidos são reconhecidos e apoiados por médicos, sobretudo oncologistas, que frequentemente encaminham seus clientes. Estabelecer um diálogo com a comunidade oncológica aumentará a conscientização de pacientes com relação aos serviços oferecidos e à probabilidade de intervenções de exercício durante e após o tratamento, bem como melhorará as atitudes de sobreviventes ao câncer quanto à recuperação. Serviços de reabilitação da doença devem ser definidos de forma clara e divulgados com ênfase nas características e benefícios do programa à comunidade de indivíduos com câncer. Os porta-vozes dos programas devem enfatizar que a maioria dos sobreviventes ao câncer sofrem de efeitos colaterais negativos do tratamento contra o problema e precisam de ajuda na recuperação.

Durante a fase de planejamento, os criadores do programa identificam os objetivos que demonstrariam sua eficácia. Uma vez que os administradores do programa tenham coletado as informações sobre sua eficácia, devem apresentá-las à comunidade oncológica em um relatório curto, que enfatize benefícios psicológicos e fisiológicos específicos, possíveis riscos, referências de pesquisas que embasem a reabilitação de câncer e qualificações da equipe. A apresentação não deve deixar os médicos com dúvidas sobre os benefícios do programa para seus pacientes. Além disso, o suporte de moderadores de grupos de apoio ao câncer, organizações de serviço e provedores clínicos ajudará na promoção do programa.

Entre as estratégias de promoção do programa estão a criação de folhetos com dados gerais do programa e a distribuição deles à comunidade oncológica e a outros provedores de atendimento de saúde. Telefonemas de acompanhamento a oncologistas que receberam o folheto podem ser frutíferos. Os programas também devem ser anunciados em periódicos médicos locais e apresentados em hospitais, além de oferecer uma semana de exercícios gratuitos para sobreviventes ao câncer após o tratamento.

Esses programas podem facilitar e agilizar bastante o encaminhamento por oncologistas e outros médicos por meio da criação de um receituário (figura 10.4) que os médicos possam apenas assinar após marcar os serviços que recomendam a seus pacientes.[4] A comunicação com o médico após o encaminhamento depende das preferências dele. Alguns desejam receber os resultados das avaliações e saber como está a tolerância de seus pacientes ao exercício, enquanto outros não querem tais informações. Independentemente das informações que os médicos desejem sobre os seus pacientes, os programas devem criar formulários de registro com nome do sobrevivente ao câncer, data e hora do exercício, para documentar quaisquer ocorrências adversas que devam ser relatadas ao médico.

Resumo

A criação de programas de exercício de reabilitação de câncer inclui quatro passos: avaliação de necessidades, criação, implementação e avaliação do programa. Deve ser feita uma declaração de missão, metas e objetivos para garantir a qualidade do atendimento. Os programas devem ser seguros e administrados por pessoal certificado e qualificado; devem oferecer avaliação, prescrição e protocolos de intervenção de exercícios adequados, bem como instrução aos clientes.

Uma vez terminada a apresentação do programa, seus criadores devem determinar orçamento, preço e planos de *marketing*, seguidos de procedimentos de avaliação, o que é essencial para garantir a eficácia do programa e determinar se os objetivos programáticos e financeiros estão sendo alcançados. Os programas devem incluir alteração comportamental e planejamento de exercícios com ênfase nas fases de início, melhora e manutenção. O controle de qualidade é parte essencial da segurança e satisfação do cliente. As políticas e os procedimentos devem corresponder aos padrões estabelecidos por organizações de saúde e exercício locais, estaduais, regionais e nacionais ou excedê-los.

Por fim, a criação de instalações de reabilitação de câncer exige relações públicas e difusão mercadológica às comunidades médica e leiga. Há diversas estratégias para garantir a eficácia da administração; os profissionais da atividade física devem determinar a melhor estratégia para seus clientes e suas comunidades. Este capítulo oferece um ponto de partida.

Figura 10.4 Exemplo de Receituário

Paciente: .... Data: ....

Diagnóstico: ....

Prescrição

( ) Avaliação de condicionamento físico e prescrição de exercícios

( ) Programa supervisionado de reabilitação de câncer com exercícios

( ) Resistência cardiorrespiratória

( ) Força e resistência musculares

( ) Flexibilidade e amplitude de movimento

( ) Equilíbrio e agilidade

( ) Esteira aquática

( ) Análise nutricional

( ) Outro (favor descrever):...

....

Eu considero essa prescrição medicamente necessária.

Médico ou provedor principal: .... MD/DO/PA/CNP

Nome impresso: ....

Número de telefone: ....

De ACSM, 2012, *ACSM's guide to exercise and cancer survivorship* (Champaign, IL: Human Kinetics). Adaptado, com permissão, de Rocky Mountain Cancer Rehabilitation Institute.

Referências

1. Kaplan RJ, Van Zandt JE. Cancer rehabilitation. eMedicine Physical Medicine and Rehabilitation. http://emedicine.medscape.com. Updated 2009. Accessed September 24, 2009.
2. DeVita VT, Lawrence TS, Rosenberg SA. *Cancer Principles & Practice of Oncology*. 8th ed. Philadelphia: Wolters Kluwer/Lippincott Williams & Wilkins; 2008.
3. American College of Sports Medicine. *ACSM's Resource Manual for Guidelines for Exercise Testing and Prescription*. 3rd ed. Baltimore: Williams & Wilkins; 1998.
4. Schneider CM, Dennehy CA, Carter SD. *Exercise and Cancer Recovery*. 1st ed. Champaign, IL: Human Kinetics; 2003.
5. Schneider CM, Dennehy CA, Roozeboom M, Carter SD. A model program: Exercise intervention for cancer rehabilitation. *Integr Cancer Ther*. 2002; 1(1): 76-82.
6. U.S. Department of Health and Human Services, Centers for Disease Control and Prevention. *Physical Activity Evaluation Handbook*. http://www.cdc.gov/nccdphp/dnpa. Updated 2002. Accessed September 25, 2009.
7. Deming WE. *Quality, Productivity, and Competitive Position*. Cambridge, MA: Massachusetts Institute of Technology, Facility for Advanced Engineering Study; 1982.
8. Grantham WC, Patton RW, York TD, Winick ML. *Health Fitness Management*. Champaign, IL: Human Kinetics; 1998.
9. American College of Sports Medicine. *ACSM's Health/Fitness Facility Standards and Guidelines*. 3rd ed. Champaign, IL: Human Kinetics; 2007.
10. Kotler P. *Marketing for Nonprofit Organizations*. Englewood Cliffs, NJ: Prentice Hall; 1975.

APÊNDICE

Treinador de Exercícios para Pacientes com Câncer Certificado pelo ACSM/ACS

Análise de Tarefas de Trabalho

Fisiologia do Exercício e respectiva Ciência do Exercício

1.1.1 Conhecimento dos efeitos fisiológicos que podem ser melhorados pela prática de exercícios entre sobreviventes ao câncer.

1.1.2 Conhecimento dos sintomas e dos atributos fisiológicos que podem ser melhorados pela prática de exercícios entre sobreviventes ao câncer.

1.1.3 Conhecimento dos sistemas linfático, imunológico, cardíaco, neurológico e hematológico no que concerne a questões sobre o exercício que são específicas ao câncer.

1.1.4 Conhecimento dos efeitos agudos e crônicos do exercício sobre regulação térmica e sintomas termorregulatórios/vasomotores negativos (por exemplo, ondas de calor) que muitos sobreviventes ao câncer sentem.

1.1.5 Conhecimento do diagnóstico de câncer e dos efeitos do tratamento sobre a resposta fisiológica a exercício agudo e crônico, especialmente em casos de descondicionamento, mudanças na composição corporal e amplitude de movimento.

Avaliação de Saúde, Condicionamento Físico e Exames do Exercício Clínico

1.3.1 Capacidade de obter o histórico básico relativo ao diagnóstico de câncer (por exemplo, informações quanto a tipo, estágio) e ao tratamento (por exemplo, dados sobre cirurgias e terapias sistêmicas e dirigidas).

1.3.2 Conhecimento e capacidade de reconhecer efeitos negativos agudos, crônicos e tardios dos tratamentos de câncer.

1.3.3 Capacidade de obter o histórico médico de outros problemas de saúde (por exemplo, neurológicos, cardiovasculares, musculoesqueléticos, pulmonares) que possam ocorrer concomitantemente a efeitos negativos do tratamento e interagir com eles.

1.3.4 Conhecimento e capacidade de discutir sistemas fisiológicos afetados pelo tratamento contra o câncer e a maneira como isso afetaria os principais componentes do condicionamento físico, inclusive equilíbrio, agilidade, velocidade, flexibilidade, resistência e força.

1.3.5 Conhecimento da maneira como o câncer e seus tratamentos podem afetar equilíbrio, agilidade, velocidade, flexibilidade, resistência e força em sobreviventes ao câncer, e capacidade de escolher/alterar e interpretar testes desses elementos do condicionamento físico.

1.3.6 Conhecimento da maneira como a doença e seus tratamentos afetam a composição corporal de sobreviventes ao câncer e capacidade de escolher/alterar e interpretar testes de composição corporal para essa população.

1.3.7 Conhecimento das categorias de pacientes que precisam de autorização médica antes de testes ou prescrição de exercícios.

1.3.8 Conhecimento de contraindicações relativas ao câncer e absolutas a testes de exercício.

Prescrição de Exercícios e Planejamento

1.7.1 Conhecimento das diretrizes atuais da American Cancer Society para a prática de exercícios por sobreviventes ao câncer.

1.7.2 Capacidade de descrever os benefícios e riscos da prática de exercícios para o sobrevivente ao câncer.

1.7.3 Capacidade de reconhecer contraindicações relativas e absolutas de iniciar ou retomar um programa de exercícios e conhecimento de quando é necessário encaminhar um participante a um profissional da saúde adequado.

1.7.4 Conhecimento, técnica e capacidade de alterar a prescrição ou o programa de exercícios com base em:
   a. estado de saúde atual;
   b. tempo desde o diagnóstico com ou sem tratamento adjuvante;
   c. tipo de terapias atuais (por exemplo, não nadar durante a radioterapia);
   d. tipo de procedimentos cirúrgicos (por exemplo, curativos ou reconstrutivos) e quão recentes eles são;
   e. amplitude de movimento;
   f. presença de implantes;
   g. amputações/fusões;
   h. efeitos do tratamento sobre todos os elementos do condicionamento físico (agilidade, velocidade, coordenação, flexibilidade, força e resistência);
   i. considerações hematológicas (por exemplo, anemia, neutropenia);
   j. presença de cateter venoso central (PIC ou Port);
   k. atuais efeitos adversos do tratamento, tanto agudos como crônicos;
   l. indivíduos que podem estar sob o risco aumentado de efeitos tardios adversos, que poderiam elevar o risco relacionado à prática de exercícios (por exemplo, insuficiência cardíaca).

1.7.5 Conhecimento do potencial de exagerar no treinamento do sobrevivente ao câncer.

1.7.6 Conhecimento e capacidade de usar proteção solar adequada em exercícios ao ar livre.

Nutrição e Controle de Peso

1.8.1 Conhecimento dos efeitos comuns do tratamento contra o câncer sobre o equilíbrio e a composição corporal em indivíduos com doença não metastática.

1.8.2 Conhecimento dos efeitos da caquexia do câncer sobre equilíbrio e consumo energéticos e nível de atividade em indivíduos com doença metastática.

1.8.3 Conhecimento da relação entre composição corporal e fatores de risco para o desenvolvimento de alguns tipos de câncer e, possivelmente, para a recidiva da doença.

1.8.4 Conhecimento de que muitos sobreviventes ao câncer podem usar abordagens de medicina complementar e alternativa

(MCA) e do potencial desses remédios de influenciar os parâmetros de teste e prescrição de exercícios.

1.8.5 Capacidade de identificar alterações de peso não intencionais que podem estar associadas ao estado da doença e de recomendar que o cliente busque cuidados médicos adequados.

1.8.6 Conhecimento do efeito de quimioterapia e radioterapia sobre a boca e o sistema gastrointestinal e das consequências dessas alterações para o apetite e as preferências e escolhas alimentares.

1.8.7 Capacidade de identificar casos em que as questões ou a situação nutricional do participante seriam mais bem administradas por um nutricionista registrado.

1.8.8 Conhecimento das atuais diretrizes de nutrição da American Cancer Society durante e após o tratamento contra o câncer.

1.8.9 Conhecimento das necessidades de hidratação específicas de portadores de câncer e sobreviventes a ele.

1.8.10 Conhecimento da segurança de programas de perda de peso para sobreviventes ao câncer.

Comportamento Humano e Aconselhamento

1.9.1 Conhecimento para identificar o momento em que os sobreviventes ao câncer estão mais receptivos ao ensino e capacidade de usar esse período para fornecer informações e instruções adequadas sobre a retomada ou adoção de um programa de exercícios.

1.9.2 Conhecimentos gerais de problemas psicossociais comuns em sobreviventes ao câncer, como depressão, ansiedade, medo de recidiva, distúrbios do sono, temores quanto à imagem corporal, disfunções sexuais e dificuldades conjugais e de trabalho.

1.9.3 Conhecimento de estratégias comportamentais que possam melhorar a motivação e a fidelidade (por exemplo, estabelecimento de metas, registro de exercícios, planejamento).

1.9.4 Conhecimento do impacto do diagnóstico e do tratamento de câncer sobre a qualidade de vida (QV) e o potencial do exercício de melhorar os resultados de QV para sobreviventes (por exemplo, sono, fadiga e outros fatores).

1.9.5 Conhecimento da eficácia de programas de exercícios em grupo ou individuais e capacidade de determinar o melhor de acordo com as necessidades do cliente.

1.9.6 Conhecimento da maneira como o câncer e seu tratamento estão relacionados à capacidade de iniciar um programa de exercícios e à prontidão para fazê-lo.

1.9.7 Capacidade de dar suporte às necessidades de apoio social específicas ao câncer, inclusive por meio de *websites* e de grupos locais de apoio.

Segurança, Prevenção de Lesões e Procedimentos de Emergência

1.10.1 Conhecimento e capacidade de reconhecer questões de segurança específicas ao câncer – como suscetibilidade à infecção, alterações musculoesqueléticas e ortopédicas, edema unilateral, fadiga, linfedema, alterações neurológicas, osteoporose, declínio cognitivo associado ao tratamento – e responder a elas.

1.10.2 Conhecimento e capacidade de responder a emergências específicas ao câncer, inclusive perda repentina da função dos membros, febres em pacientes imunodeprimidos e alterações de estado mental.

1.10.3 Conhecimento e capacidade de responder a sinais e sintomas de novas e importantes complicações do câncer que podem pôr a vida em risco, como síndrome da veia cava superior (SVCS), septicemia ou infecção e compressão da medula espinhal.

1.10.4 Conhecimento e capacidade de escrever relatórios de ocorrência relacionados a eventos adversos específicos ao câncer.

Administração do Programa, Controle de Qualidade e Avaliação de Resultados

1.11.1 Conhecimento do papel na administração e gerenciamento do programa em centros de câncer, instalações de tratamento de câncer e locais com pacientes não internados.

1.11.2 Conhecimento dos tipos de programas de exercício disponíveis para a comunidade e de quais deles são desenvolvidos especificamente para atender às necessidades de sobreviventes ao câncer.

1.11.3 Conhecimento e capacidade para implementar práticas profissionais eficazes e promoção ética de serviços de *personal training* para a comunidade de atendimento de câncer (por exemplo, médicos, enfermeiros, assistentes sociais, fisioterapeutas, sobreviventes e suas famílias).

1.11.4 Conhecimento sobre o *Health Insurance Portability and Accountability Act* (HIPAA) e capacidade de implementar sistemas que garantam a confidencialidade de informações protegidas e relativas ao câncer sobre a saúde dos participantes do programa.

1.11.5 Conhecimento e capacidade para obter indicação médica e se comunicar com o médico sobre ocorrências adversas, capacidades e limitações do sobrevivente e resultados de testes e do treinamento.

1.11.6 Capacidade de recomendar *websites* adequados e encaminhar a outros profissionais da saúde.

1.11.7 Conhecimento sobre programas de reembolso disponíveis.

Considerações Clínicas e Médicas

1.12.1 Conhecimento dos principais efeitos de longo prazo do tratamento de crianças sobreviventes ao câncer que podem exigir exames de detecção cuidadosos e adaptação de programas para elas.

1.12.2 Conhecimento dos efeitos colaterais e sintomas comuns de tratamentos típicos de câncer (cirurgias, quimioterapia, radioterapia, manipulação hormonal e outras drogas).

1.12.3 Compreensão de que o tratamento de câncer pode acelerar o declínio funcional relacionado ao envelhecimento, sobretudo entre idosos, e de que pode ser necessário ajustar o programa de exercícios adequadamente.

1.12.4 Conhecimento dos efeitos conjuntos do envelhecimento e do tratamento contra o câncer sobre a capacidade de realizar exercícios, escolha de modalidades de teste adequadas e interpretação dos resultados.

1.12.5 Conhecimento dos locais mais comuns de metástases e capacidade de criar e implementar programas de exercício adequados e consistentes com esse conhecimento.

1.12.6 Conhecimento dos sinais e sintomas associados a linfedemas em período prodrômico e aos principais tipos de câncer associados ao risco aumentado de linfedema (por exemplo, câncer de mama e de cabeça e pescoço).

1.12.7 Conhecimento dos 18 hábitos de redução de riscos da Rede Nacional de Linfedema (NLN, na sigla em inglês) e das diretrizes para o exercício.

1.12.8 Conhecimento de como o tratamento de câncer pode provocar alterações nos fatores de risco cardiovasculares e quais as respostas cardiovasculares inadequadas a testes e prática de exercícios.

1.12.9 Conhecimento dos elementos dos sistemas linfático, neurológico e imunológico de sobreviventes ao câncer que podem precisar de exames mais detalhados realizados por médicos ou profissionais da saúde antes da realização de atividade física.

1.12.10 Conhecimento da maneira como tratamentos contra o câncer afetam a capacidade de sobreviventes a ele realizarem exercícios e de como adaptar programas adequadamente.

1.12.11 Conhecimento do efeito do tratamento de câncer sobre o equilíbrio e a mobilidade, bem como a capacidade de desenvolver programas de exercício adequados que minimizem o risco de quedas e lesões.

1.12.12 Conhecimento e capacidade para reconhecer os limites do escopo de prática de profissionais da atividade física ao trabalharem com sobreviventes ao câncer com problemas de saúde complexos.

Fisiologia, Diagnóstico e Tratamento

1.15.1 Conhecimento das atuais práticas de detecção para monitoramento de recidiva dos cânceres comuns (por exemplo, mamografia, colonoscopia, antígeno prostático específico, papanicolau).

1.15.2 Conhecimento dos testes patológicos usados para diagnosticar cânceres comuns (por exemplo, biópsia, tecnologias de imagem e exames de sangue para marcadores de tumor).

1.15.3 Conhecimento sobre como se comunicar de maneira efetiva com as principais especialidades médicas com que os sobreviventes ao câncer possam interagir, inclusive cirurgia, oncologia, radiologia, nutrição e psicologia/psiquiatria.

1.15.4 Conhecimento dos sinais mais frequentes de recidiva para os tipos comuns de câncer e de quando recomendar que os clientes busquem avaliação médica mais detalhada.

1.15.5 Compreensão da duração típica da terapia dos principais cânceres (mama, próstata, pele, ovário, pulmão, cólon) e de que essas terapias estão em constante evolução.

1.15.6 Conhecimentos gerais das estratégias atuais de tratamento de câncer, inclusive cirurgia, terapias sistêmicas (por exemplo, quimioterapia) e terapias dirigidas (por exemplo, inibidores antiangiogênese).

1.15.7 Conhecimento de como fatores de estilo de vida – inclusive nutrição, atividade física e hereditariedade – influenciam mecanismos hipotéticos de etiologia do câncer.

1.15.8 Conhecimentos gerais de epidemiologia descritiva de câncer, inclusive estatísticas de prevalência, incidência e sobrevivência para os principais tipos de câncer.

1.15.9 Conhecimentos gerais de biologia do câncer (por exemplo, iniciação, promoção/progressão e metástases), principalmente para os quatro tipos mais comuns de câncer: de pulmão, de mama, de cólon e de próstata.

© American College of Sports Medicine 2008. Todos os direitos reservados. Disponível em: <http://certification.acsm.org/files/file/ACS-KSAs.pdf>

ÍNDICE

Atenção: os *f* e *t* em itálico após números de páginas indicam figuras e tabelas, respectivamente.

A

aceleração do envelhecimento 142
ácidos graxos ômega-3/ômega-6 176
aconselhamento de alteração comportamental. *Ver* aconselhamento de alteração de comportamento da saúde 195-210
aconselhamento de alteração de comportamento da saúde
    da teoria à prática 203-205
    efeitos do tratamento e 196-199
    estabelecimento de metas em 205
    grupos de apoio 206
    modelo transteórico e 202-203, 202*f*
    teoria do comportamento planejado e 201-202
    teoria social cognitiva e 199-201, 200*f*
ACS. *Ver* American Cancer Society
ACSM. *Ver* American College of Sports Medicine
açúcar 61-62, 175
acupuntura 44
adenocarcinoma de esôfago 52, 53*f*, 55, 56*t*
adiposidade, composição corporal e 169
administração do programa. *Ver também* programas de reabilitação de câncer
ADT (terapia de privação androgênica) 45, 89-91, 99
afasia 213
água e hidratação 179-180
AHA (American Heart Association) 125, 160*t*
AICR (American Institute for Cancer Research) 158, 159*t*
AJCC (American Joint Committee on Cancer) 20
álcool 64, 159*t*, 174, 183-184
alimentos
    funcionais 182
    integrais 178
    orgânicos 178
alimentos ricos em calorias, risco de câncer e 61-62
alterações
    de temperatura 99
    musculoesqueléticas 44-45
American Cancer Society (ACS)
    sobre exercício 125
    sobre fadiga e câncer 147
    sobre grupos de apoio 206
    sobre nutrição 159*t*
    sobre suplementos alimentares 44
    sobre triagem 22
American College of Sports Medicine (ACSM)
    certificação de treinadores para indivíduos com deficiências 142
    diretrizes de mesa-redonda da 78, 89, 128-131
    padrões de instalações da 233-236
    prescrição de exercícios da 125
    sobre contraindicações a exames de condicionamento físico 118, 119*t*
    sobre exercícios de flexibilidade 126
    sobre programas de reabilitação 232
    sobre treinamento de força 88-90
American Heart Association (AHA) 125, 160*t*
American Institute for Cancer Research (AICR) 158, 159*t*
American Joint Committee on Cancer (AJCC) 20
amplitude de movimento. *Ver também* exercício de flexibilidade
amputações 141-142
anemia 97, 143
anomalias
    do paladar 165
    olfativas 165
anorexia 162, 164
antígeno prostático específico (PSA) 22-23, 27
antraciclinas 42, 96
apneia do sono 197

apoio comunitário 238
Apresentação do Sobrevivente ao Câncer ao
    Médico 229-230
artralgia 44-45, 99, 144
atendimento emergencial, ligar 217
atividade física. *Ver* exercício
atividades
    de flexibilidade 51*t*, 91
    de lazer 57-58
atrofia muscular 215
autoeficácia 199-206, 200*f*
avaliação
    de necessidades, programa 223
    de resultados 225
    do processo 225
    do programa 223, 225
avaliações
    de condicionamento físico 84-85
    antes da participação 228*f*-230*f*

B
balanço de pagamentos, programa 225
betacaroteno 64
bifosfonatos 100
biomarcadores 179
bleomicina 42
boca seca 164
braquiterapia intersticial 27

C
cálcio, perda óssea e 180-181
cálculo Hamwi para peso corporal razoável 169
caminhada 79
câncer. *Ver também* efeitos colaterais do tratamento
    alimentação e 61, 158-159, 174
    biologia do 18-19
    contraindicações ao exercício após 130-131
    efeitos do exercício sobre 56, 61
    idade média de diagnóstico de 78
    mecanismos de risco 56-60, 56*t*, 60*t*
    nutrição e 172
    obesidade e 52-54, 53*f*, 161-162
    perda óssea e 44, 99, 180
    períodos de tempo 138
    recidiva 31, 47, 63, 64
    sistema de estadiamento para 20-22, 22*t*
    taxas de incidência e sobrevivência 20-22, 22*f*
câncer de colo de útero 24*t*, 52
câncer colorretal
    alterações gastrointestinais após 45-46
    dieta e 61, 63-64
    obesidade e 52-54, 53*f*, 55, 56*t*
    prevalência de 18, 23*t*
    triagem de 23*t*-24*t*, 30
câncer de cólon. *Ver também* câncer colorretal
    carne vermelha e 178
    contraindicações ao exercício após 129-131
    exercício e 57, 60*t*, 80*t*, 129-134
    obesidade e 52-54, 53*f*, 55, 56*t*
    risco de lesão 131
câncer de endométrio
    exercício e 54, 56*t*
    obesidade e 55
    triagem de 24*t*
câncer de estômago 52, 63
câncer de fígado 52, 64
câncer de mama
    alterações pulmonares e 42, 43
    composição corporal e 91-92
    condicionamento cardiorrespiratório e 79
    contraindicações ao exercício 130-131
    efeitos hematológicos do exercício e 97-98
    exemplos de prescrições de exercícios para 151-154
    exercício e 45, 53, 56*t*, 80*t*, 84, 129-134
    fatores de risco para 130-131
    função imunológica e 95
    HER2/neu 26, 36
    ioga e 91, 134
    linfedema e 25, 45, 94-95, 133, 141
    obesidade e 52-53, 53*f*, 56*t*, 161
    ondas de calor e 98-99
    prevalência de 18, 19*f*, 30
    qualidade de vida e 91-94

remoção de linfonodo em 140
restrição energética e 172
risco de lesão 131
saúde óssea em 99-100
taxas de sobrevivência de 21*f*
tratamento de 25-27, 139
treinamento de força e 88-90
triagem de 23*t*, 25-27
triplo negativo 36
câncer de ovário 22, 52
câncer de pâncreas 52
câncer de pele 47
câncer de próstata
    composição corporal e 45, 91-92
    condicionamento cardiorrespiratório e 79
    consumo de gordura e 62
    efeitos do exercício sobre 59
    fadiga e 92-93
    obesidade e 52
    prescrição de exercícios para 80*t*, 89, 129-134, 153-154
    prevalência de 18, 19*f*, 21*f*, 30
    qualidade de vida e 92
    risco de lesão e 131
    tratamento para 27-28
    treinamento de força e 88-89
    triagem de 22-23
câncer de pulmão
    betacaroteno e 64
    prevalência de 18, 19*f*, 21*f*
    tipos de
    tratamento de 28, 29
    treinamento de força e 92
    triagem de 22, 28-30
câncer de útero 52
câncer de vesícula biliar 52
câncer ósseo 215-216
câncer renal 52, 53*f*, 55, 56*t*
câncer retal. *Ver também* câncer colorretal
câncer testicular 43
cânceres de cabeça e pescoço
    álcool e 64
    cirurgia de 140
    hidratação e 179-180
    hipotireoidismo e 44
    sal e 64
    treinamento de força e 88-90
cânceres de cérebro 97, 213
cânceres ginecológicos 80*t*, 129-134
cânceres hematológicos 79, 80*t*, 129-134
caquexia 162, 176
carboidratos 174, 184*t*
carcinoma
    de células basais 47
    de células escamosas 55
    de células renais 53*f*, 55
    de pulmão de células não pequenas (CPCNP) 21*f*, 28-29
    de pulmão de células pequenas (CPCP) 21*f*, 28-29
    definição 18
    ductal *in situ* (CDIS) 25
cardiomiopatia restritiva 42
carne vermelha, risco de câncer e 63, 178
carnes
    processadas 63
cateter venoso central 143
cateteres
    internos 143
    PIC 143
CDIS (carcinoma ductal *in situ*) 25
células *natutal killers* (NK) 95
Certified Cancer Exercise Trainers 222
choque séptico 212
circunferência
    da cintura. *Ver também* obesidade 54-56, 170, 171*f*
    muscular do braço (CMB) 171, 172*f*
cirurgia. *Ver também* tratamento
cisplatina 43, 144
citocina 139
classificação de Gleason 27
Classificação Euro-Americana Revisada de Linfomas (REAL) 20
Clinical Laboratory Improvement Amendment (CLIA) 179

colesterol 96, 174
composição corporal
adiposidade e 45, 91, 169
avaliação de 109, 170, 171*f*
exercício e 80*t*, 91
taxa metabólica de repouso e 173
composição de água 171
compressão da medula espinhal 213-214
condicionamento
aeróbico 85-86
cardiorrespiratório 79-86, 87*f*-88*f*
confidencialidade 237
conselho de administradores 224, 224*f*
consentimento informado 236
consumo
de oxigênio 79, 115*t*, 116
de sal 64
pico de oxigênio 79, 115*t*, 116
controle
de peso. *Ver também* obesidade 163, 172-173, 176
de qualidade 231
de qualidade total 226
coordenação, testes de esteira ergométrica e 120
coordenadores clínicos 224*f*, 224
corridas de remo 134
corticosteroides, infecções e 212
crianças, como sobreviventes ao câncer 44, 46
critérios de qualificação 118
cuidados médicos, necessidade de 146

D
dano cognitivo 43, 145, 196, 214
declaração da missão 223
deficiências, exercício e 126
depressão 94
descondicionamento 93
descrição de trabalho 231
desidratação 179
dieta. *Ver também* nutrição
baseada em plantas 174
Gerson 182
macrobiótica 182

dietas
da moda 177
ricas em calorias 61
dietistas registrados (RDs) 160
diretores médicos 224, 224*f*
diretores, programa 224, 224*f*, 225
Diretrizes de Atividade Física para Norte-Americanos
(U.S. DHHS) 84, 125-129, 132-134
"*Dirty Dozen*" 178
distúrbios de sono 41, 196-197
documentação 217
doença cardiovascular
após o tratamento 36, 42, 96, 158
decorrente de insuficiência renal 46
nutrição e 160
doença do enxerto contra o hospedeiro (DECH) 47
dor 41, 43-44
articular 44, 99, 144
fantasma 43
na boca 164, 167
nas costas 47, 213
neuropática 41
nociceptiva 41
doutores. *Ver* médicos

E
edema unilateral 216
efeito dose-resposta do exercício 57-58
efeitos colaterais
endócrinos 44
gastrointestinais 45-46
neurológicos. 43-44, 97. *Ver também* neuropatia periférica
pulmonares 42-43
efeitos colaterais do tratamento 36-47
alterações de peso 160-162
cardiovasculares 42, 96-97
dano cognitivo 43-44, 145, 196-197, 213
distúrbios do sono 41, 196-197
dor 41, 43-44
endócrinos 44
fadiga 40, 143, 147, 196

formulário de tratamento de novos clientes 37-38
função de órgãos 46
função imunológica 45, 95, 139, 143
gastrointestinais 45-46
longo prazo *versus* tardios 39-40
musculoesqueléticos 44-45
neurológicos 43-44, 97, 213
pele e cabelos 46-47
persistentes 39, 39*t*-40*t*
pulmonares 42-43
equação de Mifflin-St. Jeor 173
equilíbrio 97, 114, 120, 216
eritropoietina 143
escala
    de avaliação funcional da terapia de câncer, geral (FACT-G) 92
    específica de câncer de mama (FACT-B) 92
escolha dos equipamentos 231
esforço subjetivo 216
especificidade de treinamento 85-86, 90-91
estabelecimento de metas 147, 205, 205*f*, 206
esteroides sexuais 55
estomas 143
estomatite 164
estratégias de promoção 238
estresse 173, 197-198
estrógeno, ondas de calor e 98-99
estrutura organizacional da equipe 222-224, 224*f*
Exemplo de Receituário 239
exercício
    benefícios para portadores de câncer 60, 60*t*, 80*t*, 134
    câncer de endométrio e 58-59
    câncer de mama e 45, 53, 60*t*, 80*t*, 84, 129-134
    câncer de próstata e 59, 60*t*, 134
    condicionamento cardiorrespiratório 79, 84-86, 87*f*-88*f*
    dano cognitivo e 145, 196, 214
    de flexibilidade 80*t*, 91, 126, 133-134, 142
    diretrizes sobre 84, 125-126
    dor articular e 99, 146

duração do programa 79
    durante tratamento *versus* depois do tratamento 79, 84-85
    efeitos fisiológicos de 79, 84-88
    especificidade de treinamento 85-86, 88-91
    expectativa de resultado 200-201
    fadiga e 92-93, 147, 196
    febres e 212-213
    frequência e intensidade de 84
    intensidade anterior de 84, 216
    medicamentos para câncer e 98-100
    momento de 84-85
    momento do tratamento e 138-139
    neuropatia e 97, 144, 215
    objetivos de 127-129, 147, 205, 205*f*
    ondas de calor durante 99
    prevenção do câncer e 60-61
    progressão lenta de 86, 226
    prontidão para 111*f*, 196-199, 203-204, 204*f*
    qualidade de vida e 92
    saúde cardiovascular e 96-97
    saúde óssea 99-100
    sistema hematológico e 97-98
    sistema imunológico e 95-96
    sistema linfático e 94-95
    teoria social cognitiva e 199-201
exercício aeróbico
    após câncer de mama 151
    condicionamento cardiorrespiratório e 79
    contagem de células sanguíneas e 145
    diretrizes para 125-126, 132-134
    efeitos hematológicos de 97-98
    fadiga e 92-93
    fatores de risco de DCV e 96
    rigidez articular e 44
    segurança e eficácia de 80*t*
exercício de força
    após cirurgia de câncer de mama 88
    câncer ósseo e 216
    cânceres de cabeça e pescoço e 89-90
    composição corporal e 91-92
    diretrizes do ACSM/AHA para 125

diretrizes do U.S. DHHS para 126
evidência da eficácia de 80*t*
fadiga e 92-93
linfedema e 89, 94, 144, 216
prescrições de exercícios 88, 90, 125, 132-134
qualidade de vida e 92
supervisão em 89
exigências energéticas 53, 172-174
expansores 141
experiências de maestria 200*f*, 204-205

F
FACT-B (escala específica de câncer de mama) 92
FACT-G (escala de avaliação funcional da terapia de câncer) 92
fadiga
    ACS sobre 147
    caminhada
    do tratamento contra o câncer 36, 139, 143, 196
    exercício e 92-93, 147, 196
    fatores que contribuem para 40, 196
    intervenções de 40
    overtraining e 147
    química sanguínea e 142-143
    Relatório de Sintomas de Fadiga 148*f*-149*f*
    segurança e 80*t*
fadiga relacionada ao câncer 143. *Ver também* fadiga
falência cardíaca congestiva 42
fast-foods 61-62
fatores de crescimento semelhantes à insulina (IGFs) 55, 56*t*
fatores de estilo de vida
    dieta e 61-64, 62*t*-63*t*, 65
    efeitos do exercício e 56-61, 60*t*
    peso corporal e 52-55, 60*t*
faturamento 237
FDA (U.S. Food and Drug Administration) 183
febres 212
fibras, alimentares 63, 175
fitoquímicos 184*t*
folato (ácido fólico) 63, 183
força e resistência musculares. *Ver* exercício de força
Formulário de Admissão ao Centro de Exercícios 81*f*-83*f*
Formulário de Permissão do Médico 137*f*
Formulário de tratamento de novos clientes
fração de ejeção do ventrículo esquerdo (FEVE) 96
frequência cardíaca de repouso 110
frequência de exercício 84
frutas 62, 62*t*, 174, 177
frutas e legumes "*Clean 15*" 178
fumantes passivos 28
função tireoidal 170

G
ganho de peso 91
gene K-RAS 30
gerente de negócios 224*f*, 224-225
gordura corporal 45, 91, 170-171
gorduras
    alimentares 61-62
    saturadas 176
    trans 176
grupos de apoio 206

H
habilidade de compreensão 198
habilidades ativas de compreensão 198
Health Information Portability and Accountability Act (HIPAA) 237
Helicobacter pylori (*H. pylori*) 64
HIPAA (Health Information Portability and Accountability Act) 237
hipotireoidismo 44, 170
histórico médico
    avaliação do estado atual 136
    em avaliação inicial 228*f*-229*f*
    em formulário de admissão ao centro de exercícios 81*f*-83*f*
    em sequência de testes 75
hormônios, câncer e 25-26, 56*t*

I

IGFs (fatores de crescimento semelhantes à insulina) 55, 56*t*
IM (Instituto de Medicina) 39, 175, 176
idosos
    desidratação em 180
    diretrizes para exercício do ACSM/AHA 125
    diretrizes para exercício do U.S. DHHS 126
    envelhecimento decorrente do tratamento em 139, 142
    função cognitiva em 196
    objetivos do exercício de 128
    saúde nutricional de 166
índice de massa corporal (IMC) 52, 168*t*, 170. *Ver também* obesidade
índice de Quetelet. *Ver* índice de massa corporal
infarto do miocárdio 42
infecções 131, 212-213
inflamação
    atividade física e 60
    dieta e 62
    proteína C-reativa e 96, 179
    tratamento de câncer e 140
inibidores de aromatase 26, 44, 91, 96, 99
Iniciativa de Triagem Nutricional 163
inspeções, instalações 231
instalações. *Ver também* programas de reabilitação de câncer
    fatores do desenvolvimento 226
    inspeções de 231
    lista de limpeza de instalações 214*f*
    planos de contingência para 217
Instituto de Medicina (IM) 39, 175, 176
insuficiência
    hepática 46
    renal 46
insulina, em câncer e obesidade 55, 56*t*, 96
intenção 201
intensidade de exercício 57, 84-85, 95
interactância do infravermelho 171
interferon, função cognitiva e 196
ioga 41, 91, 134, 197

isolamento social, nutrição e 167

K

Kushi, Michio 183

L

lavar as mãos, importância de 143, 212
legislação contratual 236
legumes 62, 62*t*, 175, 177
leite, conteúdo de gordura de 181
leucemias 19, 19*f*, 20, 52, 161
licopeno 62, 62*t*
linfa 94
linfedema
    câncer de mama e 25, 45, 94-95, 131, 141
    câncer ginecológico e 131
    exercício e 94-95, 199, 216
    luvas de compressão e 94-95
    medo de 199
    perguntar aos clientes sobre 217
    risco de lesão e 131
    treinamento de força e 88, 144
linfoma 20, 42, 85
    de Hodgkin 42
    não Hodgkin 52, 161
linfonodos 25, 27, 140
lista de checagem de limpeza de instalações 214*f*
Lista de Fatores 166*f*-167*f*
luvas de compressão 94, 216

M

macronutrientes 174-175, 184*t*
magreza
    caquexia e 162, 176
    classificação da 168*t*, 169
    em portadores de câncer 162, 176
mamografia 25-26
Manual of Standards for Rehabilitation Centers and Facilities (U.S. DHHS) 237
manutenção de registros 217, 237
máximo de 6 a 7 repetições 88
MCA (medicina complementar e alternativa) 181

medicamentos 98-100, 112*f*-113*f*, 167
medição
    de altura 169, 169*f*
    de trocas gasosas 114*f*, 116
Medicare 237
medicina complementar e alternativa (MCA) 181
médicos
    encaminhamento de 238
    exemplo de receituário para 239*f*
    Formulário de Apresentação do Sobrevivente ao Câncer ao Médico 229*f*-230*f*
    formulário de autorização 109, 128, 136, 137*f*
    liberação médica, após emergências 218
    recomendar que clientes consultem 146, 217
medida de envergadura 169, 169*f*
metástase
    atividade física e 78
    definição de 18
    em tipos de câncer 26-31
    perda óssea e 215
    risco de lesão e 131
    sinais de alerta 31, 99
metilfenidato (Ritalina) 40
mieloma 19. *Ver também* mieloma múltiplo
mieloma múltiplo 52, 131, 144, 161
modelo
    de controle de qualidade de Grantham 226
    de estágios de mudança 202, 202*f*, 204*f*
    transteórico (MTT) 202-203, 202*f*, 204*f*
momento do exercício 84-85, 90
MTT (modelo transteórico) 202-203, 202*f*, 204*f*
mutações, câncer e 19, 30

N
National Cancer Act de 1971 222
National Cancer Institute 222
National Comprehensive Cancer Network (NCCN) 26, 40, 47
National Health Association 160*t*
náusea 162
NCCN (*National Comprehensive Cancer Network*) 26, 40, 47

necessidades de fluidos 180
negligência 236
neoplasias linfoides 20, 21*f*
neuropatia periférica
    do tratamento 144, 214, 215
    prescrição de exercícios e 97, 144, 215
    sintomas de 43, 97, 215
    tratamento para 43
neutropenia 98
nutrição
    água e hidratação 179-180
    alimentos funcionais 182
    alimentos integrais 178
    alimentos orgânicos e 178
    avaliação de 168-170, 227
    biomarcadores 179
    câncer e 61-65, 158-160, 159*t*, 176
    dieta Gerson 182
    dieta macrobiótica 182
    dietas da moda e 177
    dietas ricas em nutrientes 163, 174
    dietas ricas em vegetais 174
    em medicina complementar e alternativa 181
    exigências energéticas 172-173
    fatores de 166-167
    frutas e legumes 62, 62*t*, 175, 177
    macronutrientes 174-175, 184*t*
    pesticidas e 177-178
    segurança alimentar 179
    suplementos alimentares 64, 159*t*, 183
    tempo de internação e 174

O
obesidade
    abdominal 55
    classificação de 52, 168*t*, 169
    em sobreviventes ao câncer 161
    mecanismos do câncer e 55, 56*t*
    ocorrência de câncer e 52, 53*f*, 161-162
    prognóstico de câncer e 52
    sarcopênica 169
    tipos de câncer e 52, 53*f*, 53-55

ondas de calor 98
Organização Mundial da Saúde (OMS) 20, 41
osteopenia 44. *Ver também* perda óssea
osteoporose. *Ver* perda óssea
ostomias 133-134, 143-144
ototoxicidade 43
overtraining 147

P
paclitaxel 213
padrões para instalações de condicionamento físico (ACSM) 233-236
PARmed-X 110
PAR-Q (Questionário de Prontidão para Atividade Física) 110, 111*f*
perda de memória, nutrição e 166. *Ver também* dano cognitivo
perda de peso 162
perda dentária 167
perda óssea
    avaliação de 180
    fatores de risco para 180
    medicamentos para 99-100
    nutrição e 159*t*, 180-181
    prescrição de exercícios e 99-100, 144, 154
    risco de lesão e 44-45, 131, 144-145
    tratamento de câncer e 44-45, 99-100
perfis da atividade física 118
persuasão verbal 200*f*, 201, 205
peso. *Ver* peso corporal
peso corporal. *Ver também* obesidade
    avaliação de 110
    cálculo de mudança de peso 168
    câncer e 52-56, 56*t*
    estimativa de Hamwi 169
    magreza 162-163, 168*t*, 170, 173, 176
    recomendações para 159*t*, 168*t*
pilates 134
plano operacional 227, 231-233
planos de atendimento na sobrevivência 39
planos de contingência, instalações 217
pneumonite, radioterapia 42-43

políticas e procedimentos 232
prescrição de exercícios
    aceleração do envelhecimento e 139, 142
    ACS sobre 127-128
    ACSM/AHA sobre 125, 129-131
    amplitude de movimento e 141
    amputações e 141-142
    capacidade do cliente e 142, 227
    cateteres venosos centrais e 143
    cirurgia e 140-141
    consulta médica e 109, 128, 136
    contagem de células sanguíneas e 142-143
    contraindicações do 130-131, 145-146
    efeitos do tratamento e 144-146, 227
    estado de saúde atual e 227
    exemplos de 151-154
    fadiga e 92-93, 147
    momento do tratamento e 138-139
    neuropatia periférica e 97, 144, 215
    objetivos de 129, 147
    ostomias e 143-144
    para exercício de força 88, 89, 126, 132-134
    para sobreviventes ao câncer 127-134
    personalização de 128, 135, 227
    tempo desde o diagnóstico e 138
    U.S. DHHS sobre 125-126, 132-134
pressão arterial de repouso 110
prevenção do câncer
    exercício e 57-61
    peso corporal e 52, 53*f*, 55, 160-162
    recomendações nutricionais para 65, 158-159, 159*t*
procedimentos de emergência 217
produtos de soja 178
profissionais da atividade física, papel dos 231
programas de reabilitação. *Ver* programas de reabilitação de câncer
programas de reabilitação de câncer 223-239
    ambientes para 226, 232-236
    apoio comunitário a 238
    avaliação de necessidades em 223
    avaliação do programa em 225, 226*t*, 239

avaliação inicial do cliente 227, 228f-229f, 229f-230f
balanço de pagamentos de 225
confidencialidade em 237
controle de qualidade em 231
criação de programas em 223-226
declaração da missão de 223
descrição e operações de programa 227-232, 236
escolha de equipamentos em 231
estrutura organizacional de 224, 224f
funcionários em 231
gerenciamento de 225
objetivos de 223
padrões de instalações de condicionamento físico 233-236
políticas e procedimentos 232
promoção de 238
público-alvo de 226-227
questões de reembolso 237-238
questões legais 232-233, 236-237
progressão 85, 226-227
prontidão para exercício
avaliação de 109, 111f
efeitos do câncer sobre 196-199
em aconselhamento de alteração comportamental 203-205, 204f
propriocepção 213
proteção solar 139
proteína
alimentar 174-175, 178, 184t
C-reativa 96, 179

Q
qualidade de vida 80t, 92
Questionário de Prontidão para Atividade Física (PAR-Q) 110, 111f
questões
de reembolso 237-238
legais 232-233, 236-237
química sanguínea 142-143, 145-146, 179
quími-cérebro 44. *Ver também* dano cognitivo
quimioterapia

alterações causadas por 39t-40t, 41-44, 46, 95-97, 99
dano cognitivo por causa de 44, 144
exercício aeróbico durante 84-85, 144
função imunológica e 95, 212, 213
momento de 36, 138-139
qualidade de vida e 92-94
treinamento de força e 90

R
recidiva 47, 58, 63, 146
reconstrução mamária 140-141
reembolso do seguro 237
Registro de exercício em casa 88f
registro de ocorrências 217, 219f
Registro Semanal de Exercício e Energia 85, 87f-88f
Relatório de avaliação inicial 228f-229f
relatórios de clientes 227, 228f-229f
resíduos de pesticidas 177
respostas fisiológicas e emocionais 200f, 201, 204
risco de lesão 131, 134
riscos do exercício. *Ver também* segurança
lesões 131, 134
overtraining 132, 147
risco do sedentarismo e 127-128, 129

S
sarcoma, definido 18
sedentarismo, evitar 126-127, 129
SEER (*Surveillance, Epidemiology and End Results*) 20
segurança
alimentar 179
alterações imunológicas e 212-213
alterações musculoesqueléticas e 215-217
controle de qualidade de instalações e 231
critérios de qualificação e seleção de clientes 118, 119t
em exercício 134
em testes de exercício 120-121
febres e 212
infecções e 212
pesquisa inicial com base em 86

procedimentos de emergência 217
risco de lesão 131, 134
síndrome
    da veia cava superior (SVCS) 215
    metabólica 96
sintomas
    termorregulatórios 98-99
    vasomotores 98-99
sistema cardiovascular 96-97
sistema de classificação Ann Arbor 20, 22*t*
sistema de classificação TNM 20
sistema de estadiamento do câncer 20-22, 21*f*, 22*t*
sistema imunológico
    biomarcadores de 179
    exercício e 95, 142-143, 145
    transplantes de células-tronco hematopoiéticas e 145-146
    tratamento de câncer e 45, 95-96, 139, 143
sistema linfático 94-95
sobrecarga 85
sobrepeso 52, 160, 168*t*, 169. *Ver também* obesidade
sobreviventes ao câncer, definição de 127
sobreviventes infantis 44, 46
sofrimento, da experiência de câncer 197-198, 206
sono, registrar horas de 87*f*-88*f*
substitutos da carne 178-179
supervisão, em exercícios de força 90
suplementos alimentares 64, 159*t*, 183
Surveillance, Epidemiology and End Results (SEER) 20
SVCS (síndrome da veia cava superior) 215

T
tamoxifeno 26
taxa metabólica basal (TMB) 173
taxanos 144
TCP (teoria do comportamento planejado) 201
TCTH (transplante de células-tronco hematopoiéticas) 17-22, 80*t*, 95, 129-131
TECP (teste de exercício cardiopulmonar) 115*t*
temor 199
teoria
    de privação androgênica (ADT) 45, 89-91, 99
    do comportamento planejado (TCP) 201
    do controle de qualidade 226
    social cognitiva (TSC) 199-201, 200*f*
terapias com hormônios da menopausa 57
terapias dirigidas 29, 30, 39*t*-40*t*
terapias hormonais
    distúrbios de sono e 196-197
    efeitos colaterais de 39*t*-40*t*, 44, 99
    em tratamento 36
    menopáusicas 98
    momento de 138-139
    risco de lesão e 131
teste
    de 1 repetição máxima (1-RM) 88-89
    de carga 115*t*, 116
    de carga constante 115*t*
    de exercício cardiopulmonar (TECP) 115*t*
    de exercício cardiorrespiratório máximo 114, 115*t*, 121
testes de condicionamento cardiorrespiratório 107-121
    administração e metodologia de 119-121, 120*f*
    ambientes para 118
    critérios de qualificação e seleção de clientes 118-119, 119*t*
    máximo *versus* submáximo 114-116, 115*t*, 117
    objetivo de 116-117
    Questionário de Prontidão para Atividade Física (PAR-Q) 110, 111*f*
    sequência de procedimentos 108-110
    telefonema de acompanhamento após 120
testes de bicicleta ergométrica 118-121, 120*f*
testes de caminhada 79, 85, 115*t*, 116-117
testes de caminhada de 6 ou 12 minutos 79, 115*t*, 116-117
testes de exercício na esteira ergométrica 118-120
testes de exercício submáximos 114-117, 115*t*
testes de frequência cardíaca esperada para a idade 115*t*, 116
testosterona 28, 99
tinido 43
tipo de exercício 79

tort law 236
transplante de células-tronco hematopoiéticas (TCTH) 17-22, 80*t*, 95, 129-131
trastuzumab (Herceptin) 26, 37, 42, 96
tratamento. *Ver também* efeitos colaterais do tratamento
    adjuvante 25, 143
    controle de peso 168*t*
    dor articular causada por 99-100
    efeitos adversos de 144-146
    envelhecimento causado por 139, 142
    exercício durante *versus* depois 79
    formulário de tratamento de novos clientes 37*f*-38*f*
    infecções e 212-213
    linfedema causado por 94-95
    medicina complementar e alternativa
    momento de 138-139
    neuropatia e 43-44, 97
    ondas de calor devido a 98-99
    para câncer de mama 25-27
    para dor 41
    para perda óssea 44
    perda óssea causada por
    supressão imunológica e 45, 95, 139, 143, 212
    terapias alimentares alternativas 182-183
tratamento radioterápico
    alterações cardiovasculares causadas por 42
    alterações gastrointestinais causadas por 45-46
    alterações na pele e nos cabelos 46-47
    alterações persistentes do 39*t*-40*t*
    cronograma de 36
    exercício durante 84, 90
    função imunológica e 212
    hipotireoidismo após 44
    momento de 138-139
    para tipos de câncer 25-31
    sistema linfático e 94-95
treinamento de força. *Ver* exercício de força
triagem
    de câncer 22-31, 23*t*, 47
    de CPCP (carcinoma de pulmão de células pequenas) 21*f*, 29. *Ver* triagem de câncer
    de saúde. *Ver* histórico médico
trombopenia 98
tumores, biologia de 19

U

U.S. Department of Health and Human Services (U.S. DHHS)
    alterações no exercício para sobreviventes ao câncer 132-134
    diretrizes de atividade física de 84, 125-126
    sobre padrões para centros de reabilitação 237
    sobre treinamento de força 89
U.S. Food and Drug Administration (FDA) 183

V

vitaminas 180-181, 184*t*
vômito, nutrição e 164

W

website da Rede Nacional de Linfedema 141
website LiveStrong 39
Women's Healthy Eating and Living (WHEL) 176
World Cancer Research Fund 158, 159*t*

X

xerostomia 164

SOBRE A ORGANIZADORA

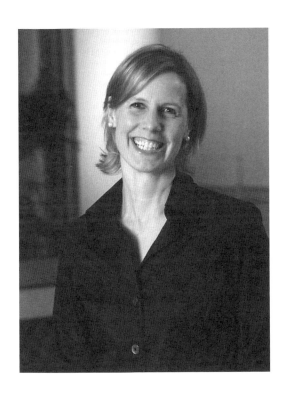

Melinda L. Irwin, PhD, MPH, é professora associada da Escola de Saúde Pública de Yale e coordenadora do programa de pesquisa de prevenção e controle de câncer do Centro de Câncer de Yale. A pesquisa da doutora Irwin é voltada para a maneira como exercício e peso influenciam o risco de câncer e a sobrevivência a ele. Ela é a principal pesquisadora de diversos estudos acadêmicos na Universidade Yale e colaboradora em vários projetos e iniciativas nacionais focados no exercício e na sobrevivência ao câncer. Recebeu financiamento do National Cancer Institute, da American Cancer Society, da Organização Susan G. Komen for the Cure, da Lance Armstrong Foundation e do American Institute for Cancer Research, e publicou suas descobertas em alguns dos mais importantes periódicos médicos. Ela também participa de diversos comitês consultivos nacionais para estabelecer consensos sobre atividade física, dietas, controle de peso, prevenção e controle de câncer.

SOBRE O ACSM

O American College of Sports Medicine (ACSM), fundado em 1954, é a maior organização de Medicina Esportiva e Ciências do Esporte do mundo, com mais de 45 mil profissionais certificados e membros nacionais, regionais e internacionais em mais de 90 países. Com profissionais de mais de 70 áreas, o ACSM tem uma visão completa da Medicina Esportiva e das Ciências do Esporte. De acadêmicos a estudantes, de *personal trainers* a médicos, a associação de medicina esportiva, ciências do esporte e profissionais da saúde e atividade física tem o propósito de ajudar pessoas de todo o mundo a levar vidas mais longas e saudáveis por meio de ciência, instrução, medicina e planos de ação. Para mais informações, acesse <www.acsm.org>.

Sobre o Livro
Formato: 21 × 28 cm
Mancha: 16,8 × 23,2 cm
Papel: offset 90 g
nº páginas: 264
1ª edição: 2015

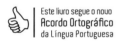

Equipe de Realização
Assistência editorial
Liris Tribuzzi

Assessoria editorial
Maria Apparecida F. M. Bussolotti

Edição de texto
Gerson da Silva (Supervisão de revisão)
Elise Garcia (Preparação do original e copidesque)
Jonas Pinheiro e Gabriela Teixeira (Revisão)

Editoração eletrônica
Neili Dal Rovere (Adaptação de projeto gráfico e diagramação)

Impressão
Edelbra Gráfica